U0313043

深圳健康产业
发展报告 2019

Shenzhen Health Industry
Development Report

深圳市健康产业发展促进会　编
深圳市保健协会

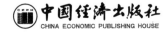

中国经济出版社
CHINA ECONOMIC PUBLISHING HOUSE

·北京·

图书在版编目（CIP）数据

深圳健康产业发展报告 . 2019/深圳市健康产业发展促进会，深圳市保健协会编 . 北京：中国经济出版社，2020. 12

ISBN 978-7-5136-6310-6

Ⅰ．①深… Ⅱ．①深… ②深… Ⅲ．①医疗保健事业研究报告深圳2019 Ⅳ．①R199. 2

中国版本图书馆 CIP 数据核字（2020）第 264271 号

责任编辑　丁　楠
责任印制　马小宾
封面设计　任燕飞

出版发行　中国经济出版社
印 刷 者　北京艾普海德印刷有限公司
经 销 者　各地新华书店
开　　本　710mm×1000mm　1/16
印　　张　22. 5
字　　数　370 千字
版　　次　2020 年 12 月第 1 版
印　　次　2020 年 12 月第 1 次
定　　价　78. 00 元

广告经营许可证　京西工商广字第 8179 号

中国经济出版社 网址 www. economyph. com 社址 北京市东城区安定门外大街 58 号 邮编 100011
本版图书如存在印装质量问题，请与本社销售中心联系调换（联系电话：010-57512564）

编辑委员会

发展经营健康事业和公益慈善
健康事业都是为了让人民过上
康健愉悦的幸福生活

李君如 二〇二一年九月一日

全国政协常委、中央党校原副校长　李君如　题词

保障民生优先保健

民众

中国保健协会

张凤楼

中国卫生监督协会会长、中国保健协会原理事长　张凤楼　题词

前言
PREFACE

2019 年，随着"健康中国建设"国家战略的深入推进，各地相继出台多项举措助力大健康产业发展，并将发展大健康产业作为促进当地经济结构转型升级、推进供给侧结构性改革的着力点和新的经济增长点。同时，我国居民收入水平不断提高，消费结构升级不断加快，人们对生活质量的要求日益提高，健康产业迎来了前所未有的机遇和广阔的发展前景。

人民健康是民族昌盛和国家富强的重要标志，预防是最经济、最有效的健康策略。2019 年出台了《国务院关于实施健康中国行动的意见》《健康中国行动（2019—2030 年）》等相关文件，围绕疾病预防和健康促进两大核心，提出将开展 15 个重大专项行动，促进以治病为中心向以人民健康为中心的转变，努力使群众不生病、少生病。随着生活水平的逐步提高，人民对健康服务的需求日益迫切，在相关政策支持下，中国大健康产业市场前景广阔。2019 年，国家统计局发布了《健康产业统计分类（2019）》，首次对健康产业的概念进行了明确定义，为健康产业划分出了清晰的边界，以便加快推动健康产业发展、科学界定健康产业的统计范围、准确反映健康产业的发展状况。

为了及时呈现深圳市乃至全国、全球健康产业发展的新趋势与新业态，深圳市健康产业发展促进会联合多个行业机构及行业专家共同撰写了《深圳健康产业发展报告 2019》，本书是继 2011 年首部《深圳健康产业发展报告》发布之后的第九部。九年来，该产业发展报告记录了深圳健康产业发展的过程，展示了深圳健康产业向着更广覆盖、更高水平、更优质量、更多智慧的方向迈进和提升的蜕变轨迹。

在编写的过程中，编者既传承了以往的宗旨与经验，也进行了开拓与创新。2019 年深圳健康产业发展报告围绕全球、全国、深圳的健康产业三个维度进行策划和组稿，共设置健康产业发展概述、健康产业创新领域、健康产业热点以及深圳健康产业优秀企业四个章节，以专业视角分析了健康产业的发展现状、重点领域、产业发展特征、存在的主要问题与挑战，并据此提出应对策略及建议。

《深圳健康产业发展报告2019》的完成离不开深圳市健康产业发展促进会名誉会长李君如先生、张凤楼先生的指导和关怀，以及深圳市各政府相关部门、产业协会、优秀企业以及专家的厚爱和支持。他们的支持和指导是本书能够再续新篇的重要保障，在此表示感谢。由于编者水平有限，书中难免有表述不周之处，敬请各界读者批评指正。

目 录
CONTENTS

第一章 健康产业发展概述

从全球范围来看，老龄化现象日趋严重、人口增长迅速、慢性病更加普遍，虽然当前全球经济增长速度普遍放慢，但健康产业发展仍保持较好的增长速度。我国健康产业发展同样处于重要的战略机遇期，发展健康产业已成为实施"健康中国"战略的重点任务，健康产业正发展成为重要的支柱产业。

第一节 全球健康产业发展概况

2019年底，一场突如其来的新冠肺炎疫情让人们前所未有地意识到健康的重要性，虽然短时期健康产业受到冲击，但是从长期看健康产业危中有机。当健康产业领域内的各方企业与机构都在规划战略、转型升级时，了解整个健康产业的发展概况就显得尤为重要。

一、健康产业支出保持增长态势

（一）卫生保健支出实现持续增长

2019年，全球健康产业在不确定的经济环境中创造了可持续性增长。从卫生保健支出情况来看，预计2017—2022年支出将以每年5.4%的速度增长，从7.724万亿美元增至10.059万亿美元，但增速预计将从2018年的5.2%降至2019年的3.2%。

全球卫生保健支出下降可能是汇率变化和全球经济增长放缓的结果，而这两种因素都源于地缘政治紧张局势，包括中美贸易战和英国计划退出欧盟。未来，经济情况的改善和卫生系统努力控制成本将会使增速趋稳。预计2019—2023年，医疗支出的复合年增长率为5%，高于2014—2018年的2.7%。到2023年，全球医疗支出占GDP的比例可能仍将维持在10.2%左右，相当于2018年的水平。

（二）医疗保健支出增加的驱动因素

人口增长、老龄化的发展、慢性病的流行等因素，不断推动着医疗保健支出的增加。

人口的增长、经济实力的增强和公共卫生系统的扩大，可能导致卫生支出的增加。2019 年全球人口为 77 亿，预计到 2030 年将达到 85 亿人。根据联合国 2017 年的一篇文章，老年人口占全球人口近 13%，且预计还将以每年 3% 的速度增长。

向不断扩大的老年人口提供卫生保健是各国政府和卫生系统的一项重要任务。到 2023 年，65 岁以上人口将超过 6.86 亿，占总人口的 11.8%。这一趋势在日本最为明显，预计到 2023 年，日本 65 岁以上人口的比例将近 29%；在西欧，这一比例预计为 22%。到 2023 年，全球老年保健市场（家庭保健、远程病人监护等）的支出可能超过 1.4 万亿美元。

虽然传染病继续构成威胁，特别是在发展中国家，但慢性病和非传染性疾病也在增加。2017 年，近 4.25 亿人患有糖尿病；到 2045 年，这一数字预计将增加 48%，达到 6.29 亿人，其中中国 1.144 亿人、印度 7290 万人、美国 3020 万人。以美国为例，近 65% 的医疗保险受益人报告有一种以上的慢性疾病，近 43% 报告有三种以上的慢性疾病。根据美国劳工统计局（U. S. Bureau of Labor Statistics）公布的统计数据，到 2020 年，个人护理和家庭护理辅助服务的数量预计达到 1300 万，较 2010 年增长约 70%。

二、全球健康产业结构稳定

从全球健康产业市场布局来看，北美地区健康产业规模占全球市场总量的 40% 以上，北美健康产业的市场规模位居全球前列，得益于医疗总成本的支出趋势。Willis Towers Watson 发布的《2019 年全球医疗趋势调查报告》显示，北美医疗总成本支出趋势明显，2017—2019 年平均增长趋势保持在 11% 以上。尤其是美国，健康产业发展起步早，产业链条完整，加之近 3 年医疗总成本的支出趋势保持在 7.5% 以上，使健康产业在国民经济中的增长贡献占比达到 17.8%。北美地区的加拿大，健康产业在国民经济中的占比也达到 10% 以上，2017—2019 年医疗总成本支出的平均增长趋势达到 12.7%。

同时，虽然发展中国家的健康产业起步比较晚，但由于经济发展和人们健康意识的提升，促进了健康市场整体需求的增长。相关数据显示，2017—2019 年拉丁美洲医疗总成本支出年平均增长趋势保持在 10.8%；中东和非洲医疗总成本支出的平均增长趋势保持在 10.2%；亚太地区医疗总成本支出的平均增长趋势保持在 7.3%（见表 1-1）。

表 1-1　2017—2019 年全球各地区医疗总成本支出趋势

（%）

区域	2017 年	2018 年	2019 年
北美洲	11.0	11.4	11.1
拉丁美洲	11.1	10.8	10.6
中东和非洲	8.5	9.9	12.4
亚太地区	7.1	7.0	7.8
欧洲	4.4	5.0	5.0

资料来源：Willis Towers Watson。

从当前全球健康产业细分发展来看，产业细分领域中的医药产业（含药品和药械）、医疗服务业、保健食品产业、健康风险管理等是全球健康产业的重要组成部分，占全球产业规模 50% 以上。其中，生物医药、医疗设备、医疗服务依然是当前全球资本关注的焦点（见图 1-1）。相关数据显示，2019 年全球医疗健康产业融资总额达 472.75 亿美元（约 3196.2 亿元），生物技术、医药、医疗设备、医疗服务加起来的融资总额达 2058.9 亿元，占总融资额的 64.41%（见图 1-2）。与此同时，随着新一轮科技前沿技术的发展，特别是新一代信息技术与产业的发展融合，催生了新的产业业态。这些新兴业态也正为全球健康产业发展注入新的活力，如医疗旅游产业、移动医疗产业等新兴产业显示出了良好的发展趋势，在全球健康产业中的占比日益提高。

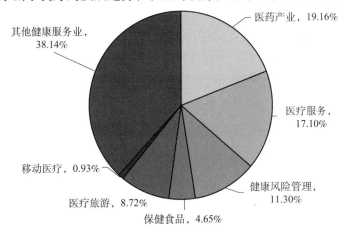

图 1-1　2019 年全球健康产业市场结构分布

资料来源：根据公开资料整理。

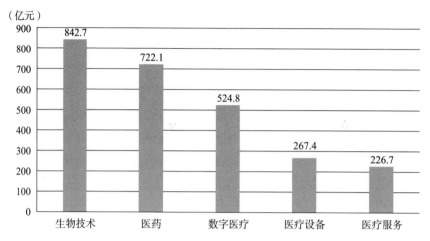

（亿元）

图 1-2　2019 年全球医疗健康产业投融资分布

资料来源：动脉网、蛋壳研究院。

三、全球健康产业重点领域发展分析

健康产业不仅已成为全球最大的产业之一，也是当下乃至未来几年关注的热点。从全球健康产业市场发展来看，药品、医疗器械、保健食品一直是其重要组成部分，随着大健康产业的蓬勃发展，更多的细分产业方兴未艾。本节着重分析药品、医疗器械、保健食品、智慧医疗、医疗旅游等产业的发展情况。

（一）医药产业发展情况

全球医药产业继续保持平稳增长，从区域来看，欧美医药市场发展较为成熟。随着生物技术的发展，全球医药研发持续升温，重磅创新药持续上市，抗肿瘤药依然是当前研发的重点。

1. 全球医药规模保持平稳增长

近年来，随着全球经济逐渐复苏，人口总量持续增长以及社会老龄化程度的提高，全球医药市场规模保持平稳增长。相关数据显示，2014—2019 年，全球医药市场的年均复合增长率约为 4.9%，根据 IMS Health 的统计，2019 年全球医药市场规模超过 1.2 万亿美元（见图 1-3）。当前，全球医药市场以欧美发展较为成熟，从全球重点医药前 20 名的企业分布来看，主要集中在欧美地区。2019 年，全球前 20 名的企业处方药销售额达到 5265.17 亿美元，占药品市场的 40% 以上，其中处方药销售排名第一的是辉瑞（见表 1-2）。

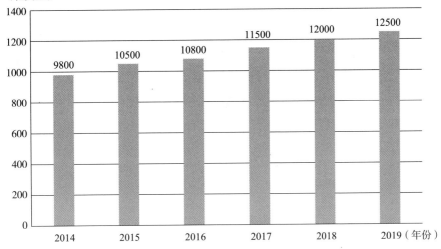

图 1-3 2014—2019 年全球医药市场规模

表 1-2 2019 年全球医药企业排名

排名	企业名称	总部	处方药销售额（亿美元）
1	辉瑞	美国	453.02
2	罗氏	瑞士	445.52
3	诺华	瑞士	434.81
4	强生	美国	388.15
5	默克	美国	373.53
6	赛诺菲	法国	351.21
7	艾伯维	美国	320.67
8	葛兰素史克	英国	306.45
9	安进	美国	225.33
10	吉利德	美国	216.77
11	百时美施贵宝	美国	215.81
12	阿斯利康	英国	206.71
13	礼来	美国	195.8
14	拜耳	德国	182.21
15	诺和诺德	丹麦	177.26
16	武田	日本	174.27
17	新基	美国	152.38
18	夏尔	美国	149.93
19	勃林格殷格翰	德国	148.34
20	艾尔建	美国	147.00

资料来源：根据公开资料整理。

从 2019 年全球药品单项的销售额来看，位居前十名的分别是治疗风湿性关节炎、银屑病关节炎、黑色素瘤、非小细胞癌、霍奇金淋巴癌、输血依赖性贫血、多发性骨髓瘤、慢性淋巴性白血病等药物。前十位药品的销售额达到 900 亿美元，其中排名前三位的产品阿达木单抗销售额为 191.69 亿美元，帕博利珠单抗销售额为 110.48 亿美元，来那度胺销售额为 108.23 亿美元。阿达木单抗虽然连续 8 年蝉联"药王"，但已呈下降态势，2018 年达到峰值，销售额为 199.36 亿美元。在前十名药品中增长较快的产品有：帕博利珠单抗较同期增长 54.06%，来那度胺较同期增长 11.75%，伊布替尼较同期增长 30.3%，阿哌沙班较同期增长 23.16%，阿柏西普较同期增长 14.93%。下降较快的产品有：阿达木单抗较同期下降 3.85%，贝伐珠单抗较同期下降 3.11%，依那西普较同期下降 2.82%，利妥昔单抗较同期下降 11.29%（见表 1-3）。

表 1-3　2018—2019 年全球药品销售前十名

序号	药品中文名	2019 年销售额（亿美元）	2018 年销售额（亿美元）	增长率（%）
1	阿达木单抗	191.69	199.36	-3.85
2	帕博利珠单抗	110.48	71.71	54.06
3	来那度胺	108.23	96.85	11.75
4	伊布替尼	80.85	62.05	30.30
5	纳武利尤单抗	80.04	75.67	5.78
6	贝伐珠单抗	79.33	81.88	-3.11
7	阿哌沙班	79.29	64.38	23.16
8	阿柏西普	75.42	65.62	14.93
9	依那西普	69.25	71.26	-2.82
10	利妥昔单抗	65.77	74.14	-11.29

资料来源：根据公开资料整理。

2. 全球药物研发持续推进

（1）全球药物研发持续增长。

2019 年全球药物研发继续推进，在研项目达到 28735 个，增长势头明显。2011—2019 年的数据显示，全球在研药物数量每年保持增长且以 2019 年增长最快（见图 1-4）。全球药物研发得以持续升温，主要还是受益于人们对健康的刚性需求以及技术推动了诊疗方式进步。

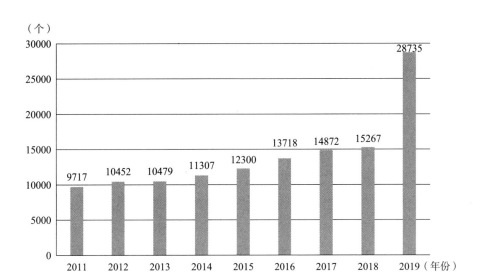

图1-4 2011—2019年全球在研药物数量统计情况

资料来源：Array Pharmaceutical Solutions LLC、全球药研新动态。

2019年全球在研药物数量中，占比最大的是临床前阶段的药物，总共有14540个，处于临床Ⅰ期和Ⅱ期的药物数量分别为4479个和4340个，处于临床Ⅲ期的药物为1695个，在研数量518个，药品预注册6617个，申报注册阶段440个（见图1-5）。

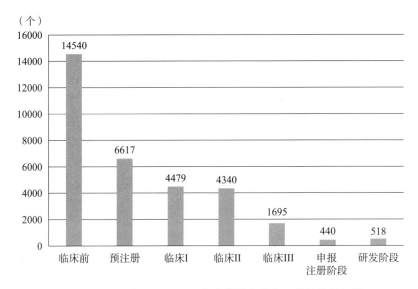

图1-5 2019年处于不同研究阶段的全球在研药物数量规模

资料来源：Array Pharmaceutical Solutions LLC。

其中，在研药物中处于前十位的治疗领域主要包括癌症、中枢神经、感染、免疫、代谢、肠胃道、心血管、呼吸、眼科和遗传疾病。癌症领域的研发药物最多，数量达到了10865个，中枢神经药物和抗感染药物数目接近，分别为4387个和4317个（见图1-6）。

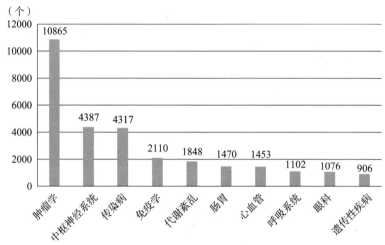

图1-6　2019年前十位的在研药物治疗领域

资料来源：Array Pharmaceutical Solutions LLC。

2019年，小分子药物和生物药物数量基本接近，分别为12608个、12172个。在生物药物中，蛋白药物和抗体药物是主力（见图1-7），细胞治疗药物和基因治疗药物已经占领了显著的位置。

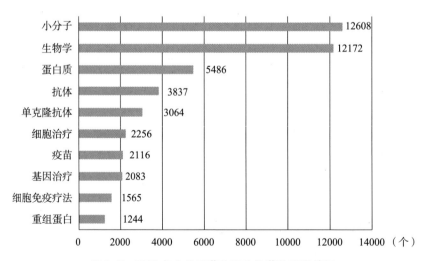

图1-7　2019年小分子药物和生物药物研发情况

资料来源：Array Pharmaceutical Solutions LLC。

（2）重磅创新药持续上市。

2019 年，全球实现多个创新药重磅上市，创新药治疗领域主要攻克方向依旧为癌症。如诺华获批 3 款药物，分别对应治疗硬化症、脊髓性肌肉萎缩症与乳腺癌；罗氏获批 2 款药物，分别治疗淋巴瘤和各种实体瘤；强生获批 2 款药物，分别治疗抑郁症和尿路上皮癌；艾伯维获批 1 款药物，用于治疗银屑病；百济神州的泽布替尼用于治疗套细胞淋巴瘤，实现了中国癌症新药出海零的突破。

从审批机构的国别来看，前十大重磅新药上市地点分布在日本、美国、欧盟三地。美国地区上市最多，上市了 9 款重磅新药，其次是欧盟上市了 2 款，日本上市了 1 款。艾伯维的治疗银屑病的重磅新药得以在美国、欧盟、日本三地同年上市（见表 1-4）。

表 1-4　2019 年全球十大上市重磅新药

药企	通用名	商品名	批准机构	上市时间	适应症
诺华	Siponimod	Mayzent	美国 FDA	2019.03.26	多发性硬症、临床孤立综合症
	Onasemnogeneab eparvovecxioi	Piqray	美国 FDA	2019.05.24	2 岁以下运动神经元存活基因 1 等位突变导致的脊髓性肌萎缩症的儿童患者
	Alpelisib	Piqray	美国 FDA	2019.05.24	联合氟维司群治疗接受过内分泌疗法后疾病进展的 HR+、HER2- 的 P13K 突变绝经后女性乳腺癌患者
罗氏	Polatuzuma bvedotin	Polivy	美国 FDA	2019.06.10	与化疗苯达莫司汀和利妥昔单抗产品，用于治疗复发性或难治性弥漫性大 B 细胞淋巴瘤患者
	Entrectinib	Rozlytrek	美国 FDA	2019.08.15	NTRK 融合阳性实体瘤患者，包括胰腺、甲状腺、唾液腺、乳腺等
强生	Esketamine	Spravato	美国 FDA	2019.03.05	产生抗性的成年严重抑郁症患者
	Erdafitnib	Balversa	美国 FDA	2019.04.12	存在特定成纤维细胞生长因子（FGFR）基因改变的局部晚期或转移性尿路上皮癌（UC）患者

续表

药企	通用名	商品名	批准机构	上市时间	适应症
艾伯维	Risankizumab	Skyrizi	日本 PDMA	2019.03.26	中度或重度斑块型银屑病
			美国 FDA	2019.04.23	
			欧盟 EMA	2019.04.23	
蓝鸟	LentiGlobin	Zynteglo	欧盟 EMA	2019.06.14	12 岁及以上的患者输血依赖型非 ß0/ß0 基因的 ß-地中海贫血
百济神州	Zanubrutinib	Brukinsa	美国 FDA	2019.11.14	既往接受过至少一项疗法的成年套细胞淋巴瘤（MCL）患者

资料来源：中康产业资本研究中心。

3. 全球医药发展前景仍可期

当下，世界老龄化程度的提高、人们健康意识的增强、疾病谱的改变以及科学技术的发展等因素正带动着全球医药市场需求的发展。综观近年来全球医药领域的发展，对医药发展趋势的观望如下。

（1）抗肿瘤药将成为医药产业增长点。

随着环境污染的加剧、生活压力的加大，全球肿瘤发病率不断上升。据2018 年全球癌症年报统计数据显示，全球预计有 1810 万例癌症新发病例，全球死亡病例高达 960 万例。从流行病学的角度来说，肿瘤诊断及治疗药物的需求非常旺盛，将带来未来 10 年抗肿瘤药物的市场扩容。当前，全球抗肿瘤市场主要依靠重磅的创新药带动，具有高定价能力是肿瘤药物的显著特点，得益于此，抗肿瘤药成为医药产业的主要增长动力之一。据 Evaluate 预测，2020 年有 8 个药物将增加 10 亿美元的销售额，甚至比这个数字更多，其中 4 个都是抗癌药物。

（2）细胞和基因等新诊疗法将继续吸引众多药企加码。

基因和细胞疗法为许多传统的不治之症提供了治疗方法，改变了人类治疗遗传疾病和疑难杂症的方式。美国 FDA 预计截至 2020 年该领域每年将出现200 多项研究性新药申请，截至 2025 年每年将新批准 10~20 项。根据 Allied Market Research（美国联合市场研究公司）发表的总结报告，未来 5~10 年内，全球基因和细胞疗法的市场每年可增长 33%。

（3）单抗市场将更加大众化。

当下，单克隆抗体药物研发从靶点开发到技术改进，从临床研究到商业化策略，在各个方面均日趋成熟。未来，单克隆抗体的研发趋势将集中在新靶点、新适应症、新用药方案上。首先，PD-1/PD-L1 的发现使肿瘤类单克隆抗体药物市场迅速壮大，伴随着人类后基因组学及代谢组学的发展，越来越多的单克隆抗体药物新靶点将被发现和研究，单克隆抗体药物的种类将会继续增多；其次，单一适应症针对的患者群体有限，随着基础研究的深入、临床试验的突破等，单克隆抗体药物对恶性肿瘤和自身免疫疾病以外其他领域的渗透会越来越多，药物的竞争力和市场空间将会进一步扩大；再次，临床上部分药物联合使用表现出的疗效显著强于单一药物，通过开发新的用药方案，可以显著提高药物使用频率和适用范围。

（4）罕见病药市场将有望大幅增长。

罕见病又称为"孤儿病"，是指仅在极少数人身上发生的稀罕病症，世界卫生组织（WHO）将罕见病定义为患病人数占总人口 0.65‰～1‰的疾病。目前，已经明确的罕见病有 7000 多种，全球预计有超过 3 亿名罕见病患者，占全球总人口的 1/15，其中约一半罕见病患者为儿童，大约有 30%患有罕见病的儿童在 5 岁之前便死亡。在中国就有超过 1680 万的罕见病患者。现阶段的药物治疗已经成为罕见病患者的主要治疗方式，罕见病药物也是全球新药研发的重点方向，如 2019 年 FDA 批准上市的 48 个新药中，罕见病药物占到了 17 个，超过抗癌药物，占比达 35%。据 EvaluatePharma 发布的一份罕见病药研究报告显示，预计到 2020 年罕见病药销售额将占处方药销售总额的19%，达 1760 亿美元，2022 年将达到 2090 亿美元，占世界医药市场的 21.4%。

（二）医疗器械产业发展情况

医疗器械产业与生命健康息息相关，医疗器械产业的需求属于刚性需求，随着全球居民生活水平的提高和医疗保健意识的增强，医疗器械产品需求持续增长。近年来全球经济发展增长乏力，但医疗器械市场整体呈稳步增长态势，尤其是我国医疗器械市场保持高速增长态势，发展潜力巨大。

1. 受益于需求端驱动，全球医疗器械产业持续稳定增长

随着全球人口的自然增长，人口老龄化程度的提高以及发展中国家的经济增长，从长期来看，全球范围内医疗器械市场将持续增长。2016 年以来，每年同比增长率都在 5%上下波动。2019 年，全球医疗器械产业规模已达4519 亿美元，同比增长 5.63%（见图 1-8）。

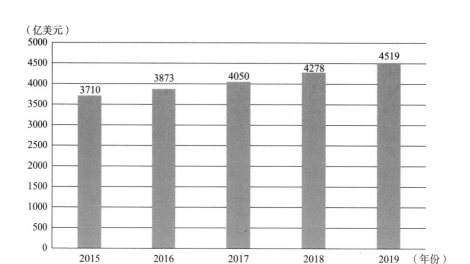

（亿美元）

图1-8　2015—2019年全球医疗器械市场规模

资料来源：Evaluate Med Tech。

2. 全球各地区医疗器械发展阶段各异

从区域来看，欧、美、日等发达国家和地区的医疗器械产业发展时间较早，对医疗器械产品的技术水平和质量要求较高，市场需求以产品升级换代为主，市场规模庞大，增长稳定（见图1-9）。而以中国为代表的新兴市场是全球最具潜力的医疗器械市场，产品普及需求与升级换代需求并存，近年来增长速度较快。

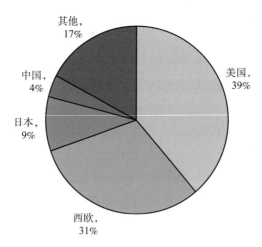

图1-9　全球医疗器械市场规模占比

资料来源：Evaluate Med Tech。

美国是医疗器械最主要的市场和制造国，约占全球医疗器械市场 40% 的份额。美国医疗器械产业拥有强大的研发实力，技术水平世界领先。欧洲是全球医疗器械第二大市场和制造地区，约占全球医疗器械市场 30% 的份额。其中，德国和法国是欧洲医疗器械的主要制造国。法国既是仅次于德国的欧洲第二大医疗器械制造国，也是欧洲主要医疗器械出口国。日本是全球重要的医疗器械制造国，基于工业发展基础，日本在医疗器械产业的优势主要体现在医学影像领域。中国已成为全球医疗器械的重要生产基地，约占全球医疗器械市场 16% 的份额，在多种中低端医疗器械产品领域，产量居世界第一。

3. 体外诊断产品（IVD）领域为全球销售额最高的细分产业

从医疗器械产业各细分市场来看，2017 年前 15 大医疗器械种类销售额达 3418 亿美元，合计市场规模占比为 84.4%，预计 2024 年可达 5018 亿美元。其中，前三类医疗器械类别是体外诊断类、心血管类和诊断影像类，市场占有率分别为 13%、12% 和 10%（见图 1-10）。2017 年，全球市场规模分别为 527 亿美元、470 亿美元和 397 亿美元，到 2024 年市场规模预计分别达到 796 亿美元、726 亿美元和 510 亿美元。

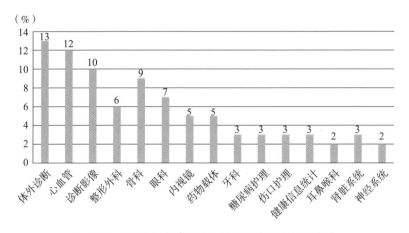

图 1-10　2017 年全球医疗器械细分产品市场占有率

资料来源：Evaluate MedTech, *World Preview*2018, *Outlook to* 2024.

4. 全球医疗器械产业主要集聚区创新能力卓越

目前，全球医疗器械产业主要集聚区分别在美国、以色列和德国，创新程度高，优质医疗器械企业集中。其中，美国医疗器械产业较为集中和发达的地区是明尼苏达州和马萨诸塞州。各产业集聚区特色鲜明，共性是在技术创新上占据前沿地位。

美国明尼苏达州医疗器械集聚区企业、高校和顶尖医院结合。医疗器械产业是明尼苏达州的支柱产业，拥有数以千计的医疗器械企业，如众多国际巨头的总部，如全世界最大的医疗器械有限公司美敦力。此外，波士顿科学、捷迈邦美、圣犹达医疗等公司也都在此设有分部。同时，明尼苏达州拥有全美排名第一的医院梅奥医学中心，与明尼苏达大学长期开展医学交流与合作。企业、高校和顶尖医院的结合，为明尼苏达州医疗器械创新提供了完美的环境，是众多创新医疗器械产品出现的基础。

美国马萨诸塞州医疗器械集群集合了多种精密制造技术。美国马萨诸塞州拥有全球首屈一指的生物技术超级集群，州内有六大生物技术集聚区，拥有超过550家生物技术和制药公司，药物开发公司300余家。作为马萨诸塞州的核心，波士顿地区是全球最具活力的生物产业集聚区，涵盖新药研发和生产、医疗健康产品、医疗器械和设备，以及环境与兽医等领域。同时，马萨诸塞州拥有众多医院，吸引了联邦研发资金，反过来又促进了技术转让和业务分拆，为医疗器械产业发展创造了机会。马萨诸塞州的精密工程和仪器制造具有悠久历史，经历了多阶段制造设计的迭代，从国防技术到微型计算机再到信息通信技术，最后都可应用到精密医疗器械部件的制造上。

以色列医疗器械产业"医""工"结合，中小企业创新活跃。以色列拥有多家世界一流医疗技术研究机构，耶路撒冷的 Hadassah 医院、海法市的 Rambam 医院、特拉维夫的 Ichilov 医院、Chaim Sheba 医疗中心、特拉维夫大学、威茨曼科技大学、希伯来大学等均世界闻名。以色列医疗器械技术发明者大多是临床医生，在临床实践过程中提出产品的设计雏形，结合工程师的力量完成产品原型的设计，医院参与帮助技术发明人员申请专利、改良产品与对接资源，形成特色的"医""工"结合产业生态。不同于世界上别的产业集聚区都有全球巨头企业带领，以色列以中小企业为主的创新生态在全球独领风骚。以色列的科学家和工程师已经集成了电子、通信和光电方面的先进技术，以开发数字成像、医疗激光、远程医疗、早期诊断、智能手术设备等方面的世界级创新。目前有1500多家活跃公司，在较短的时间内已有40%的公司开始盈利。

德国医疗器械产业是欧洲医疗技术创新中心。德国拥有全球仅次于美国的医疗器械产业规模，拥有如西门子、费森尤斯等全球医疗器械巨头。目前，德国生产的医疗器械产品中约有2/3用于出口，产品出口额超越日本，居世界第二位。德国医疗器械产品最大的出口市场是欧盟，占40%左右的出口收入，其次是以中国为主的亚洲，并且增速最快。德国是欧洲医疗技术的创新中心，每年医疗器械相关专利申请达 1300 项左右，独占鳌头。德国医疗器械产业把销售盈利的 8% 用于研发，且研发效率高，同类医疗器械产品的开发费用约是美国的 1/6。德国的政策也在支持医疗器械的发展，德国联邦经济部和卫生部推出的"健康经济出口计划"帮助德国企业发展潜在客户，同时政府还设立了健康研发资金扶持企业。

（三）保健食品产业发展情况

1. 全球保健食品市场将加速增长

随着社会进步和经济发展，人类对自身的健康日益关注。20 世纪 90 年代以来，全球居民的健康消费水平逐年攀升，对营养保健食品的需求十分旺盛。保健食品在欧美被称为"保健食品"或"健康食品"，也称为"营养食品"，如德国称其为"改良食品"，而日本则称其为"特定保健用食品"，并被纳入"特定营养食品"范畴。世界各国对保健食品的开发都非常重视，新功能、新产品、新造型和新的食用方法不断出现。相关统计显示，2019 年全球保健食品市场规模达到 4348 亿美元，同比增长 13%（见图 1-11）。

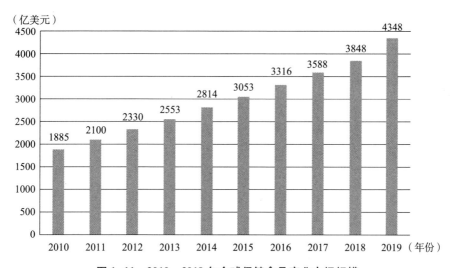

图 1-11 2010—2019 年全球保健食品产业市场规模

资料来源：前瞻产业研究院。

2. 北美和亚太地区为保健食品消费主要地区

从市场份额来看，美国为目前世界上最大的保健食品市场，市场占有率达到 29%，规模为 776.1 亿美元；其次为中国，市场占有率为 22%，规模达到580.2亿美元（见图1-12）。

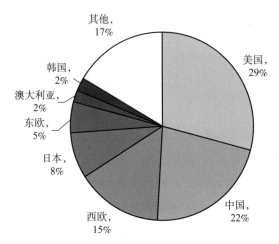

图1-12　全球保健食品市场份额分布

资料来源：Euromonitor。

3. 全球保健食品热点领域

益生菌补充剂市场潜力巨大。快餐消费和肥胖症的增长，使人们对消化药的需求激增，而且与消化药治疗对应的预防——益生菌补充剂也面临巨大的增长机遇。益生菌补充剂2016—2021年的复合增长率预计为6.5%，稳居维生素与膳食补充类保健食品第一位，预计销售额在2021年达到60亿美元。其中，美国2016年的销售额20亿美元，2016—2021年的复合增长率预计为9.4%，2021年将达到32亿美元，占全球益生菌补充剂的半壁江山。

葡萄糖胺保健食品增长加快。随着老龄化以及高龄人群提高生活质量的需求增长，维护关节健康的葡萄糖胺增长速度加快，仅次于益生菌，2016—2021年的复合增长率为5.1%，2021年预计将达到30亿美元。

（四）智慧医疗产业发展情况

智慧医疗是新兴起的专有医疗名词，是一套融合物联网、云计算等技术，以患者数据为中心的医疗服务模式。智慧医疗采用新型传感器、物联网、通信等技术结合现代医学理念，构建以电子健康档案为中心的区域医疗信息平台，将医院之间的业务流程进行整合，优化了区域医疗资源，实现了跨医疗机构的在线预约和双向转诊，缩短病患就诊流程，缩减相关手续，使医疗资源合理化分配，真正做到以患者为中心的智慧医疗。

作为医疗服务体系的核心，医院"智慧升级"是必然趋势；同时，智慧医院也是"智慧城市"建设必不可少的组成部分。全民智慧医疗的时代，正在到来。

1. 全球智慧医疗市场保持高速增长

全球医疗健康产业正在不断跨界融合人工智能、物联网、大数据、5G 等高科技技术，使医疗服务大步走向真正意义上的智能化，也迎来了前所未有的发展契机。全球智慧医疗市场在移动医疗、远程医疗等医疗新模式的带动下，正处于稳步发展阶段。据 Statistacom 统计，全球智慧医疗市场在 2013 年的市场规模达 608 亿美元，预计在 2020 年前可望达到 2333 亿美元，其中移动智慧医疗将大幅增长，预计 2020 年前可望达到 559 亿美元（见图 1-13）。

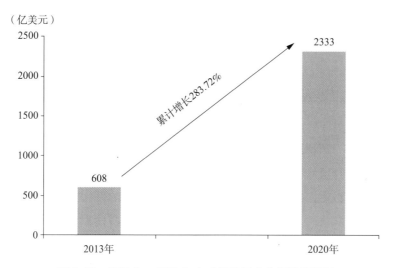

（亿美元）

累计增长283.72%

图 1-13　2013 年、2020 年全球智慧医疗市场增长情况

资料来源：Statistacom。

目前，全球智慧医疗市场主要集中在美国、欧洲、日本和中国，而产品生产主要集中在美国、欧洲和日本。美国是全球最大的智慧医疗市场和头号智慧医疗强国。目前，美国智慧医疗市场约占全球市场份额的 80%，同时全球 40% 以上的智慧医疗设备都产自美国。欧洲智慧医疗市场由于老龄化社会、大批计划外移民涌入和医疗设备更新的需要，市场交易旺盛，发展前景广阔。德国智慧医疗的产业规模仅次于美国，是欧洲最大的医疗设备生产国和出口国。日本是仅次于欧洲的第三大智慧医疗消费市场，在日本智慧医疗市场上，西方发达国家尤其是美国的智慧医疗产品占有很大比例。日本已进入高度老龄化社会，60 岁以上老人占该国总人口的比例已达 20.5%，与老年疾病有关的智慧医疗产品，包括心脏起搏器、人造心脏瓣膜、血管支架、胰岛素泵、人工关节等植入性产品的需求极为旺盛。同时，近年来陷入亏损的日本电子业巨头纷纷转型智慧医疗产业，将进一步促进日本智慧医疗产业的发展。

我国智慧医疗产业也具备可观的发展空间和投资市场。我国人口占世界人口的 22%，但医疗卫生资源仅占世界的 2%，医疗服务供给不足。另外，我国的医疗资源近 80% 集中在城镇，医疗资源不平衡，农村医疗卫生资源严重不足，设备少、服务能力低，部分偏远地区缺医少药的现状仍然存在。面对我国医疗资源短缺、区域发展不平衡的问题，大力发展智慧医疗服务将是解决目前医疗产业痛点问题的有效方法。

2. 各国纷纷出台相关政策支持智慧医疗发展

随着全球人口老龄化的不断加剧和医疗资源的日趋紧张，各国政府和民众都越来越重视发展智慧医疗产业，因此推动着相关智慧医疗政策的落地与改革，实现降低医疗服务成本的期望。

英国先后制定了两版智慧医疗发展战略。2008 年，英格兰所属的 NHS 制定了第一版智慧医疗发展战略（E-Health Strategy 2008—2011），该战略旨在改善病患的医疗照护质量，确保病患皆能获得合理的医疗照护；2014 年，制定了第二版智慧医疗发展战略（E-Health Strategy 2014—2017），该战略旨在实现 7 个具体目标，如强化医疗保健人员对于资料的使用性，获得更有效进行沟通和提升质量的工具，致力于照护整合以及长期照护支持服务来提高服务质量和评估结果等。

美国也从 2011 年开始制定了与智慧医疗相关的政策。2011 年，美国联邦政府专门负责信息化规划的国家卫生信息技术协调办公室（ONC）制定了联邦医疗信息技术战略计划（Federal Health It Strategic Plan 2011—2015），将利用信息技术增进民众能力与改善群体健康的医疗体系作为智慧医疗发展的愿景，并提出具体的目标（5 个）、目的（15 个）、策略（52 个）。2015 年，ONC 又制定了联邦医疗信息技术战略计划（Federal Health It Strategic Plan 2015—2020），将"高质量医疗照护、低成本、群体健康、民众参与"作为愿景，并提出具体的目标（4 个）、目的（13 个）、策略（81 个）。ONC 希望最终可实现：增进以个人为中心、自我管理的健康，改造健康照护的提供与社区健康，促进研究、科学知识与研发，强化国家健康信息科技基础建设。

日本对 ICT（信息与通信技术）产业的发展一直非常重视，并将健康医疗大数据用于控制医疗费用。2012 年 7 月，日本总务省发布"活跃 ICT 日本"新综合战略，将大数据作为重点发展领域。2013 年 6 月，日本政府正式公布了新 IT 战略——"创建最尖端 IT 国家宣言"。该宣言全面阐述了 2013—2020 年以发展开放公共数据和大数据为核心的日本新 IT 国家战略，提出要把日本建设成为一个具有"世界最高水准的广泛运用信息产业技术的社会"。2014 年 6 月，日本对该宣言进行了更新，鼓励各方在医疗健康大数据平台下，灵活利用医疗数据，改进健康管理和疾病预防，建立健康长寿型社会。从 2015 年开始，日本政府利用诊疗报酬明细表的数据控制医疗费，通过对大数据的分析，计算出医疗费中的浪费成分，促使各地方政府设定控制医疗费的具体数字。政府制定了在 2025 年前削减 5 万亿日元（约 487 亿美元）医疗和护理费用的目标，利用大数据控制将成为其中的一种手段。

韩国在 2015 年发布"健康医疗产业提升计划"（Healthcare Industry Promotion Plan），该计划是韩国将健康产业提升到国家战略层面的举措，韩国将强化已有健康产业的基础设施，并于 2017 年打造构建一个开放的平台，不仅能连接国家健康保险服务系统、健康保险审核评估系统、国家疾控中心和国家癌症中心等各种信息系统，还包括一套法律法规框架来保护个人隐私信息。

2008 年，澳大利亚卫生部长会议委托外部咨询机构出版了《国家智慧医疗策略报告》，将澳大利亚智慧医疗发展目标定为促进医疗照护服务的质量与效率。该报告首次提出澳大利亚智慧医疗策略的工作流程，将电子化信息交换、提供医疗照护的工具等作为智慧医疗的主要解决方案，并提出澳大利亚智慧医疗实施蓝图，该蓝图分三个阶段（3 年、6 年、10 年）来逐步推动智慧医疗建设。2018 年，澳大利亚 ADHA 发布国家数字健康战略（Australia's National Digital Health Strategy），该战略将"通过无缝、安全、可靠的数字医疗服务和数字医疗技术，为患者和医疗服务供给者提供一系列易于使用的创新工具，最终实现所有澳大利亚居民更好的健康"作为愿景，并提出 4 个具体的关键主题和 7 个战略目标。

3. 推动智慧医疗快速发展的主要动力

一方面，从医疗管理理念来说，随着多项医卫信息化政策的出台以及新医改的不断深入，老龄化问题得到关注，促使医疗管理的理念从以"治疗为中心"向以"病人为中心"过渡，因而对智慧医疗建设提出了更高的要求。

另一方面，5G 技术、云计算、大数据、人工智能等新技术的不断发展也在客观上为其深化应用提供了更丰富的可能性。基于智慧医疗的发展，更多的地方医疗机构将会建设"以病人为核心"的临床管理系统，医学影像传输系统的发展也将进一步展开，5G网络技术的持续发展为远程医疗系统的推广提供了有力的支持，区域卫生信息化建设也将得到推广。

4. 智慧医疗产业的发展趋势

在智慧医疗生态下，基于5G、互联网、物联网、云计算、大数据、人工智能等先进的信息通信技术，医院将实现全方位的感知患者，并通过丰富的医疗场景应用，为人们提供高质量的医疗服务，包括诊断、治疗、康复、支付、卫生管理等环节。从本质上说，智慧医疗是依托于技术的场景应用，所以智慧医疗的时代也将是以场景为王的时代。

首先，从市场来看，智慧医疗最大的市场在基层。基层医疗医务人员需要承担大量常见病、多发病、慢性病的患者，所以更需要提高诊疗水平和效率。因此，切入智慧医疗基层的应用场景，相当于开发了一个相当庞大的市场。

其次，从技术来看，比较常见并且高效运转的智慧医疗主要是自然语言处理类辅助诊断系统和医学影像识别类辅助诊断系统两个应用场景。实际上，医疗人工智能作为一种提高效率的工具，目前已经覆盖了医疗产业链条上的医疗、医药、医保、医院四大环节，主要应用于医学影像、虚拟助手、药物发现、医院管理、健康管理、疾病预测、精准治疗以及辅助诊疗等方面。

第三，从短期趋势判断，在"AI+5G"的加持下，远程医疗将是近年来快速发展的应用场景。目前看来，发展远程医疗具有重大的现实意义。客观来说，目前的智慧医疗会更注重场景。如果没有具体的产品落地去提高患者的医疗服务，那么所谓的新兴科技对于医疗健康来说，也不过是空中楼阁。

（五）医疗旅游产业发展情况

近年来，越来越多具有优质资源的国家因地制宜，把医疗旅游作为一种高产出的旅游项目予以扶持和发展，带给消费者全新的旅游体验，逐渐成为全球增长速度最快的新兴产业之一。

1. 全球医疗旅游市场空间广阔

医疗旅游作为新的旅游服务模式，产业发展迅速。据相关统计，世界上有超过100个国家和地区开展健康旅游，每年世界范围内医疗旅游人数已达数百万人次以上。据世界卫生组织预测，到2020年医疗健康相关服务将成为全球最大、发展最快的朝阳产业，观光休闲旅游的相关服务则位于第二，两者相结合将占全球 GDP 的22%。当下，全球各地极力推进医疗旅游，发达国家与发展中国家的医疗旅游交叉发展，医疗旅游在全球遍地开花，欧美国家依托医疗技术优势，更专注于接收重症的转诊，日韩等国依托高水平服务和高性价比产品，南亚国家依托产品价格竞争力成为国际医疗旅游的主要目的地。*Medical Tourism Index* 列出了全球 41 个最热门的增值服务和高品质医疗目的地，其中包括泰国、印度、韩国、日本、新加坡、瑞士、美国、英国、德国等众多国家。

2. 全球重点医疗旅游国家发展浅析

（1）泰国医疗旅游业已成为亚洲"排头兵"。

泰国是世界著名的旅游目的地。据泰国商业新闻 Bangkokbiznews 报道，2019 年，赴泰国旅游的国际游客已从 2018 年的 3800 万人次提升到 3900 万人次。未来，泰国将以更便捷的交通和多元文化吸引更多的外国游客，旅游业仍将持续增长，这将带动医疗旅游消费增加。近 10 年来，泰国观光局与卫生部联手，为将泰国打造成"世界医疗旅游服务中心"而努力并取得了显著成效。根据国际卫生保健研究中心的一项统计，每年有超越 200 万医疗游客赶往泰国，接受心脏、整容、试管、抗衰、牙科手术等各种医疗服务，创收超 1200 亿泰铢。泰国在世界医疗旅游业发展中处于领先地位。

政府的支持是泰国医疗旅游业崛起的重要推力。泰国政府出台了一系列政策促进医疗旅游产业的发展（见表 1-5）。早在 20 世纪 70 年代医疗旅游就已经在泰国兴起了，整容手术是当时医疗旅游的主流。直到 1997 年泰国政府在医疗领域推出了"双轨战略"（Dual Track）：公立医疗机构服务于本国居民，提高医疗服务的可及性，而私立医疗机构服务于国际顾客。该项政策正式启动了泰国的医疗旅游。继而在 2004 年，泰国实施了一项为期五年的国家计划，由卫生部门牵头，组合医疗服务、健康保健服务、传统草药三个领域，力推泰国成为"亚洲健康旅游中心"，大力提升泰国的专业医疗资源和医疗技术质量，促使泰国成为全球最大的医疗旅游目的地之一。

表 1-5 泰国政府支持医疗旅游产业发展的相关政策

政府政策类别	主要内容
管理类	为医疗旅游者和外国退休者设立单独的签证类别
承诺和政治支持	泰国卫生部、商务部和泰国旅游理事会等建立协同工作机制，将泰国建设成为"亚洲健康中心"
教育和培训	政府支持大学、医院、学校与世界顶级教育机构加强联系，强化相关培训

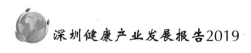

续表

政府政策类别	主要内容
融资、投资和税收	泰国政府投资数百万美元补贴"医疗中心项目",政府通过低息贷款或减税、支持购买昂贵的医疗设备和技术等
合作机构	中小企业发展研究院(ISMED)设立由医疗旅游相关机构组成合作研究机构(IFC),确保各方的持续对话等
基础设施	泰国政府筹资用于交通基础设施建设及700家公立医疗机构的运营
促销与营销	从20世纪90年代开始,泰国政府就积极营销其医疗旅游产品。1999年,第一个健康旅游市场建立;泰国旅游局(TAT)利用其在海外的15个办公室营销医疗旅游产品;2004年泰国健康博览会上,与80家外国旅游机构进行对话;"魅力泰国运动"等
规则和标准	卫生部设立了严格的医护标准,确保高品质医疗服务,医疗设施运行和医护人员从业许可由卫生部依照《医疗设施和医疗许可法》实施
战略	"双规战略"等

资料来源:《海南医疗旅游产业发展策略研究——基于泰国、印度经验的分析》。

高资质的医疗机构和高水平的医护人员是泰国医疗旅游的核心竞争力。据统计,泰国有700家公立医疗机构和300多家私立医疗机构,其中私立医疗机构是医疗旅游服务的主力军。泰国医疗旅游最主要的城市是曼谷,这里聚集了众多高品质的医院和诊所,其中最著名的是康民国际医院(Bumrungrad International Hospital),被誉为"泰国医疗旅游的先驱",拥有30多个专科医疗中心和580张床位,是东南亚最具规模的私立医院之一,每年服务110万患者,其中包括52万国际人士。为了更好地服务于国际人士,该医院还设有"国际病患服务中心",提供12国语言的翻译。作为泰国医疗旅游的先驱,该医院最重要的创新之处是将医疗机构的传统氛围改造成"五星级宾馆"的体验。在医护人员方面,泰国还拥有数量众多、通过了国际医疗机构评审联合委员会(JCI)认证的执业医师,而且大多数从业人员都经过海外深造或拥有海外工作经历,大部分医生都能够用英语流利地与外国人交流。

(2)印度医疗旅游产业铸造"印度辉煌"。

印度除了瑜伽、软件业之外,医疗旅游正逐渐成为下一个"印度辉煌"。资料显示,印度的医疗旅游始于5000年前,瑜伽和阿育吠陀医学在印度普及时期,曾涌现出一批批旅行者和修行学生到印度寻求替代疗法,成为印度早期的医疗旅游游客。20世纪60年代,瑜伽和阿育吠陀医学得到了美国和英国的社会精英及社会名流的推崇,印度逐渐成为朝圣者首选的目的地,进一步推动了印度医疗旅游的发展,使印度的瑜伽、阿育吠陀、SPA等医疗养生文化名扬四海。近年来，印度医疗旅游业迅速发展，成为众人皆知的健康之地，产业发展增长率达到22%~25%，一份来自印度工商联合会以及永安会计师事务所联合发表的报告称，2020年印度该产业的市场规模将达到90亿美元，比2015年扩大了3倍多。

印度医疗旅游业得以快速发展，首先离不开印度政府的积极支持。自2002年起，印度采取一系列发展医疗旅游的政策和措施，包括立法保护仿制药生产，让印度的药品质量全球领先，且价格非常低廉；削减进口医疗设备关税，确保私立医院有能力购买昂贵的世界一流的医疗设备；向私立医院提供廉价土地，以保证私立医院的价格竞争性。2015年，印度政府又设立国家医疗保健旅游局，向海外医疗游客提供无障碍入境便利，简化跨境货币交易手续，提供在线签证、多次入境、延期逗留以及医院认证服务，极大地降低了海外医疗游客的入境门槛。与此同时，印度政府还开设了医疗旅游门户网站，包含英语、阿拉伯语、俄语、法语4种语言。在机票方面，印度政府也推出了两档补助，外国患者可以通过机票优惠券为旅行减轻一些经济负担。

其次，医术收费低也是印度医疗旅游发展的巨大优势。印度向来被称为"世界药房"，其仿制药的生产在世界处于领先地位。如2015年在印度上市的丙肝仿制药价格仅为欧美同类药品价格的1%。印度仿制药的优势，使印度的医疗服务也因此受益，特别为医疗旅游服务构建了巨大的价格优势。据印度工业联合会的一份报告称，印度的医疗服务收费水平是欧美国家的1/10。美国肝脏移植的价格在20万美元以上，但在印度只需1.4万美元；机器人膝盖手术这项尖端技术在中东和澳大利亚地区的费用高达8万美元，而在印度只需花费1万美元左右。印度与其他国家医疗旅游医院费用比较见表1-6。

表1-6 印度与其他国家医疗旅游医院费用比较

单位：美元

医护种类	美国	印度	泰国	新加坡
心脏搭桥手术	130000	10000	11000	18500
心脏瓣膜置换手术	160000	9000	10000	12500
血管成形手术	57000	11000	13000	13000
髋关节置换手术	43000	9000	12000	12000
子宫切除手术	20000	3000	4000	6000
膝关节置换手术	40000	8500	10000	13000
脊柱融合手术	62000	5500	7000	9000

资料来源：http://www.docstoc.com/docs/12163631/MEDICAL-TOURESM/P/36.

第三，私立医院或医疗机构在印度医疗旅游中也扮演了重要的角色。据公开资料显示，在印度提供医疗旅游的医疗机构多为大型私有的专业医院，这些私立医院拥有较好的财力，并能够与世界著名的医院合作，以保证医疗服务的高质量，而且这些开展医疗旅游的私立医院各具特色，不同的医院擅长不同的专科，因而吸引着不同的医疗旅游者。如印度著名的私立医院 Apollo 医院，是获得 JCI（Joint Commission International）认证的世界一流医院，60% 的医生拥有国际行医资质，因此在国际上有一定的认知度。

（3）韩国医疗旅游业成为服务业新增长点。

2009 年，韩国开始正式实施医疗观光法案，医疗观光产业的发展相当迅速并取得显著成效。自 2009 年韩国政府批准医疗机构吸引外籍患者访韩就医以来，到访的外籍患者人数逐年递增。韩国保健福祉部公布的数据显示，从 2009 年的 6 万多人次增至 2010 年的 8 万多人次，2014 年和 2016 年分别增至 24 万人次和 36 万多人次，2018 年访韩就医的外籍患者同比增长 17.8%，达 37 万人次（见图 1-14）。

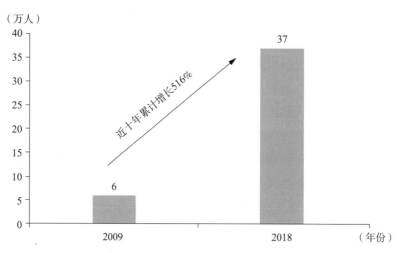

图 1-14　2009—2018 年外籍患者访韩增长情况

资料来源：根据公开资料整理。

从患者国籍来看，以中国患者居多。以 2018 年数据为例，韩国保健福祉部公布的数据显示，2018 年共有 190 个国家和地区的患者到访，中国患者以 31.2% 的占比排名第一，其后依次是美国 4.5213 万（11.9%）、日本 4.2563 万（11.2%）等（见图 1-15）。

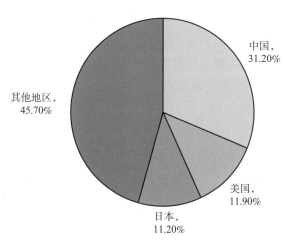

图 1-15 访韩外籍患者地区分布

韩国政府对医疗健康旅游自上而下的监管与引导，也逐步强化了对跨国医疗健康服务的支撑。随着 2016 年韩国将发展医疗旅游观光上升为国家战略后，对医疗市场的监管也得到了进一步加强。政府更是大力支持国际医疗旅游的开展。根据韩国卫生和福利部的数据，韩国每年花费 10 亿美元吸引医疗游客。此外，国内各类医院均可申请为国际医疗服务注册机构，注册的公立医疗机构可以开放 5% 的医疗服务资源给国际患者。韩国政府部门也严格管理医疗机构和医疗旅游中介机构。自 2017 年起，韩国对医疗机构实施评价和指定制度，以保障医疗旅游患者的安全。例如，由政府认证登记的医院，一般能够提供包括翻译、交通、住宿在内的全方位服务。针对中介机构，韩国实施"医疗事故赔偿"和"加入责任保险义务化"，若发生简单的医疗纠纷，可通过协商解决，若发生医疗事故，则移交司法部门处理。另外，为方便患者就医提供多种支援制度。例如，在明洞与仁川机场建立外国患者综合支援中心，提供汉、英、俄、日、阿拉伯等多语种服务及法律咨询等，确保外国患者享受安全和方便的医疗服务。为了大力发展医疗旅游，韩国实施了一个"国际关爱方案"，努力在 2020 年之前使韩国成为名副其实的"国际性医疗服务枢纽"。

医疗旅游机构和高端医疗设备在韩国医美旅游中占据重要地位。从世界医美市场来看，韩国并非医美大国，却是医美强国。根据韩国国家税务局的数据，2017 年在韩国共有 1414 家整形外科诊所注册，而且这个数字并不包括韩国主要医院、皮肤科诊所和牙医诊所的数量。2009 年，韩国政府积极采取措施参与医疗旅游业。修订了医疗服务法，允许医院通过医疗旅游机构吸引外国患者。医疗旅游机构提供全面的旅行套餐，包括签证申请、往返机场的交通、酒店预订和观光旅游。首尔江南区的"狎鸥亭"，甚至形成了一条"医美街区"，成百上千家医美外科和诊所鳞次栉比，街上遍布各国的整形游客，形成了很强的产业集群效应。韩国首尔市政府的数据显示，在江南、瑞草两区注册的整容外科医院约300家，皮肤科医院约180家，占据两区医院总数近六成。在高端医疗设备方面，当前韩国在心脏病、整形、牙科、胃癌、肝癌等方面已经拥有了全球一流的治疗技术，且治疗价格仅为美国的30%。电子计算机X射线断层扫描技术（CT）仪器数量仅次于澳大利亚，核磁共振扫描仪（MRI）数量排名全球第四，医疗硬件设施跻身全球前列。

（4）新加坡打造全球性高端医疗服务。

新加坡被世界卫生组织列为亚洲拥有最佳医疗系统的国家，因精密的医疗服务，成为周边国家富裕人群喜欢前来看病的地方。新加坡也积极开拓医疗旅游，并于2003年创立了由卫生局领导的国际医疗计划。国际医疗计划致力于打造并强化新加坡在亚洲医疗枢纽的地位，最终推动新加坡成为全球性高端医疗服务中心。由于有众多私人医疗机构和国际领先的医疗中心在新加坡集聚，新加坡公立医院除了满足国内居民医疗保健需求之外，也接受国际旅游患者。新加坡的医疗保健机构大多设有齐全完善的国际患者联系服务部，提供最初的询问、机场接机，为患者及其随行者提供翻译服务和各种协助，甚至在患者完成治疗回国之后，安排他们接受复诊。此外，医疗机构还为国际患者提供额外服务，如签证申报、住宿、交通、购物指导、退税等，较好地推动了新加坡国际医疗服务业的发展。

新加坡最好的医院之一是格伦伊格尔斯医院（Gleneagles Hospital），是新加坡乃至亚洲最先进的私人健康护理机构之一，隶属于新加坡百汇医院集团。拥有最先进的设施和一批训练有素的专家，能为患者节省在美国花费的25%～40%。Gleneagles Hospital最大的特色就是社区式护理服务，且专门设立患者帮助中心为国际医疗旅游者提供一站式服务。

（5）瑞士高端医疗旅游闻名全球。

当下，健康和医疗旅游已成为瑞士旅游业的重要组成部分。《国际医疗旅游杂志》数据表明，瑞士每年国际医疗旅游收入大约在30亿瑞士法郎（约合203亿元人民币）。瑞士的医疗游客除了来自欧洲邻国外，还有来自美国、巴西、俄罗斯、印度和中东等地区，大部分游客选择赴瑞士就医的主要原因是瑞士高质量的医疗水平，其中以癌症治疗、抗衰老、整形手术、医疗体检、疗养最为热门。为促进瑞士医疗旅游业发展，瑞士有专门的健康协会，该协会主要由瑞士贸易促进中心和瑞士旅游局联合成立，主要职责在于医疗旅游的市场宣传和推广，主要客源国定位为俄罗斯、中东、中国、印度等高速发展的国家和富有的欧洲邻国。

瑞士的医疗旅游特色是主打高端化、定制化路线。可以说，瑞士是世界上健康和医疗旅游最昂贵的国家之一，如全髋关节置换术约18000美元、血管成形术13000美元、基本体外人工受孕（IVF）周期最低9000美元、核磁共振约1000美元。虽然瑞士医疗旅游价格高，但物有所值。大部分到这里的医疗游客关注的是高质量的医疗水平，而不是价格，因为瑞士高科技含量的治疗计划、完全隐私、豪华病房完全可以抵销成本。

（6）匈牙利开展特色"牙科旅游"。

匈牙利是欧洲中部的内陆国家，虽然矿产资源比较贫乏，但自然风景优美，建筑富有特色，温泉遍布，气候四季分明。匈牙利医疗旅游的品牌是"修复残齿""种植新牙"，牙科旅游已成为匈牙利越来越重要的产业。匈牙利政府大力支持牙科旅游，已经拨款10亿匈牙利福林（约合444万美元）用以提高牙科诊所的服务水平，更新诊所设备，并通过医疗旅游局开展国际宣传和市场开发。

匈牙利发展牙科旅游主要基于三大优势：第一，牙医优势。匈牙利的医学教育水平，尤其是牙科教育水平处于世界前列。在匈牙利有大量技术熟练和经验丰富的牙医，而且匈牙利的牙医在欧洲也非常有名。据公开资料显示，在匈牙利和奥地利交界的一个只有5万人口的小镇上，牙医的数目竟达到400人。第二，成本优势。与欧洲其他国家相比，匈牙利的牙科保健和服务成本比西欧低50%~75%。第三，资源优势。匈牙利是举世闻名的旅游胜地，其古迹、湖泊、河流、温泉、狩猎、美食和美酒等旅游资源会吸引外国游客。因为牙齿疾病的治疗通常需要一个星期或更长时间，所以旅游资源丰富更能促进牙科旅游。

3. 全球医疗旅游发展经验借鉴

从全球范围看，经过多年发展，一些国家依托自身的优势特色，已经形成了经济和社会效益良好、有较强国内外市场竞争力和影响力的医疗旅游发展模式。通过对全球重点医疗旅游国家发展进行分析，相关医疗旅游发展经验总结如下：

充分发挥政府功能作用。医疗旅游是医疗和旅游两个产业的融合，整个医疗旅游产业链条中的参与主体涉及不同产业、不同部门，而政府的功能体现在：政策支持、经济支持、协调平台建设、公共服务体系建设等。从泰国和印度医疗旅游产业发展的实践看，产业发展的初期两国政府提供相关的政策支持和经济支持，提升了医疗旅游产业发展的竞争力。如泰国、印度政府都出台了促进旅游业发展、减免税收以支持医疗机构购买昂贵的医疗设备发展的相关政策等；在协调平台建设上，如泰国卫生部、商务部和泰国旅游理事会等建立了协同工作机制。在公共服务体系建设上，如泰国和印度都为医疗旅游者设立了单独的签证类别，泰国出台了相关国际保险政策和措施，印度政府也主动与英国商业保险公司协商，解决医疗旅游者的医疗保险待遇和报销等问题，提高了当地旅游公共服务能力的便利化、国际化水平，以吸引外国患者就医。

突出特色医疗旅游产品品牌。医疗旅游发展成熟的国家因地制宜地开展适合自身旅游资源的医疗旅游产品，聚焦细分市场形成"拳头产品"，并制定相应的价格策略以吸引大批游客，形成核心竞争力。如瑞士的运动康复和心血管手术，泰国的试管婴儿、心脏手术及 SPA 疗养，韩国的整容，匈牙利的牙科医疗服务，印度的瑜伽疗养及心脏手术等都是其特色品牌。

充分利用成本和价格优势。医疗费用是选择医疗旅游目的地的重要影响因素，泰国和印度凭借低廉的价格吸引更多的医疗旅游者，采取低价策略向患者提供低价、高水平的医疗服务，利用价格区间差形成了核心竞争力，并在合理的价格差异内打造出更具有竞争力的服务。

对标高水平医疗服务标准。高质量的医疗服务是医疗旅游产业发展的基础，泰国和印度都视医疗质量为医疗旅游产业发展的根本。两国都高度重视对医疗人才的引进和培养，并从美国等发达国家引进了一大批高水平的医疗人才，提高医务人员英语水平。除此之外，鼓励当地医疗机构通过国际认证，尤其是 JCI 认证，以展示其高水平的医疗服务能力。

完善医疗旅游配套设施。医疗旅游产业的发展，除了需要一流的医疗技术人才和医疗设施外，目的地的自然环境、旅游设施、交通住宿、旅游公共服务等也是重要影响因素，还提供便捷的信息渠道，以便潜在客户及时获得医疗机构、旅游服务设施等的相关信息。例如，泰国为了让患者在治疗过程中得到放松，医疗机构在内部装潢上进行了创新，将医疗机构的传统氛围改造成"五星级宾馆"的体验，极大地改善了医疗旅游者的就医体验。另外，为了能够让客户获得医疗旅游服务相关信息，泰国康民国际医院官方网站上有英语、汉语、阿拉伯语等 7 个语种的网页可供选择，泰国国家旅游局还专门开设了医疗保健旅游网站（www.thailandmedtourism.com）。同时，印度也开设网站（www.healthtourism.com）为医疗旅游者提供全面的信息。

四、健康产业发展趋势

（一）健康产业逐渐获得全球性关注

随着全球老龄化进程的加剧，全球医疗费用支出的不断增加，人们对健康的标准不断提高，将推动大健康产业在相当长的时期内保持持续增长态势。从全球范围来看，未来老龄化进程将持续加深，据 2017 年修订版的《世界人口展望》指出，2017 年全球 60 岁及以上人口有 9.62 亿，到 2050 年这一年龄层的人口数量将达到 21 亿，2100 年将达到 31 亿。另外，不断增加的医疗支出将继续成为困扰许多国家的社会问题。据统计，从 2013 年开始，亚太经济合作组织国家的人均医疗费用的增长就已超过 GDP 的增长。如果这一态势持续下去，到 2050 年，法国的医疗卫生支出将至少占 GDP 的 25%，美国的医疗卫生支出将占 GDP 的 35%。与此同时，当下国际科技巨头、跨界企业纷纷发力抢滩布局医疗健康产业，也将会进一步加快医疗健康市场的发展。如谷歌的母公司 Alphabet 基于人工智能领域的积累，专注于医疗科技生态系统；苹果公司则基于智能穿戴设备，推出心电图（EKG）的苹果手表新功能并着手电子医疗数据领域；亚马逊针对大健康领域的各个业务板块力争寻找突破口。在国内，阿里创办"阿里健康"、腾讯布局医疗 AI 引擎、百度医疗布局"连接医患+人工智能"、小米探索大健康数据。可见，人们对健康的刚性需求、巨头涌入、新兴科技加持，全球范围内大健康产业将继续呈现如火如荼的发展态势。

此外，全球健康是关于世界各国人民健康和福祉的事业，随着和平发展成为主旋律，健康也逐渐成为整个地球村关注的议题。近年来，欧美和我国等很多国家都非常关注健康，纷纷建立相关合作机构。我国于 2013 年提出"一带一路"倡议，之后"一带一路"建设由点及面，在发展中不断前进、在合作中茁壮成长。在"一带一路"倡议的框架下，我国与约 60 个国家建设基础设施和扩大贸易，也包括医疗健康服务贸易。相关数据显示，中国与蒙古国、世界卫生组织、比尔及梅琳达·盖茨基金会等国家、国际组织、非政府组织签署了 56 个推动卫生健康合作的协议；在 35 个沿线国家建立了中医药海外中心，建设了 43 个中医药国际合作基地，为更多需要帮助的人提供医疗保健服务。2018 年，世界卫生组织总干事谭德塞博士发表的《关于"一带一路"倡议如何促成更健康、安全世界》一文中提到，希望中国与世界卫生组织共同推动健康产业。在未来几年里，世界卫生组织继续与中国一同实现"健康中国 2030"，促进健康，维护世界安全，服务于全世界的弱势群体。因此，相信在全球化背景下，超越国界的健康议题将会越来越受到关注，全球各国将会为共同促进全球健康目标的实现而做出相应的努力。

（二）科技创新是健康产业可持续发展的核心驱动力

根据汤森路透 2019 年的《SCI 期刊分析报告》（*Journal Citation Reports*，*JCR*），排名前五位的世界最有影响力的杂志依然全部来自生命科学领域。从整体上看，*CA-A Cancer Journal for Clinicians*（《CA 临床医师癌症杂志》）影响因子高达 292.278，*The New England Journal of Medicine*（《新英格兰医学杂志》）影响因子达到 74.669，*Nature Reviews Drug Discovery*（《药物发现自然评论》）影响因子达到 71.189，*Nature Biotechnology*（《自然生物技术》）影响因子达到 64.797，*The Lancet*（《柳叶刀》）影响因子达到 60.392。另外，*Science* 杂志评选的 2019 年十大科技突破中，有 4 项与生物相关。以上都显示了生命科学强大的关注度和创新力。

当下，全球各国也越来越关注生物技术的发展。美国发布《美国流感疫苗现代化以促进国家安全和公共卫生》行政令，旨在促进新型疫苗的开发。英国发布《生物科技领域实施计划 2019》，以发展前沿生物科技、应对战略挑战并夯实技术发展基础。日本发布《生物战略 2019——面向国际共鸣的生物社区的形成》，旨在建立生物优先思想、建设生物社区和建成生物数据驱动。俄罗斯发布《2019—2027 年俄罗斯联邦基因技术发展规划》，以促进基因技术在农业、医药、工业微生物领域的应用。韩国发布《生物健康产业创新战略》，以推进创新药、医疗器械和医疗技术发展，推动生物健康产业出口增长。我国启动编制《国家生物技术发展战略纲要》，以加快重点产业技术突破和应用。在 2019 年，包括 CRISPR 基因编辑在内，合成生物学技术、脑科学、再生医学、单细胞多组学技术等前沿生物技术继续取得革命性突破，这些原创突破为前沿技术、颠覆性技术提供了更多创新源泉，推动生命科学领域进入一个全新时代。预计未来全球科技创新进入空前密集活跃的时期，新

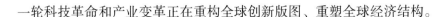

一轮科技革命和产业变革正在重构全球创新版图、重塑全球经济结构。

（三）健康产业与新一代信息技术将不断深化融合应用

随着云计算、大数据、人工智能、移动互联网、物联网等新一代信息技术和网络技术不断突破和深化应用，不仅为各传统产业的发展注入了新的动力，同时也为大健康产业快速发展提供了广阔的空间。在大数据与信息技术的支持下，健康及医疗产业可实现对现有资源的整合和应用，提高产业运行效率，显示出产业的巨大潜力。同时，以大数据分析为基础，以物联网服务运营平台为依托，个性化健康管理为健康产业的发展打开了新的突破口。当前，新一轮科技革命和产业变革正在全球范围内萌发，随着人工智能、5G和大数据等前沿技术的发展，数据化、标准化和智能化的健康医疗服务逐渐成为大势所趋。

如人工智能在医疗健康领域中的深度渗透与融合创新趋势已经非常明显。人工智能在医学影像与病理辅助诊断、临床决策支持、语音识别、药物挖掘、健康管理等领域的探索应用，对医疗健康产业的优化资源配置、提升服务效率、改善服务质量、提升人类健康水平有重要作用。

数字化转型将持续为新的医疗服务模式奠定基础，促使预见性、预防性的个性化医疗服务在未来得以实现，从而促进治疗服务更低价、更精确以及创伤更小。具体到商业模式上，即业务模式将向"平台即服务"和"数据即服务"转变，"让数据说话"将成为创新的新源泉。在"平台即服务"方面，人们不再被动参与自身的医疗服务，而是要求更便利地获取透明的个性化产品和服务，因此也促使医疗系统做出相应的调整。为了提供以消费者为中心的优质医疗服务，医疗系统将会使数字化服务与战略性分散化的客户体验相结合，投资核心分析技术，以全方位了解消费者。如虚拟现实（VR）技术可能渗透到一些心理疾病诊疗领域，提供远程医疗服务。例如，由英国纽卡斯尔大学神经科学研究所率先提出并研发的一项名为"蓝房间"（The Blue Room）的沉浸式VR技术，已经实现了通过现实场景重现，帮助自闭症患者克服对外界的恐惧心理。在"数据即服务"方面，随着基因测序技术及其设备的普及，未来会形成一个包括人类和其他物种的庞大DNA数据库，乃至云端数据市场。届时，数以亿计的基因组数据将组成一个巨大的"生物互联网"，这会对人类社会预判大规模传染病、发展精准医疗等产生颠覆性的影响。

第二节　我国健康产业发展概况

健康产业已成为全球支柱性产业。健康中国已上升为国家战略。新时代、新理念、新模式，涵盖十三大类上千个细分领域的大健康产业，呈现出越来越大的想象空间。在政策、资本、技术三大动力催化下，大健康产业已呈爆发之势。

一、健康产业的定义和统计分类

健康产业是随着人们对健康的认识理解逐渐发展形成的，2019 年之前，国内外社会各界并没有形成明确且权威的健康产业定义。但是，随着社会经济的不断发展和人们对健康概念的深入了解，健康需求逐渐成为驱动未来经济增长的"核心驱动力"，健康产业越来越受到人们的重视，对健康产业的科学定义和统计学分类被提上日程。

（一）深圳健康产业统计标准研究

对于健康产业的统计分类，深圳市健康产业发展促进会、深圳市保健协会一直在进行研究。早在 2012 年由其主编的《深圳健康产业发展报告》中，依托充分调研、分析，根据产业的业态，参照国家统计局对健康服务业的分类标准，结合中国保健协会主编的《中国保健产业发展报告》分类方法，将健康产业分为健康原材料种养殖业、健康制造业与健康服务业三个大类，并细分为 15 个领域，成为健康产业初步的分类依据。

2013 年，基于《国务院关于促进健康服务业发展的若干意见》的精神，配合深圳市政府做好推进生命健康产业发展的要求，积极响应深圳市政府扶持未来产业发展的号召，针对生命健康产业当时的认识不足、产业发展整体处于初级阶段、产业标准缺乏、发展方向不明朗等突出问题，深圳市统计局委托深圳市健康产业发展促进会开展了深圳生命健康产业统计标准研究工作，重点研究深圳生命健康产业的范畴、新兴业态、产业分类以及范围、发展现状等，并要求通过研究找出深圳生命健康产业的发展特点、发展潜力与发展优势，对深圳生命健康产业的统计标准提出意见和建议。

根据深圳市健康产业发展促进会的研究成果，课题组充分研究了国内外健康产业相关的分类方法，参考了国际上通用的分类标准，重点依据国家统计局修订的国家标准《国民经济产业分类》（GB/T 4754—2011），全面比对、研究其中 17 个门类、96 个大类、1054 个小类，结合国家统计局发布的《国家统计局关于开展健康服务业单位认定工作的通知》，参考国家和深圳市相关文件，全面研究了健康食用品、健康使用品和健康服务业的分类标准，对其中涉及健康产业的门类、大类、中类、小类等进行全面研究，最终形成了《深圳健康产业统计标准备选目录》。

《深圳健康产业统计标准备选目录》对健康产业进行了详细的分类，含 3 个大类、7 个中类、201 个小类。其中，3 个大类分别是健康原材料种养殖业、健康制造业和健康服务业。接下来将健康制造业细分为健康食品制造业、药品制造业和健康用品制造业 3 个细分类型；将健康服务业细分为医疗卫生服务、健康管理与促进服务、健康保险和保障服务及其他与健康相关的服务 4 个细分类型。该备选目录中，为进一步说明不完全范围细分产业情况，课题组建立了《健康产业带"＊"号产业和关键字词表说明》，就不完全范围相关内容对应的产业代码、产业分类名称进行了范围说明并形成了关键字词，与《深圳健康产业统计标准备选目录》共同组成了相对完整的深圳健康产业统计标准。

《深圳健康产业统计标准备选目录》经来自政府相关部门、高校及企业的专家学者组成的专家组评审，认为分析深入、体系完整，具有较强的创新前瞻性，率先在全国对健康产业、生命健康产业、生物产业进行深入科学的界定分析，并提出对深圳健康产业的系统分类。对《健康产业统计分类（2019）》的制定具有重要的技术支撑意义。

（二）国家统计局首次界定"健康产业"概念

2016 年，国务院印发的《"健康中国 2030"规划纲要》中首次将健康上升到国家战略的高度，同时明确提出了"健康服务业"的概念。这种变化，充分表明国家对该健康产业的重视和支持。

为加快推动健康产业发展，科学界定健康产业的统计范围，准确反映健康产业发展状况，依据《"健康中国 2030"规划纲要》等文件里有关健康产业的指导意见，2019 年 4 月 9 日，国家统计局发布了《健康产业统计分类（2019）》（以下简称《分类》）。《分类》中首次对健康产业的概念进行了明确定义，为健康产业划分出了清晰的边界。

《分类》指出，健康产业是指以医疗卫生和生物技术、生命科学为基础，以维护、改善和促进人民群众健康为目的，为社会公众提供与健康直接或密切相关的产品（货物和服务）的生产活动集合。健康产业概念的确立，标志着健康产业已经作为一个独立而庞大的产业被列入国民经济分类当中。

（三）国家统计局规定的健康产业统计分类

国家统计局发布的《健康产业统计分类（2019）》，为健康产业划分出清晰的边界。《分类》保留了《健康服务业分类（试行）》的主要内容，同时结合健康产业发展新业态、新模式等，增加了健康产业涉及的第一产业、第二产业内容，丰富并调整了健康服务业的内容。

根据《分类》，健康产业具体范围划分原则为：①生产产品（货物和服务）的目的是维护、改善、促进人的健康状况，与健康直接或密切相关。②产品（货物和服务）提供应当以医疗卫生技术、生物技术和生命科学为基础。③产业链的延伸应当遵循在健康服务业的基础上，不因物理形态等变化改变其健康目的和功能。

根据上述原则，健康产业涵盖一、二、三产业，包括以中药材种植养殖为主体的健康农业、林业、牧业和渔业，以医药和医疗器械等生产制造为主体的健康相关产品制造业，以医疗卫生、健康保障、健康人才教育及健康促进服务为主体的健康服务业。

《分类》根据健康产业概念、范围及统计分类编制原则，将健康产业范围确定为医疗卫生服务，健康事务、健康环境管理与科研技术服务，健康人才教育与健康知识普及，健康促进服务，健康保障与金融服务，智慧健康技术服务，药品及其他健康产品流通服务，其他与健康相关服务，医药制造，医疗仪器设备及器械制造，健康用品、器材与智能设备制造，医疗卫生机构设施建设，中药材种植、养殖和采集等13个大类，又细分为58个中类和92个小类，分属三大产业，具体如下：

第一产业包括中药材种植、养殖和采集大类中的1个中类（动植物中药材种植、养殖和采集）、1个小类（动植物中药材种植、养殖和采集）。

第二产业包括医药制造，医疗仪器设备及器械制造，健康用品、器材与智能设备制造，医疗卫生机构设施建设4个大类，相应的28个中类、29个小类以及中药材种植、养殖和采集大类中的1个中类（非动植物中药材采选）、1个小类（非动植物中药材采选）。

第三产业包括医疗卫生服务，健康事务、健康环境管理与科研技术服务，健康人才教育与健康知识普及，健康促进服务，健康保障与金融服务，智慧健康技术服务，药品及其他健康产品流通服务，其他与健康相关服务 8 个大类，以及相应的 28 个中类、61 个小类。

其中，第三产业部分保留了《健康服务业分类（试行）》的主体内容，结合健康服务业新业态、新模式等相关发展和政策要求，丰富并调整健康服务业内容，依据《国民经济产业分类》（GB/T 4754—2017）进行修订，第三产业在《健康服务业分类（试行）》4 个大类基础上调整为 8 个。

（四）国家对健康产业进行标准分类的意义和影响

由于健康产业涉及第一产业、第二产业、第三产业，既有健康保健品、药品原料种养植，也有生产健康食品、药品和健康用品的生产制造业，还有更大一部分企业着力于医疗卫生、健康管理和健康促进、健康保险以及健康商业服务等健康服务业，这些部门与产业的管理涉及多个政府职能部门，各部门如何分清职责、协同管理需要有据可依。因此，界定健康产业与生命健康产业的内涵与外延，厘清产业内部的分类与界限，可以加快推动健康产业的发展，科学界定健康产业的统计范围，准确反映健康产业的发展状况，对更清楚地把握生命健康产业结构、便于各政府部门管理产业、便于企业探索产业发展方向、促进生命健康产业整体的快速发展具有重要的意义。

二、产业规模

随着中国经济实力的不断提升，国内居民生活水平得到快速提高，"消费升级"与"生命健康"正成为今后一段时期内的核心关注领域。2019 年 6 月，国务院出台《健康中国行动（2019—2030 年）》等文件，围绕疾病预防和健康促进两大核心，提出将开展 15 个重大专项活动，促进以治病为中心向以人民健康为中心转变，努力使群众不生病、少生病。同时，"十三五"期间相关部门陆续发布政策以扶持大健康产业发展。在市场需求推动及政策红利释放下，大健康产业引领了新一轮的高速发展浪潮，国内外各领域资源的密集介入，不断扩充着产业的规模，延伸与拓展着产业领域的边界。

与此同时，我国也面临着工业化、城镇化、人口老龄化以及疾病谱、生态环境、生活方式不断变化等带来的新挑战，需要统筹解决关系人民健康的重大和长远问题。在政策支持、人口老龄化带来大量需求、健康意识提升进而刺激消费等多重利好因素的推动下，我国大健康产业迎来发展机遇。目前，虽然我国大健康产业发展仍处于初级阶段，但市场潜力巨大，规模不断增长，预计到 2020 年将突破 10 万亿元（见图 1-16）。未来五年（2019—2023）年均复合增长率约为 12.55%，到 2023 年我国大健康产业规模将达到 14 万亿元，在国民经济中的支柱作用将进一步显现。

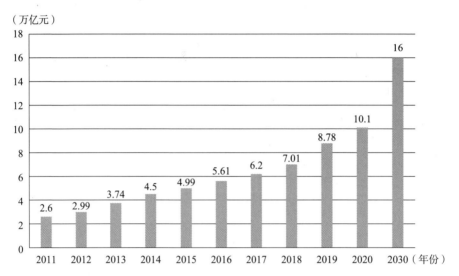

图 1-16　2011—2030 年我国大健康产业市场规模统计情况及预测

资料来源：根据公开数据整理。

三、我国健康产业重点领域发展分析

（一）医药产业

1. 产业发展概况

近年来我国医药产业环境发生巨变，用药市场、健康服务供给市场、支付结构发生大变局，促进了医药市场实现稳步增长。国家统计局数据显示，2019 年 1—11 月，中国医药制造业资产总计为 33889 亿元，同比增长 7.7%；营业收入为 21596.5 亿元，同比增长 8.9%；产业实现利润总额达到 2842.8 亿元，同比增长 10%。

国内医药企业数量不断增加。在持有药品生产许可企业规模方面，截至 2019 年底，全国共有原料药和制剂生产企业 4529 家，同比增长 1.98%（见图 1-17）。在药品经营许可企业规模方面，全国共有《药品经营许可证》持证企业约 54.4 万家，同比增长 7.08%，其中药品批发企业 1.4 万家，零售连锁企业 6701 家，零售连锁企业门店 29 万家，零售药店 23.4 万家（见图 1-18、图 1-19）。

（家）

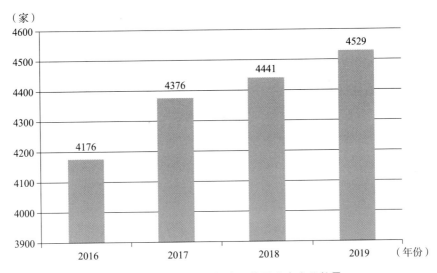

图1-17 2016—2019年我国药品生产企业数量

资料来源：国家药品监督管理局。

（万家）

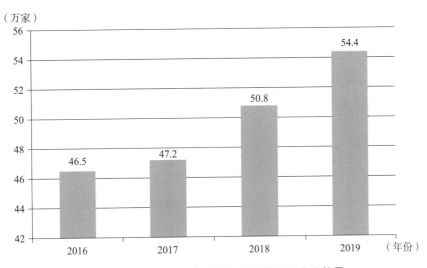

图1-18 2016—2019年我国药品经营许可企业数量

资料来源：国家药品监督管理局。

全国药品市场规模保持增长。中康CMH的数据显示，2019年药品市场规模可达到1.74万亿元，较2018年增长4%。从药品销售额来看，2019年医院用药十大主要产品分别是加罗宁、普米克令舒、立普妥、舒普深、波立维、赫赛汀、恩必普、注射用血栓通（注射液）、可威、力扑素（见表1-7）。

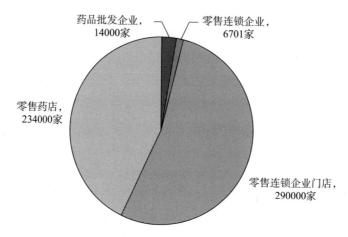

图1-19 2019年我国药品经营许可企业分布情况

资料来源：国家药品监督管理局。

表1-7 2019年我国医院用药十大主要产品

排名	产品名称	制造商	增长率（%）
1	加罗宁	扬子江药业	18.3
2	普米克令舒	阿斯利康	15.4
3	立普妥	辉瑞	-2.3
4	舒普深	辉瑞	20.0
5	波立维	赛诺菲	-9.3
6	赫赛汀	罗氏	67.2
7	恩必普	石药集团	37.2
8	注射用血栓通（注射液）	广西梧州制药	-0.5
9	可威	宜昌东阳光长江	98.2
10	力朴素	绿叶制药集团	10.4

资料来源：IQVIA（艾昆纬）。

2. 产业发展特点

（1）国内仿制药产业大而不强。

仿制药价格比原研药低，对减轻人民群众用药负担起到了重要的作用，目前在国内药品市场上在售的仿制药主要涉及心血管疾病、神经系统疾病、呼吸系统疾病等众多领域。作为仿制药生产和使用大国，仿制药是我国医药产业的重要组成部分，据相关资料显示，近年来我国仿制药市场规模在整体药品市场规模中的占比均维持在60%以上，现有约17万个药品批准文号中，

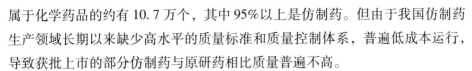

属于化学药品的约有 10.7 万个，其中 95% 以上是仿制药。但由于我国仿制药生产领域长期以来缺少高水平的质量标准和质量控制体系，普遍低成本运行，导致获批上市的部分仿制药与原研药相比质量普遍不高。

长期以来，我国仿制药在与原研药的竞争中处于弱势地位，目前全球销售额排名前十的药品在国内均无国产仿制药上市。近年来我国制定了一系列政策，旨在药品审评审批、招标采购、医保支付等环节大力扶持通过一致性评价的优质仿制药品种。国内仿制药企业已经取得了可喜的进展。例如，自身免疫性疾病药物依那西普的原研产品是安进和辉瑞的 Enbrel，国内已有中信国健、塞金生物、海正药业三家公司的生物类似物上市；连续多年位居销售额榜首、打破多项销售纪录的阿达木单抗（品牌名 Humira）是治疗自身免疫性疾病效果最佳的药物之一，国内的信达生物和百奥泰的生物类似物产品已经处于 III 期临床；来那度胺、阿哌沙班、利伐沙班三款仿制药已有多家公司申请上市。

（2）一系列政策出台推进仿制药良性发展。

面对仿制药产业大而不强的现状，为了推进国内仿制药的高质量、集约化、规范化发展，近年来我国仿制药市场一直在改革。早在 2012 年，CFDA 就启动 15 个试点品种的质量一致性评价工作，涉及 20 家药品生产企业。具体任务是 2018 年底要完成 2007 年 10 月 1 日前批准的《国家基本药物目录》中化学药品仿制药口服固体制剂的质量一致性评价。2016 年 5 月，CFDA 出台了要通过仿制药一致性评价的 289 条目录，仿制药一致性评价开始被大力推动。随着 2017 年底第一批口服制剂通过仿制药一致性评价，2018 年 3 月，国务院办公厅印发《关于改革完善仿制药供应保障及使用政策的意见》。同年 12 月，国家卫生健康委、国家发展改革委等 12 部门联合印发《关于加快落实仿制药供应保障及使用政策工作方案》，明确了及时发布鼓励仿制药的药品目录成为首要的一项，目录是引导产业科学健康发展的重要指南，并在远期为进一步降低社会医药费用负担发挥了重要作用。仿制药一致性评价主要政策汇总见表 1-8。

表 1-8　仿制药一致性评价主要政策汇总

时间	发布机构	政策名称
2012.01	国务院	《国家药品安全"十二五"规划》
2013.02	国家食药监总局	《关于开展仿制药质量一致性评价工作》

续表

时间	发布机构	政策名称
2015.02	国家食药监总局	《关于发布普通口服液固体制剂溶出度实验技术指导原则和化学药物（原料药和制剂）稳定性研究技术指导原则的通告》
2015.07	国家食药监总局	《关于开展药物临床试验数据自查核查工作的公告》
2015.08	国务院	《关于改革药品医疗器械评审批制度的意见》
2015.10	国家食药监总局	《关于征求普通口服液固体制剂参比制剂选择和确定指导原则等意见的通知》
2015.12	国家食药监总局	《关于化学药生物等效性试验实行备案管理的公告》
2016.03	国务院	《关于开展仿制药质量和疗效一致性评价的意见》
2016.03	国家食药监总局	《关于发布普通口服液固体制剂参比制剂选择和确定等3个技术指导原则的通告》
2016.04	国家食药监总局	《关于公开征求仿制药质量和疗效一致性评价参比制剂备案与推荐程序的意见》
2016.05	国家食药监总局	《关于发布仿制药质量和疗效一致性评价参比制剂备案与推荐程序的公告》
2016.05	国家食药监总局	《关于发布人体生物等效性试验豁免指导原则的通告》
2016.05	国家食药监总局	《关于发布仿制药质量和疗效一致性评价工作程序的公告》
2016.05	国家食药监总局	《关于落实〈国务院办公厅关于开展仿制药质量和疗效一致性评价的意见〉有关事项的公告》
2016.06	国家食药监总局	《关于发布药物临床试验的生物统计学指导原则的通告》
2016.08	国家食药监总局	《关于发布化学药品仿制药口服固体制剂质量和疗效一致性评价申报资料要求（试行）的通告》
2016.09	国家食药监总局	《关于公开征求仿制药质量和疗效一致性评价临床有效性试验一般考虑的意见》
2017.02	国家食药监总局	《关于发布仿制药质量和疗效一致性评价临床有效性试验一般考虑的通告》
2017.02	国家食药监总局	《关于发布仿制药质量和疗效一致性评价工作中改规格药品（口服固体制剂）评价一般考虑等3个技术指南的通知》
2018.03	国务院	《关于改革完善仿制药供应保障及使用政策的意见》

资料来源：根据公开资料整理。

2019年10月，国家卫生健康委正式发布了第一批鼓励仿制药的目录。从目录上看，主要包括四类药品，分别为廉价短缺的药品，专利到期了或快到期的药品，肿瘤药、儿童用药、罕见病用药以及重大的传染病治疗药品，其中不乏一些紧缺药品，如儿童白血病常用药巯嘌呤、抗癌药甲氨蝶呤片、艾滋病用药利匹韦林等。

鼓励仿制药目录的公布，对国内仿制药来说是"迎来了春天"。首先，为一些产品线单一、发展相对缓慢、原创能力差的药厂指明了今后的发展方向。谁能率先生产出市场有需求、质量稳定、疗效可靠的仿制药，谁就占领市场先机。其次，可以进一步促进制药科技方面的技术提高。国内药企要仿制生产与原研药品一样的药物，就需要在药品的质量和疗效方面进行研究。为了保证仿制药的品质，国内药企必须在仿制药技术攻关方面下功夫，在这个过程中，无疑会提高仿制药的技术水平，对重大科学技术的进步也会起到推进作用。第一批鼓励仿制药品目录见表1-9。

表 1-9　我国第一批鼓励仿制药品目录

编号	药品通用名	剂型	规格
1	尼替西农	胶囊	20mg
2	富马酸福莫特罗	吸入溶液剂	0.02mg/2ml
3	泊沙康唑	注射液	300mg/16.7ml（18mg/ml）
		肠溶片	100mg
4	氨苯砜	片剂	50mg、100mg
5	缬更昔洛韦	口服溶液剂	50mg/ml
		片剂	450mg
6	阿巴卡韦	口服溶液剂	20mg/ml
		片剂	300mg
7	厄他培南	注射用无菌粉末	1.0g
8	阿托伐醌	混悬液	750mg/5ml
9	伊沙匹隆	注射用无菌粉末	15mg、45mg
10	氟维司群	注射液	5ml∶0.25g
11	巯嘌呤	片剂	25mg、50mg
12	甲氨蝶呤	片剂	2.5mg
13	环磷酰胺	片剂	50mg
14	维A酸	片剂	10mg
15	非索罗定	缓释片	4mg、8mg
16	格拉替雷	注射液	20mg/ml、40mg/ml
17	硫唑嘌呤	片剂	50mg、100mg
18	雷洛昔芬	片剂	60mg
19	左甲状腺素钠	片剂	50μg
20	依来曲普坦	片剂	20mg、40mg

编号	药品通用名	剂型	规格
21	溴吡斯的明	片剂	60mg
		缓释片	180mg
22	多巴丝肼	片剂	0.25g （0.2g：0.05g） （左旋多巴：苄丝肼）
23	布瓦西坦/布立西坦	片剂	10mg、25mg、50mg、75mg、100mg
24	福沙吡坦二甲葡胺	注射用无菌粉末	150mg
25	曲前列尼尔	注射液	1mg/ml、2.5mg/ml、 5mg/ml、10mg/ml
26	波生坦	片剂	62.5mg、125mg
27	盐酸考来维仑	片剂	625mg
28	多非利特	胶囊	0.125mg、0.25mg、0.5mg
29	艾替班特	注射液	30mg/3ml（10mg/ml）
30	地拉罗司	分散片	0.125g、0.25g、0.5g
31	阿卡他定	滴眼剂	0.25%
32	他氟前列素	滴眼剂	0.0015%
33	氨己烯酸	片剂	500mg

国家卫生健康委员会公开资料显示，2019年发布的鼓励仿制药目录是多部门组织专家对国内专利到期和即将到期尚没有提出注册申请、临床供应短缺（竞争不充分）以及企业主动申报的药品进行遴选论证后最终制定的。自2020年起，目录将在每年底前更新。目录出台后，国家将及时把目录内的重点化学药品、生物药品关键共性技术研究列入国家相关科技计划，对被纳入鼓励仿制药品目录的仿制药，国家药品监管部门将按规定予以优先审评审批，在保证药品质量疗效和安全的前提下，加快目录内仿制药的上市。

（3）"4+7"带量采购加快仿制药降价步伐。

国家医疗保障局于2018年11月正式推出"4+7"集中带量采购政策。"4+7"带量采购，是指在11个试点城市（4个直辖市：北京、上海、天津、重庆；7个副省级城市：沈阳、大连、广州、深圳、厦门、成都和西安）开展药品集中采购。确定了31个品种（42个品规）所涉及的原研或通过一致性评价的仿制药都可以参与申报。2019年9月，第一批国家药品"集采"扩展到全国范围，在首批国家"集采"的25种药品中，中选的仿制药达22个，占比 88%。"4+7"城市带量采购试点使中选药品价格平均下降了 52%，或将开启仿制药降价之路。以往仿制药营销费用再加上经销商的层层加价，仿制药企业的销售费用大多占到营收的 60%，有的企业甚至高达 70% 以上。国家组织带量采购，将节约大部分营销费用，促使仿制药降价，药价平均降幅达61.45%，最高降幅达 96.14%（见图 1-20）。

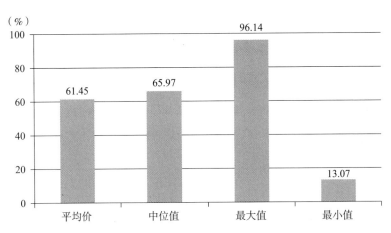

图 1-20　我国"4+7"带量采购中标品种价格降幅

资料来源：Insight、Wind、上海阳光医院采购网。

当前，国际上普遍采取鼓励创新和鼓励仿制并重的政策取向，时下仿制药是我国医药市场的主体，在"4+7"带量采购、医保控费等政策的影响下，仿制药将面临产品销量、价格下滑的压力，从而引发新一轮的产业洗牌。具体表现在以下三方面：第一，随着带量采购政策的执行，仿制药不合理费用或将被压缩，仿制药降价将成大趋势，对于仿制药企业而言，降价压力将持续存在。同时可以预见的是，未来低壁垒仿制药的份额会缓慢下降，最终去产能化，带动仿制药产业集中度提高，高壁垒仿制药份额逐渐上升，优质品种获得更广阔的市场空间。第二，带量采购政策将有利于提高仿制药的质量。质量、疗效与原研药一致，已经成为获准入医保的"门票"。仿制药质量和疗效一致性评价既是仿制药替代原研药的基础，也是价格竞争的基础。正如业内所说，医药产业价格不能完全成为决定购买者购买意愿的原因是，消费者对于药品质量的考虑要远大于其他的商品。因此，随着带量采购政策的落地，仿制药将既降价又提质。第三，有利于鼓励药品研发朝创新方向发展。在医保控费约束和产品竞争的双重压力下，仿制药企业将会加强品种梯队建设，加强成本管控，提升对上游原料药的掌控力。未来，具备丰富产品梯队和"原料药—制剂一体化"生产能力的企业有望从仿制药市场中脱颖而出。而且从长远看，仿制药企业的研发投入将不断增加，进而向高端仿制药或医保控费约束较弱的领域发展，以及向创新药发起冲击。

（4）医改政策下跨国药企不断布局中国市场。

随着国内加速审评审批、取消抗癌药关税等一系列对外国药企的利好政策出台，外国仿制药企业进入国内市场的意愿逐渐加大。自2018年国内临床试验默许制实施以来，进口仿制药进入备案制时代，中国作为世界第二大药品消费市场向进口仿制药张开了怀抱。同时，随着"4+7"城市药品集中采购试点启动，将大大吸引跨国药企将重心进一步转移到国内市场。据公开资料显示，2019年以来，印度药企在中国市场的布局动作密集，Natco Pharma、太阳药业、西普拉等均有动作。作为有"世界药房"之称的仿制药大国，印度生产了全球20%的仿制药，而此番众多印度药企大举进入，对中国的仿制药产业将形成一定冲击。除印度药企外，韩国生物仿制药巨头赛尔群也宣布在华设立合资公司（见表1-10）。

表1-10　2019年重点国外仿制药企业在华布局情况

时间	企业	事件
2019.03	Natco Pharma	公司旗下最受欢迎的药物吉非替尼（Gefitinib，易瑞沙）与中国机构合作，启动在中国市场的BE临床试验
2019.06	太阳药业	将旗下产品Tildrakizumab和0.09%环孢菌素A滴眼液两款产品在大中华地区的开发与商业许可权交付给康哲药业
2019.07	西普拉（Cipla）	西普拉欧洲分公司Cipla EU宣布与江苏创诺制药有限公司共同投资3000万美元成立合资公司，建设吸入剂产品生产基地
2019.07	Strides医药科学公司	印度药企Strides医药科学公司与四环医药控股集团成立合资公司，从事药品注册和销售业务
2019.07	韩国Celltrion公司	与香港南丰集团宣布成立合资企业鼎赛医药科技有限公司（Vcell Healthcare Limited），专注在中国开发、生产及商业化单克隆抗体生物类似药
2019.08	Natco Pharma	Natco制药表示希望扩大在中国的业务规模
2019.10	阿拉宾度制药有限公司	印度阿拉宾度制药有限公司投资的龙象药业泰州有限公司在中国医药城注册成立

资料来源：根据公开资料整理。

国外制药企业入华虽然会对国内药企造成竞争压力，但同样也会给国内药企带来有利影响，在刺激国内仿制药企业产业升级的同时，国内仿制药企业也可以借助外国仿制药企业完善产品线。药业作为技术密集型产业，即使国家开放仿制药市场，国内的仿制药从研发到上市仍然需要高额的投资和较长的时间成本，这也是原研药虽过了专利期但价格仍居高不下的重要原因，若国内药企与外国仿制药企业合作，则能大大缩减仿制药相应的成本。从当前市场形势来看，与成熟的外国仿制药企业合作是国内仿制药企业未来迅速扩张产品线的一种趋势，特别是在国内一些尚且空白的高端仿制药市场。例如，江苏创诺制药有限公司宣布将与印度制药巨头西普拉欧洲分公司 Cipla EU 共同投资 3000 万美元成立合资公司生产呼吸领域产品。Cipla 拥有吉非替尼、伊马替尼和厄洛替尼等仿制肿瘤药，以及 60 个抗艾制剂，囊括了 WHO 批准使用的全部抗艾药物。如果江苏创诺和 Cipla 在呼吸领域合作成功，未来将合作范围从呼吸业务扩张至肿瘤、抗艾滋病业务也是有可能的。

总体而言，中国是跨国药企关注和聚焦的市场，外国仿制药企业入华将成为搅动千亿仿制药江湖的"鲇鱼"，倒逼本土仿制药企业优化生产、销售环节，促进产业升级，加速市场资源整合集中，这对于国内仿制药企业而言既是压力更是机遇。

（5）创新药活力不断释放。

为鼓励新药的创制，严格审评审批，提高药品质量，促进产业升级，2016 年在《化学药品新注册分类改革方案》中，我国药品监管机构首次正式提出"创新药"概念，定义为"在中国境内外未上市的药品"。该定义从"中国新"提升至"全球新"，新药必须是境内外均未上市的药品，并进一步分为 1 类新药（创新药）和 2 类新药（改良型新药）。新注册分类 1 为创新药，强调含有新的结构明确的、具有药理作用的化合物，且具有临床价值的原料药及其制剂，不包括改良型新药中 2.1 类的药品；新注册分类 2 为改良型新药，强调"优效性"，即相较于被改良的药品，具备明显的临床优势；新注册分类 3 为仿制境外上市但境内未上市原研药的药品，大致相当于原有分类中的 3 类新药。

与国外相比，国内创新药研发起步晚，过去我们只能依靠进口药，为了加快推进我国创新药的发展，改变创新药研发落后的局面，2006 年国务院发布了《国家中长期科学和技术发展规划纲要（2006—2020 年）》，"重大新药创制"国家科技重大专项于 2008 年启动，实施期限为 2008—2020 年。该新药创制专项实施以来，广大科研人员集中攻关，重大品种研发成果显著，初步建成国家药物创新技术体系。近年来，我国创新药发展环境也在不断优化，国家政府部门继续出台了一系列创新药物领域的支持政策，推进医药创新。如《国家创新驱动发展战略纲要》《"十三五"国家科技创新规划》《医药工业发展规划指南》等政策相继出台，均提出有关创新药发展的目标，并且设立了"新药创制"重大科技专项以推动新药研发（见表 1-11）。2016 年，我国又公布了新药优先审评政策，大大缩短了药品审评的时间成本；2017 年，国家食药监总局药品审评中心对临床急需药品开设"有条件批准上市"的绿色通道，加快了我国新药审批速度。而且，上市许可持有人制度试点专利补偿、药品试验数据保护等都有了相应的政策支持。

表 1-11　我国关于创新药的政策

发文时间	发文机关	政策
2006. 02. 10	国务院	《国家中长期科学和技术发展规划纲要（2006—2020 年）》
2015. 08. 18	国务院	《关于改革药品医疗器械审评审批制度的意见》
2015. 11. 11	国家食药监总局	《关于药品注册审评审批若干政策的公告》
2016. 05. 20	国务院	《国家创新驱动发展战略纲要》
2016. 05. 26	国务院办公厅	《药品上市许可持有人制度试点方案》
2016. 08. 08	国务院	《"十三五"国家科技创新规划》
2016. 11. 07	工业和信息化部、国家发展改革委、科技部、商务部、国家卫生计生委、国家食药监总局	《医药工业发展规划指南》
2017. 10. 08	国务院办公厅	《关于深化审评审批制度改革鼓励药品医疗创新的意见》
2018. 05. 28	国家卫生健康委	《关于优化药品注册审评审批有关事宜的公告》
2018. 07. 06	国家药监局	《接受药品境外临床试验数据的技术指导原则》

续表

发文时间	发文机关	政策
2018.07.27	国家药监局	《关于调整药物临床试验审评审批程序的公告》
2019.05.29	药审中心	《真实世界证据支持药物研发的基本考虑》
2019.08.27	国家药监局	《中华人民共和国药品管理法（新修订）》

资料来源：根据公开资料整理。

由于国家政策的支持，新药研发的障碍基本被破除，这大大加快了新药的研发速度，也使企业研发创新动力获得释放，新药注册申报数量和上市申请数量均呈逐步上升的趋势。国家药监局药审中心发布的数据显示，2019年药审中心受理1类创新药注册申请共700件（319个品种），品种数量较2018年增长了20.8%（见图1-21）。其中，受理1类创新药的新药临床试验（IND）申请302个品种，较2018年增长了26.4%；受理1类创新药的新药上市申请（NDA）17个品种，较2018年减少了8个品种。其中，国产创新药受理情况是：药审中心受理国产1类创新药注册申请528件（244个品种），其中受理临床申请503件（228个品种），上市申请25件（16个品种）（见图1-22）。按药品类型统计，化学药401件（144个品种），生物制品127件（100个品种），创新药的适应症主要集中在抗肿瘤、抗感染和消化系统疾病领域。

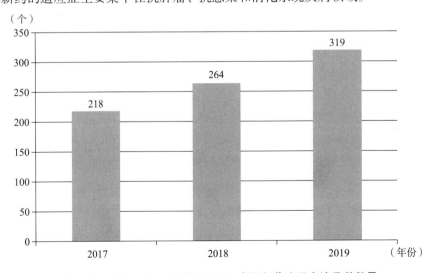

（个）

图 1-21　2017—2019 年我国受理 1 类创新药注册申请品种数量

资料来源：国家药监局药品审评中心。

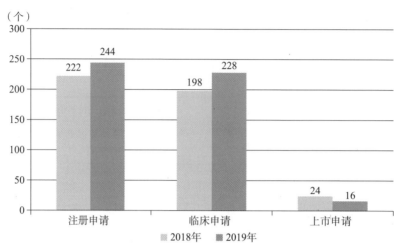

图 1-22 **2018—2019 年国产创新药受理情况**

资料来源：国家药监局药品审评中心。

从创新药审批分布种类来看，主要集中在抗肿瘤药物。数据显示，2019
年药审中心审评通过批准 IND 申请的 189 个 1 类化学药创新药中，抗肿瘤药
物、消化系统疾病药物、抗感染药物和神经系统疾病药物较多，占全部创新
药临床试验批准数量的 70%（见图 1-23）。受理 1 类治疗用生物制品 IND 申
请 119 件（95 个品种），适应症主要集中在抗肿瘤治疗领域，占全部 1 类治疗
用生物制品 IND 申请的 69%（见图 1-24）。

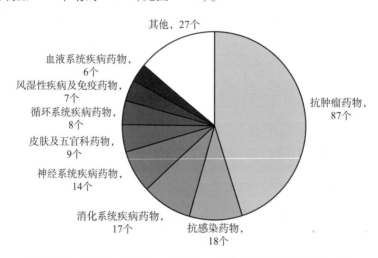

图 1-23 **2019 年审批 IND 申请的 1 类化学药创新药适应症分布**

注：部分化学药创新药有多个适应症分布在不同的适应症分组中，故图中各适应症分
组创新药品种数之和大于 189 个。

资料来源：国家药监局药品审评中心。

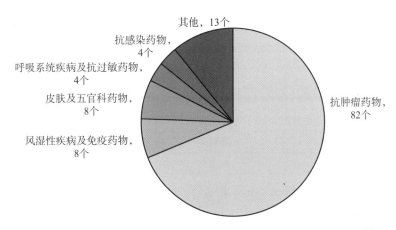

图 1-24 2019 年受理的 1 类治疗用生物制品 IND 申请治疗领域分布情况

资料来源：国家药监局药品审评中心。

在政策鼓励和市场推动的共同作用下，中国逐渐从仿制药大国走向创新药大国，当下国内创新药企发展路径可以归纳为三种模式：一是老牌大型药企由仿到创，逐步布局创新药领域，如恒瑞医药、绿叶制药等积极开拓创新药业务，目前都有数个创新药产品线；二是生而创新的小型研发企业，如信达生物、百济神州等研发型生物科技企业；三是参与国际合作的开放式创新药企。国内创新药研发的企业，目前研发的领域主要集中在肿瘤领域（见表 1-12）。

表 1-12 国内新药研发企业汇总（不完全统计）

企业简称	主要领域	代表创新药
恒瑞医药	肿瘤药	瑞格列汀等
绿叶制药	肿瘤药	力扑素
三生制药	肿瘤药	益赛普等
正大天晴	肝病药	替诺福韦酯等
万生药业	心血管药	奥美沙坦酯等
誉衡药业	肿瘤药	GLS-010 等
泽生科技	心血管药	重组人纽兰格林等
海思科	小分子药	果糖注射液等
微芯生物	小分子药	西达本胺等
东阳光药业	抗感染药	莫非赛定-衣壳抑制剂等
和记黄埔医药	肿瘤药	HMPL-013 等

企业简称	主要领域	代表创新药
贝达药业	肿瘤药	BPI-15086 等
先通医药	单抗药	CTB006 等
盟科医药	抗菌药	contezolid（MRX-I）等
开拓药业	抗癌药	普克鲁胺等
泽璟制药	肿瘤药	多纳非尼等
亚盛医药	肿瘤药	APG-1387 等
盛世泰科	小分子药	阿普斯特等
复宏汉霖	抗体药	HLX01 等
艾森医药	抗癌药	艾维替尼等
百济神州	肿瘤药	BGB-290 等
信达生物	高端生物药	IBI301 等
导明医药	肿瘤药	DTRMWXHS-12 等
天演药业	抗体药	—
康方生物	蛋白药	AK101 等
康乃德	抗过敏药	CBP-307 等
再鼎医药	肿瘤药	ZL-2306 等
歌礼药业	肝病药	ASC-08 等
爱科百发	呼吸道抗病毒药	AK0529 等
思路迪医药	肿瘤药	3D-2-02-0015 等
德琪医药	肿瘤药	ATG-008 等
奥萨	心血管药	依叶

资料来源：亿欧及根据公开资料整理。

（6）中医大健康持续发展。

中医药既是我国独具特色的健康资源，也是潜力巨大的经济资源。中医药作为我国特色文化的代表，历来受到国家高度重视。近年来，我国出台了多项中医药政策扶持中医药产业的发展，2016年12月，国务院办公厅发布《中国的中医药》白皮书，将中医药发展上升到国家战略的高度；2012年12月，第十二届全国人民代表大会常务委员会第二十五次会议通过的《中华人民共和国中医药法》更是从法律层面明确了中医药的重要地位、发展方针和扶持措施。2018年10月22日，习近平总书记在广东考察横琴新区粤澳合作中医药科技产业园时明确指出：要深入发掘中医药宝库中的精华，推进产学研一体化，推进中医药产业化、现代化，让中医药走向世界。

2019 年 10 月，国务院发布《关于促进中医药传承创新发展的意见》，从健全中医药服务体系、发挥中医药在维护和促进人民健康中的独特作用、大力推动中药质量提升和产业高质量发展、加强中医药人才队伍建设、促进中医药传承与开放创新发展、改革完善中医药管理体制机制等 6 个方面提出了20 条意见，给予了中医药发展强劲的推动力。全国各地正在按照党中央的统一部署，加快推动中医药事业和产业高质量发展。同年 11 月，国家发展改革委修订发布了《产业结构调整指导目录（2019 年本）》。在中医药领域，目录新增鼓励"中药饮片炮制技术传承与创新、中药经典名方的开发与生产、中药创新药物的研发与生产、中药高效提取设备、中医养生保健服务"等内容。我国近年来关于中医药的政策见表 1-13。

表 1-13　2015—2019 年我国关于中医药的政策

时间	政策	内容
2015.04	《中医药保护和发展规划（2015—2020）》	对当前和今后一个时期，我国中药材资源保护和中药材产业发展进行了全面部署，是我国第一个关于中药材保护和发展的国家级规划
2016.02	《中医药发展战略规划纲要（2016—2020）》	到 2020 年，实现人人基本享有中医药服务，中医医疗、保健、科研、教育、产业文化各领域得到全面协调发展，中医药国际标准化、信息化、产业化、现代化水平不断提高
2017.01	《中医药"一带一路"发展规划（2016—2020）》	明确到 2020 年，中医药"一带一路"全方位合作新格局基本形成，与沿线国家合作建设 30 个中医药海外中心，颁布20 项中医药国际标准，注册 100 种中药产品，建设 50 家中医药对外交流合作示范基地
2018.01	《中医药监督工作指南（测试版）》	加快推进中医药监督执法工作发展，明确中医药监督执法职责和任务，建立健全工作制度，提升监督执法能力；完善中医药监督执法基础理论，加强中医药监督执法的规范化建设，发挥示范引导作用
2018.04	《省级中药饮片炮制规范修订的技术指导原则的通告（2018 年第16 号）》	增强中药饮片质量的可控性，国家药品监督管理局组织制定了《省级中药饮片炮制规范修订的技术指导原则》
2018.07	《中药材生产质量管理规范（征求意见稿）》	为规范中药材生产，保证中药材质量，促进中药材生产标准化、规范化，企业应当严格按照本规范要求组织中药材生产，保护野生中药材资源和生态环境，促进中药材资源的可持续利用和发展

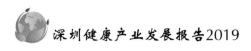

续表

时间	政策	内容
2018.08	《关于加强中医药健康服务科技创新的指导意见》	到2030年，建立以预防保健、医疗、康复的全生命周期健康服务链为核心的中医药健康服务科技创新体系，完善"产学研医用"协同创新机制，中医药健康服务科技创新能力与创新驱动能力显著提升；要以中医药学为主体，融合现代医学及其他学科的技术方法，不断完善中医药健康服务理论知识，发展中医药健康服务技术与方法，丰富中医药健康服务产品，创新中医药健康服务模式
2018.12	《全国道地药材生产基地建设规划（2018—2025年）》	到2020年，建立道地药材标准化生产体系，基本建成道地药材资源保护与监测体系，加快建设覆盖道地药材重点产区的生产基地。到2025年，健全道地药材资源保护与监测体系，构建完善的道地药材生产和流通体系，建设涵盖主要道地药材品种的标准化生产基地，全面加强道地药材质量管理，良种覆盖率达到50%以上，绿色防控实现全覆盖
2019.04	《关于开展中医药服务出口基地建设工作的通知》	到2025年，基地全国布局基本完成。中医药服务出口占我国服务出口比重持续增长；公立中医药服务出口基地活力得到激发，社会办中医药服务出口基地力量进一步增强；中医药服务出口新业态新模式不断涌现，促进中医药服务出口的政策体系和监管规则初步形成，形成一批中医药服务世界知名品牌，基地示范带动效应彰显，发展经验逐步推广至全国
2019.07	《关于贯彻落实〈粤港澳大湾区发展规划纲要〉的实施意见》	支持粤澳合作中医药科技产业园发展，开展中医药产品海外注册公共服务平台建设
2019.10	《关于促进中医药传承创新发展的意见》	从健全中医药服务体系、发挥中医药在维护和促进人民健康中的独特作用、大力推动中医药质量提升和产业高质量发展、加强中医药人才队伍建设、促进中医药传承与开放创新发展、改革完善中医药管理体制机制等6个方面提出了20条意见
2019.11	《产业结构调整指导目录（2019年本）》	在中医药领域，目录新增鼓励"中药饮片炮制技术传承与创新、中药经典名方的开发与生产、中药创新药物的研发与生产、中药高效提取设备、中医养生保健服务"等内容

资料来源：根据公开资料整理。

    我国政府长期支持中医药产业的发展，相关政策的出台和实施也进一步加快了中医药产业的发展，并随着中药现代化进程的推进，中药科研平台和研究水平得到提升，推动了中药产业进步，特别是以中药制造为主的中药大健康产业悄然形成。

    中药材种植、养殖和采集规范化，可持续发展能力增强。据第三次中药资源普查统计，我国中药资源12807种，其中药用植物11146种，药用动物

1581 种,药用矿物 80 种。近年来,我国对中药材种植进行政策鼓励,扩大产能。按照《中药材保护和发展实施方案(2016—2020 年)》和《中药材产业扶贫行动计划(2017—2020 年)》,中药材的种植面积进一步扩张,预计到 2020 年我国中药材种植面积将超过 6620 万亩。中药材种植成为生态文明建设、农村振兴战略的重要举措。

中药饮片的生产、技术、质量管理水平不断提高。随着中药产业化、市场化的不断扩大和升级,中药饮片生产已由手工操作发展到半机械化、机械化生产,质量不断提升,基本满足了市场及医疗用药,涌现了一大批通过 GMP 认证并初具规模的中药饮片企业。为进一步加强中药饮片的监督管理,提高中药饮片质量,2019 年各地药品监督部门按《中药饮片质量集中整治工作方案》,对全国 31 个省、自治区、直辖市(除港澳台地区)开展中药饮片质量整治工作。其中,共抽检中药材及饮片 54188 批,合格 49188 批(见图 1-25)。从抽检合格率看,各省份合格率在 67%~100%,全国平均合格率为 91%,其中 20 余个省、自治区、直辖市的检验合格率达 90% 以上。2019 年全国中药材及饮片总体质量状况与 2018 年(抽验 61326 批,合格 54171 批,合格率 88%)相比,合格率提高了 3% 左右(见图 1-26)。抽验合格率的提高在一定程度上体现了中药材及饮片质量稳中向好的大趋势。进一步比较近年来全国市场质量抽验数据,结果表明,2013—2019 年我国中药材与饮片总体合格率分别为 64%、68%、75%、77%、84%、88%、91%,呈现逐年提升、稳步向好的发展态势。总体而言,中药饮片工业的增长速度在整个中药产业中发展比较快,呈现持续发展的良好态势。2019 年,我国中药饮片产业营收超 1900 亿元,预计 2020 年市场规模将达到 3920 亿元,市场前景可期。

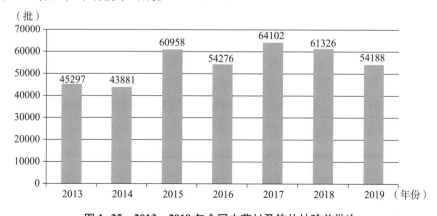

图 1-25 2013—2019 年全国中药材及饮片抽验总批次

资料来源:《2019 年全国中药材及饮片质量状况概述》。

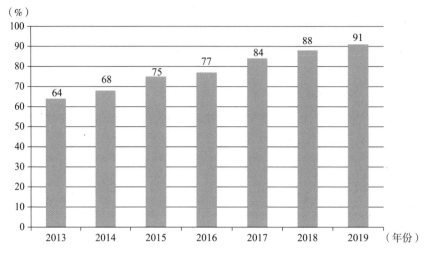

图1-26　2013—2019年全国中药材及饮片抽验合格率

资料来源：《2019年全国中药材及饮片质量状况概述》。

中成药工业集团化、品牌化进程加速。中成药是以中药材为原料，在中医药理论指导下，为了预防及治疗疾病的需要，按规定的处方和制剂工艺将其加工制成一定剂型的中药制品，是经国家药品监督管理部门批准的商品化的一类中药制剂。截至目前，中成药已经从传统的丸、散、膏、丹等发展到现代的滴丸、片剂、膜剂、胶囊等100多种剂型，品种达1.4万余个，有6万个药品批准文号。近年来，围绕"大品种、大企业、大市场"培育，通过加强引进和采用国内外先进工艺及成套装备，我国中药装备水平得到了大幅提升，促进了传统中成药工业的技术升级，推进了节能减排技术的改造与创新，重点扶持了一批拥有自主知识产权、具有国际竞争力的大型企业，集中度逐步提高。同时涌现出复方丹参滴丸、血塞通等年产值过20亿元的中成药品种20余个。相关数据显示，2019年中国公立医疗机构终端中成药销售额超过2830亿元。在排名前20位的产品中，13个是独家产品，心脑血管疾病用药主导市场（见表1-14）。在排名前20位的品牌中，有15个品牌的销售额超过20亿元，步长制药、扬子江分别有3个和2个品牌上榜。梧州制药的注射用血栓通（冻干）以62.83亿元的销售额位列榜首；扬子江的蓝芩口服液销售额以33.01%的增长率领跑，苏黄止咳胶囊则以21.4%的销售增长位列第二（见表1-15）。

表 1-14 2019 年我国公立医疗机构终端中成药产品前 20

排名	药品名称	销售额（亿元）	药品亚类
1	注射用血栓通（冻干）	62.83	脑血管疾病用药
2	注射丹参多酚酸盐	41.35	心血管疾病用药
3	注射用血塞通（冻干）	39.28	脑血管疾病用药
4	丹红注射液	36.15	脑血管疾病用药
5	丹参川芎嗪注射液	35.31	脑血管疾病用药
6	百令胶囊	34.86	壮腰健肾药
7	喜炎平注射液	32.22	清热解毒用药
8	醒脑静注射液	28.64	脑血管疾病用药
9	蓝芩注射液	27.87	咽喉用药
10	参麦注射液	26.73	心血管疾病用药
11	脑心通胶囊	26.31	脑血管疾病用药
12	康艾注射液	26.01	肿瘤疾病用药
13	天麻素注射液	25.94	头痛药
14	复方丹参滴丸	25.87	心血管疾病用药
15	康莱特注射液	23.55	肿瘤疾病用药
16	康复新液	22.93	胃药
17	蒲地蓝消炎口服液	22.89	清热解毒用药
18	舒血宁注射液	22.15	心血管疾病用药
19	丹参酮 IIA 磺酸钠注射液	20.91	心血管疾病用药
20	通心络胶囊	20.32	心血管疾病用药

资料来源：米内网。

表 1-15 2019 年我国公立医疗机构终端中成药品牌前 20

排名	药品名称	企业简称	销售额（亿元）	药品亚类
1	注射用血栓通（冻干）	梧州制药	62.83	脑血管疾病用药
2	注射丹参多酚酸盐	上海绿谷制药	41.35	心血管疾病用药
3	丹红注射液	山东丹红制药	36.15	脑血管疾病用药
4	百令胶囊	杭州中美华东制药	34.86	壮腰健肾药
5	喜炎平注射液	江西青峰药业	31.22	清热解毒用药
6	丹参川芎嗪注射液	贵州拜特制药	29.70	脑血管疾病用药
7	蓝芩口服液	扬子江药业集团	27.87	咽喉用药
8	脑心通胶囊	陕西步长制药	26.31	脑血管疾病用药

续表

排名	药品名称	企业简称	销售额（亿元）	药品亚类
9	康艾注射液	长白山制药	26.01	肿瘤疾病用药
10	复方丹参滴丸	天士力医药集团	25.87	心血管疾病用药
11	康莱特注射液	浙江康莱特药业	23.55	肿瘤疾病用药
12	蒲地蓝消炎口服液	济川药业集团	22.89	清热解毒用药
13	醒脑静注射液	济民可信山禾药业	22.24	脑血管疾病用药
14	丹参酮 IIA 磺酸钠注射液	上药第一生化药业	20.91	心血管疾病用药
15	通心络胶囊	石家庄以岭药业	20.32	心血管疾病用药
16	疏血通注射液	牡丹江友博药业	19.87	脑血管疾病用药
17	注射用血塞通（冻干）	珍宝岛药业	19.69	脑血管疾病用药
18	稳心颗粒	山东步长制药	19.67	心血管疾病用药
19	注射用血塞通（冻干）	昆药集团	19.59	脑血管疾病用药
20	苏黄止咳胶囊	扬子江北京海燕药业	19.14	止咳祛痰平喘用药

资料来源：米内网。

中药国际贸易近年来获得持续增长。统计数据显示，2019 年我国中药贸易总额 61.74 亿美元，同比增长 7.05%（见图 1-27）。其中，出口额为 40.19 亿美元，同比增长 2.82%；进口额为 21.55 亿美元，同比增长 15.93%，继续保持出口和进口双增长态势。2019 年我国中药进出口额占比如图 1-28 所示。

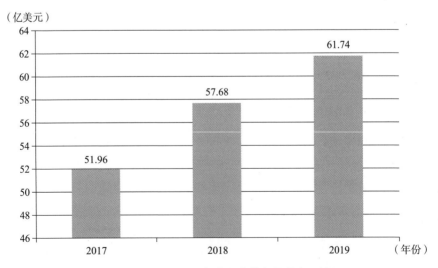

图 1-27　2017—2019 年我国中药贸易进出口情况

资料来源：中国医药保健品进出口商会。

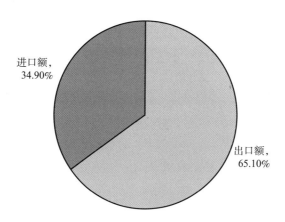

图 1-28 2019 年我国中药进出口额占比

资料来源：中国医药保健品进出口商会。

其中，中药类商品出口实现稳步提升。2019 年，植物提取物出口额为
23.8 亿美元，同比增长 0.19%。中药材及饮片在中药出口贸易中表现优秀，
2019 年出口额为 11.37 亿美元，同比增幅为 10.32%。受国外政策的影响，中
成药在国外业绩整体低迷，2019 年出口额为 2.62 亿美元，同比下降 0.45%。
中药保健食品出口不温不火，2019 年出口额为 2.47 亿美元，同比增长 0.21%
（见图 1-29）。2019 年我国中药类商品出口额占比如图 1-30 所示。

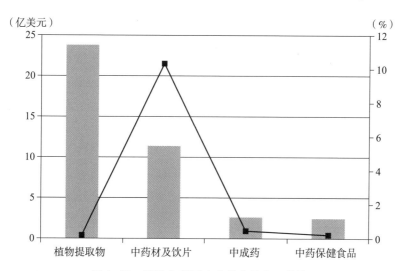

图 1-29 2019 年我国中药类商品出口趋势

资料来源：中国医药保健品进出口商会。

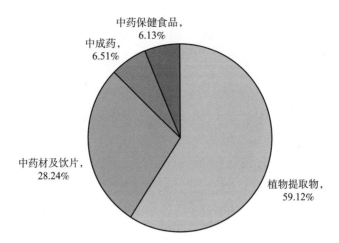

图1-30 2019年我国中药类商品出口额占比

资料来源：海关总署。

中医药服务能力继续增强。根据《2019年我国卫生健康事业发展统计公报》，中医类机构数增幅明显。2019年末，全国中医类医疗卫生机构总数达65809个，比上年增加5071个。其中，中医类医院5232个，中医类门诊部、诊所60535个，中医类研究机构42个（见图1-31）。与2018年相比，中医类医院增加293个，中医类门诊部及诊所增加5138个。

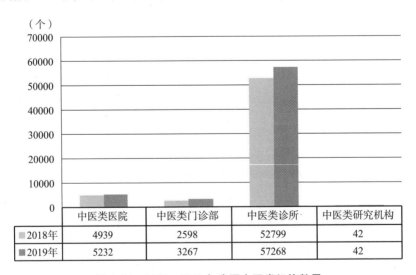

（个）	中医类医院	中医类门诊部	中医类诊所	中医类研究机构
2018年	4939	2598	52799	42
2019年	5232	3267	57268	42

图1-31 2018—2019年我国中医类机构数量

资料来源：国家卫生健康委。

2019 年，全国中医类医疗卫生机构总诊疗人次达 11.6 亿人次，比上年增加 0.9 亿人次（见图 1-32）。其中，中医类医院 6.8 亿人次（占 58.0%），中医类门诊部及诊所 2 亿人次（占 16.9%），其他医疗机构中医类临床科室 2.9 亿人次（占 25.1%）（见图 1-33）。

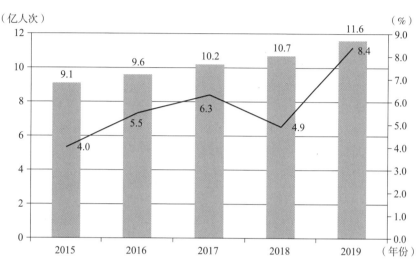

图 1-32　2015—2019 年我国中医类医疗卫生机构总诊疗量

资料来源：根据国家卫生健康委发布信息整理。

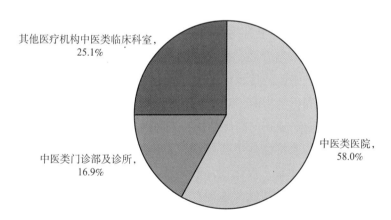

图 1-33　2019 年全国中医类医疗卫生机构诊疗人次分布

资料来源：根据国家卫生健康委发布信息整理。

自 2017 年 12 月《中医诊所备案管理暂行办法》实施以来，中医诊所进入规范化增长的新阶段。加之资本的注入，一些"互联网+中医"平台的中医馆得到了资本的青睐，如固生堂、君和堂、金华佗等。2019 年 12 月，《中共中央、国务院关于促进中医药传承创新发展的意见》重点任务分工方案提出，大力发展中医诊所、门诊部和特色专科医院，鼓励连锁经营，这将推动中医医疗机构向高质量方向发展。

3. 产业发展趋势

（1）药企将更加专注创新药与仿制药研发。

创新药研发难度大，新药研究周期长、投入大、风险高。但从长远来看，创新药物的研发能力仍然是企业核心竞争力所在。在带量采购下，首仿、难仿、改良型新药以及能够在技术上有所突破、具备持续创新能力的药企会更加被市场看好，带量采购会促进医药产业加大仿制药的开发和创新药领域的投入，加速产业升级。同时，在药审改革一系列政策支持下，新药研发进入新时期，创新药正在崛起，国家医保目录也加快对创新药的引进，药品通过医保后将进一步加快放量，给企业带来更可观的利润。相信未来几年，国内创新药格局将会有较大改观，创新药（尤其是首创）凭借上市后独占期竞争少、降价压力小等优势，会给企业贡献丰厚的利润。因此，有实力的企业在丰富仿制药品类的同时，加大创新药研发力度也是非常必要的。

（2）中药产业向高质量发展方向迈进。

《"健康中国2030"规划纲要》和《中医药发展战略规划纲要（2016—2030年）》把中医药发展上升为国家战略，进而推进医教协同、产教融合，深化中医药教育的改革与发展，提高中医药人才培养质量。另外，《中共中央、国务院关于促进中医药传承创新发展的意见》为加快中医药传承创新发展提供了根本遵循和行动指南，对中医药事业的发展起到了极大的推动作用。这些都预示着中医药产业正向高质量发展方向前进。

一方面，中药产业将加强中药材和饮片生产的规范化、标准化发展，完善中药饮片产业标准体系，强化饮片的传承和创新相结合，突出理论研究和生产应用的结合，提升中药饮片炮制和生产技术，加快中药材和中药饮片生产、流通、使用领域产业标准的制定与推广。另一方面，中医药将在传承中不断创新发展。2018年，国家中医药管理局和药品监督管理局先后发布《古代经典名方目录（第一批）》《古代经典名方中药复方制剂简化注册审批管理规定》，经典名方、复方制剂简化申请资料大大加快了经典名方产品的开发速度，这预示着经典名方、大品种二次开发成为中药创新的主要趋势。另外，在《中共中央、国务院关于促进中医药传承创新发展的意见》中，提到鼓励用现代科技创新来助推中医药现代化发展。从当下技术变革来看，机器人、人工智能、大数据、云计算、物联网技术都将直接影响中医药产业现代化的发展趋势。如机器人和人工智能将推动终端设备的自动化、智能化程度，大数据、云计算和人工智能将推动智能诊疗的发展，云计算将推动存储、管理向云端服务器转移，物联网技术将推动全流程监管和运营等。技术发展将推进中医药产业在创新上产生巨大变革。

中医药作为中华文明的杰出代表，是中国各族人民在几千年生产生活实践和与疾病斗争中逐步形成并不断丰富发展的医学科学。在历史发展进程中，中医药兼容并蓄、创新开放，形成了独特的生命观、健康观、疾病观、防治观，实现了自然科学与人文科学的融合和统一，蕴含了中华民族深邃的哲学思想。随着人们健康观念的变化和医学模式的转变，中医药越来越显示出独特价值，并且在党中央和国务院的高度重视下，中医药海外发展取得了令人瞩目的成绩。

从国际上看，以中医药为首的传统医学也越来越受到重视。2019 年 5 月 25 日，第 72 届世界卫生大会审议通过了《国际疾病分类第 11 次修订本》，将传统医学纳入其中，我国继续巩固发展中医药主流地位的责任益显重大。另外，中医药的国际化也随着"一带一路"倡议在沿线各国推进。据《中医药"一带一路"发展规划（2016—2020 年）》，到 2020 年，中医药"一带一路"全方位合作新格局基本形成，与沿线国家合作建设 30 个中医药海外中心，颁布 20 项中医药国际标准，注册 100 种中药产品，建设 50 家中医药对外交流合作示范基地。中医药已成为中国与东盟、欧盟、非洲、中东欧等地区和组织卫生经贸合作的重要内容。未来，中医药在海外的发展还在人才供应链、产业供应链、金融供应链方面进行积极搭建，最终推动中医药的国际化。

（3）跨国药企将加速调整在华布局。

在中国医药新政影响下，跨国药企在中国市场依然保持着高速增长的态势。除了加快把自己的创新药引入国内以外，阿斯利康、百时美施贵宝等跨国药企通过降价参与带量采购，而且跨国药企加速进入医保准入谈判，新版医保目录中标的 52 种新增西药中，有 41 种来源于诺华、辉瑞等跨国医药巨头，占比近八成。

随着国内一系列医药政策出台，在华跨国药企也面临着四个方面的挑战：一是超过专利期原研药将更快地进入成本竞争领域；二是药企的创新药研发周期需进一步提速；三是专业推广能力要求提高；四是医药企业的营销效率需要提高。然而，不管是从全球药品市场份额还是从未来增长来看，中国是跨国药企不容忽视且需要关注和聚焦的市场，跨国药企将进行战略调整，加码在华布局。如葛兰素史克、德国勃林格殷格翰、阿斯利康等跨国药企正瞄准中国基层市场，将其视为未来拓展的重要市场。罗氏历时3年投资8.63亿元人民币建设的罗氏上海创新中心，成为罗氏继巴塞尔和旧金山后的全球第三大战略中心。可以看出，跨国药企的发展势头依然强劲，或将与本土药企展开新的较量。

（4）"互联网+医疗"风口热度不减。

自2018年以来，我国"互联网+医疗"领域政策密集出台，如《关于促进"互联网+医疗健康"发展的意见》《互联网诊疗管理办法（试行）》《关于规范家庭医生签约服务管理的指导意见》等，明确国家对发展"互联网+医疗"的态度。2019年"互联网+医疗"政策红利持续出台，同年6月，国务院发布《深化医药卫生体制改革2019年重点工作任务》，首次明确互联网医疗可以被纳入医保支付，强调国家医疗保障局于2019年9月底之前完成互联网诊疗收费和医保支付相关政策文件的制定。"互联网+医疗"政策的密集出台将大力推进"互联网+医疗"产业的进一步发展。

（二）医疗器械

近年来，随着我国医疗器械企业的技术进步及配套产业链的成熟，以及医改、分级诊疗、扶持国产设备等国家政策的推动，我国医疗器械产业有望迎来高速发展的黄金十年。

1. 发展情况

中国医疗器械产业从新中国成立初期只有70多家医用刀剪钳镊及车床、台架等传统的产品制造商和医疗器械维修保养厂家，从业人员不到2000人的萌芽状态，经过70年的发展，已经朝着高端化、品牌化、国际化的健康产业繁荣生态发展。中国医疗器械产业正处于产业发展的黄金期，产业规模近十年来一直保持年均20%左右的高速稳步增长态势。2019年，中国医疗器械产业规模达6285亿元，同比增长18.5%，2009—2019年复合增长率达22.71%，产业增速领先全球（见图1-34）。截至2019年末，国内医疗器械生产企业1.9万家。

（亿元）

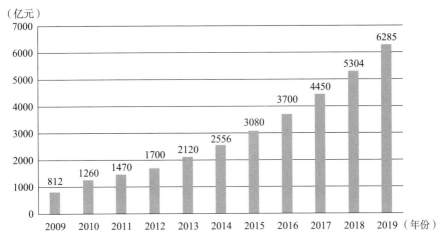

图 1-34　2009—2019 年全国医疗器械产业规模

2. 产业特点

自 2015 年国务院发布《中国制造 2025》以来，医疗器械发展被上升到国家战略。从医疗器械细分领域来看，我国中低端的医疗设备占比最大，高值医用耗材、IVD 领域占比仅分别为 20% 和 11%，与全球差距较大，仍存在较大发展空间（见图 1-35）。

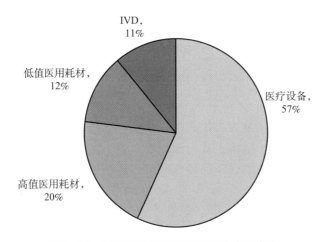

图 1-35　2018 年我国医疗器械细分市场占比

35 家国内上市医疗器械企业中，2019 年主营收入过 10 亿元的有 17 家，其中迈瑞医疗以 165.56 亿元稳居第一，同比增长 21.39%（见表 1-16）。值得注意的是，这 17 家主营收入过 10 亿元的企业中，体外诊断试剂类企业就有8家。我国医疗器械上市企业前十名在2019年共计营收547.51亿元，远小于美敦力1家企业2019年的营收（2056.7亿元）。总体来说，我国龙头企业相比国际龙头企业仍存在较大差距，未来发展空间巨大。

表1-16　我国医疗器械上市企业主营收入前17

序号	企业名称	主营收入（亿元）	序号	企业名称	主营收入（亿元）
1	迈瑞医疗	165.56	10	东富龙	22.64
2	迪安诊断	84.53	11	英科医疗	20.83
3	乐普医疗	77.96	12	万孚生物	20.72
4	鱼跃医疗	46.36	13	楚天科技	19.16
5	蓝帆医疗	34.76	14	三诺生物	17.78
6	迈克生物	32.23	15	健帆生物	14.32
7	美康生物	31.33	16	和佳股份	12.18
8	华大基因	28.00	17	达安基因	10.98
9	科华生物	24.14			

资料来源：Wind。

我国医疗器械产业起步较晚，虽然在一些中低端领域已经占据大部分市场，但是在技术、品牌、渠道、服务等方面竞争力较弱，高端市场仍由外资企业占据，内窥镜、超声、MR、CT等产品在上海二级以上医院国产化率不足20%。随着国内企业不断引进国外先进技术并吸收自用，有望在高端市场也逐步实现进口替代。

医疗器械可以大概分为五类：医用设备、家用设备、体外诊断、高值耗材和低值耗材（见表1-17）。从市场规模来看，医用设备规模最大，低值耗材和体外诊断相对较小；从产业增速来看，家用设备受益于老龄化、医疗消费升级呈现高增速态势。

我国低值医用耗材得益于人力成本优势及技术水平提升，外销和内销均发展迅速。但是，由于技术含量低、门槛不高、竞争激烈，优胜劣汰之后市场趋于集中，所以主要关注具有完整产业链、品类覆盖齐全的大中型企业。

表 1-17 医疗器械市场竞争格局

产业	领域	代表产品	竞争格局	技术水平
医用设备	诊断设备	CT	技术壁垒高，GPS市占率80%以上	国内外技术差距明显，国产品牌在等级医院认可度低
		MRI	GPS市占率50%以上，联影接近10%	
		内窥镜	软镜奥林巴斯约占70%，硬镜卡尔史托斯约占50%高度垄断，开立软硬镜开拓市场	
		超声	GPS市占率60%以上，迈瑞、开立分别约占10%、5%	中低端产品技术差距不大，高端领域国产产品在渗透过程中
		DR	GE、西门子主要占据高端市场，国内企业以万东、联影、安健等企业为主	
		监护仪	迈瑞市占率超40%，后续主要在渗透率提高上	国内外技术差距不大
	治疗设备	麻醉设备	德尔格、GE保有量合计超80%，迈瑞占10%以上	存在一定的技术差距
	辅助设备	制药设备	德国GLATT、GEA、意大利IMA等知名企业在高端市场仍占据优势，国内企业以单体设备为主	与国外相比仍有较大差距，多数技术及部分核心产品仍需要进口
家用设备	检测设备	电子血压计	欧姆龙市占率在50%~60%，鱼跃在20%~30%	普及度较广，国内外技术仍存在一定差距
		血糖仪	强生、罗氏、雅培等外资品牌占据2/3的份额，三诺、怡成、鱼跃合计占1/3	
	康复设备	睡眠呼吸机	澳大利亚瑞斯迈占据55%、新西兰费雪帕克占25%	普及度不高、技术差距较大
		家用制氧机	鱼跃占据65%左右的市场份额	国内外技术差距不大
体外诊断	检验科/ICL	生化诊断	诊断试剂已基本实现国产化，诊断设备仍由日企垄断	试剂产品成熟，在设备检测速度和一体化上与国外设备有一定的差距
		免疫诊断	中低端诊断设备和试剂国产化程度高，但高端市场基本由罗氏、雅培、西门子等外资品牌占据	酶免等技术成熟逐渐被替代；化学发光国内外的技术差距尚有待拉近
		血液诊断	希森美康市占率超65%，迈瑞约15%	存在差距，国产优质企业不断追赶
		分子诊断	国内外基本同时起步，国外企业罗氏、雅培、Illumina与国内企业华大、艾德、凯普共同竞争	目前处于发展初期，国内外技术差距相对较小
		血球分析	希森美康市场保有量占比接近50%，迈瑞约占30%	差距不大，国产优质企业不断追赶
	非检验科	POCT	罗氏、强生、雅培等外资品牌仍占据过半市场份额，万孚、基蛋等内资品牌自下而上替代	技术存在一定差距，等级医院市场主要由进口产品占据

产业	领域	代表产品	竞争格局	技术水平
高值耗材	骨科	骨科植入	强生、捷迈、史塞克、美敦力、施乐辉五家外资企业占据近40%的份额，威高、大博、凯利泰排在国产企业前列	技术含量相对较低的创伤领域实现了进口替代，脊柱和关节领域还是进口企业占主导
	心血管	心脏支架	发展成熟，基本实现进口替代；市场份额主要集中在乐普、微创、吉威、美敦力、雅培等大型企业	需要精密的加工技术
		起搏器	市场集中在美敦力、雅培、百多力、波士顿科学手中，国内只有乐普、微创、先健少数几家企业从事相关领域	技术门槛较高，市场高度集中
		先心封堵器	先健科技、上海形状（乐普）、华医圣杰市占率约95%，AGA/雅培仅占4%	技术发展成熟
	神经外科	人工硬脑膜	已经完成了进口替代，国产厂家冠昊生物和北京天新福市场份额较大	技术成熟
	眼科	角膜塑形镜	韩国露晰得、日本阿尔法等进口品牌占据大多数市场份额，国内仅有欧普康视和爱博诺德（即将上市）	技术各有特色，市场份额相对分散
	口腔科	口腔修复膜	瑞士盖氏约占70%份额，国产正海约占10%	国内起步较晚，技术存在差距
	血液净化		费森尤斯、美国百特等进口产品占据70%以上的市场份额，国内厂家为威高、宝莱特等	我国企业技术水平相较于国外还有较大差距，健帆的血液灌流器异军突起
低值耗材	注射穿刺类、医用卫生材料及敷料类、医用高分子材料类等		国产产品不仅占据国内大部分市场，国际上也有一定份额；部分高端领域仍以3M、泰尔茂、贝朗等外资为主	技术含量和产业门槛较低，但某些高端领域在材料技术和工艺水平上仍有差距

资料来源：民生证券。

2019年，5G融合创新成果推动医疗器械向更高质量发展。创新成果多集中在医学影像、体外诊断、高值耗材及先进治疗四大细分领域。未来3年产业结构都将保持基本稳定的趋势，四大细分领域占比预计稳中有升。

3. 发展趋势

（1）国家鼓励多维度创新。

在创新医疗器械领域，我国政府多次出台强有力的政策，提供自主创新的沃土，多维度鼓励创新医疗器械：加快创新医疗器械审评审批，促进医疗器械产业供给侧结构性改革；加强自主创新研发，突破一批进口垄断技术，提高医疗器械国产占有率，大幅降低患者诊疗费用，惠及于民；中美贸易摩擦以及进出口贸易的不确定性，将促进国家继续积极支持自主研发创新，加速部分国产先进领域的进口替代。

（2）分级诊疗制度为医疗器械厂商带来机遇。

分级诊疗制度逐渐完善，各地政府对基层医疗机构硬件建设的支持力度持续加大，促进基层设备市场扩容。现阶段，我国基层医疗机构的医疗设备配备水平较低，缺口大，亟须"更新换代"和"填补缺口"，而基层医疗器械市场主要为国内厂商所占据，进口品牌优势不明显，分级诊疗制度为国内厂商带来重要机遇。目前，推动分级诊疗落地的已接近 300 个试点城市，我国人口老龄化程度的不断提高、医疗体系的逐步完善，将持续高效地推动分级诊疗的政策落地。

（3）新技术与数字医疗领域。

国家高度重视新一代信息技术的发展和应用，尤其鼓励大数据、云计算、区块链等新技术与数字医疗领域的深度融合应用。

随着"健康中国2030"规划的不断推进，健康医疗大数据作为国家基础性战略资源的重要地位凸显。国家卫生健康委在福建、山东、安徽、贵州、宁夏试点建设国家健康医疗大数据中心与产业园。健康大数据在数字医疗领域应用场景主要包括辅助决策、健康管理及慢病管理、医疗智能化管理、基因数据、传染性疾病预测防控等。在保障数据安全的前提下开展数据交换、处理和分析将是今后健康医疗大数据发展的关注重点。

根据中国医院协会信息管理专业委员会（CHIMA）发布的《2018—2019年度中国医院信息化调查报告》，云计算及相关技术已在全国大部分医院应用。虚拟化技术是云计算的基础，采用服务器虚拟化技术的医院占全国医院总数的63.71%。三级医院及三级以下医院使用服务器虚拟化技术的占比分别为79.18%、46.47%。为了保障医疗数据安全，大部分医院尤其是三级医院云计算的应用方向是以自建私有云为主、以公有云为辅。调查显示，33%的医院使用了公有云，其中公有云应用在医疗影像存储与传输系统（PACS）影像储备数据的领域占比最高，为12.57%；其次为应用在网站领域，占比12.41%。

目前，区块链技术在医联体数据互联互通、药械溯源、医保系统核保、电子病历处方流转等部分场景试点的实施，仍处于探索阶段，其应用形态和价值有待进一步挖掘。阿里健康已将区块链技术应用于常州医联体底层技术架构体系中，解决医疗机构信息孤岛和数据安全问题。顺丰对外发布"顺丰医疗供应链方案+"和"顺丰医院方案+"解决方案，在医疗物流领域研发并落地了区块链药械溯源、无人机药械运输等特殊服务。

（三）特殊食品

根据《中华人民共和国食品安全法》及《中华人民共和国食品安全法实施条例》的定义，特殊食品包括三类：保健食品、特殊医学用途配方食品（含特殊医学用途婴儿配方食品）、婴幼儿配方乳粉产品等。这三类食品都有不同于普通食品的风险特点和食用人群，食品生产经营者的义务、国家对相关产品或者配方都有不同于普通食品的管理要求，因此对特殊食品要予以严格管理（见表1-18）。

表1-18　特殊食品比较

项目	保健食品	特医食品	婴幼儿配方乳粉
声称	27种保健功能补充维生素矿物质	特殊医学用途婴儿配方食品、全营养配方食品、特定全营养配方食品	—
适用人群	亚健康人群	进食受限、消化吸收障碍、代谢紊乱或特定疾病状态人群（分1岁以下和1岁以上）	0~3岁婴幼儿
主要作用	补充营养物质，调节人体机能	提供能量和营养支持，满足特定人群对营养素和膳食的要求	提供能力和营养支持，满足婴幼儿生长发育
用法用量	明确用法用量	医生或者临床营养师指导使用，可以单独食用或与其他食品配合食用	—
上市/进口许可	产品注册/备案	产品注册	配方注册 企业注册

资料来源：根据公开资料整理。

1. 保健食品

根据《食品安全国家标准保健食品》（GB 16740—2014）规定，保健食品是指声称并具有特定保健功能或者以补充维生素、矿物质为目的的食品，即适用于特定人群，具有调节机体功能，不以治疗疾病为目的，并且对人体不产生任何急性、亚急性或慢性危害的食品。营养素补充剂实行备案制，备案号为"食健备G年份+序列"；其他保健食品实行注册制，注册号2003年之前为"卫食健字年份+序列",2003年后为"国食健字年份+序列"。

2019年,我国保健食品产业经历了剧烈调整,电子商务法、食品安全法实施条例、跨境电商零售进口监管新规、广告管理办法等一系列重要法规实施,从各个层面对产业进行了规范;"权健事件""百日行动"及药店渠道改革规范等均对企业生产经营行为产生了极大影响,不少企业陷入低迷,产业总体增速放缓。与此同时,越来越多的海外品牌借助各类健康展会等国际交流平台,不断加大对中国市场的投入,借助跨境电商零售进口、社群电商、直播等新模式,深耕中国市场,推动中国保健食品产业砥砺前行。

(1)发展情况。

受消费者治疗向预防诉求转变、健康意识提升、健康需求精细化、追求高品质保健食品等因素推动,我国保健食品产业市场规模持续增长。相关数据显示,2018年我国保健食品市场规模接近2575亿元,2019年达到2755亿元,较上年增长7%(见图1-36)。

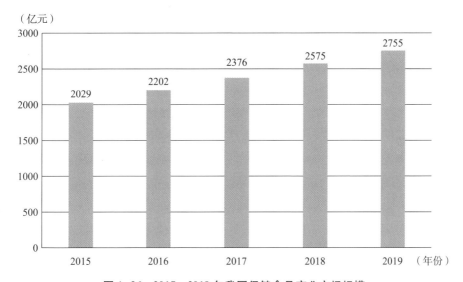

图1-36 2015—2019年我国保健食品产业市场规模

资料来源:前瞻产业研究院。

我国医药保健品进口额多年来持续增长,但是受进口药价格下调影响,2018年我国医药保健品进口额首次出现下降。2019年,中国医药保健品进出口总额重新恢复上涨,达到1456.91亿美元,同比增长26.85%。对外贸易顺差达19.7亿美元,大幅下降85.92%(见图1-37)。

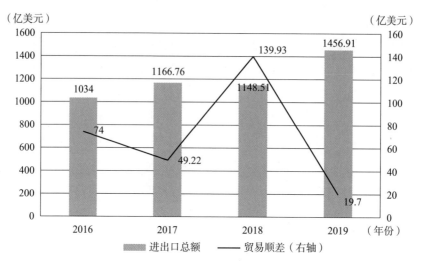

图1-37 2016—2019年我国医药保健品进出口总额及贸易顺差

资料来源：海关总署。

贸易市场方面，欧洲、亚洲、北美洲为我国医药贸易前三大合作伙伴，进出口额分别为599.96亿美元、445.48亿美元、276.45亿美元，前三大市场共占比90.74%（见图1-38）。

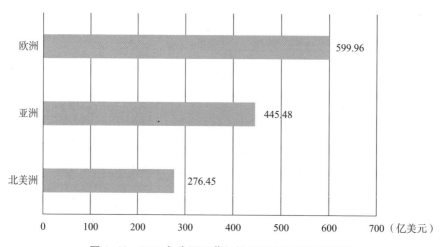

图1-38 2019年我国医药保健品进出口分地区情况

资料来源：海关总署。

进口方面，受西药类产品进口价格大幅下降影响，2018年我国医药保健品进口出现负增长，进口额仅为504.29亿美元，同比下降10%。2019年，我国医药保健品进口迅速反弹，进口额达718.61亿美元，大幅增长43%（见图1-39）。

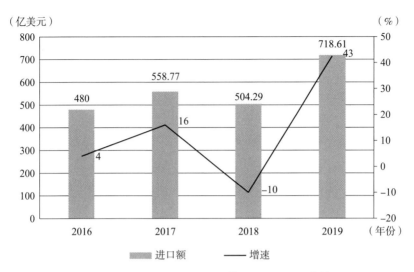

图 1-39 2016—2019 年我国医药保健品进口总体情况

资料来源：海关总署。

从进口市场看，受西药类产品进口大幅增长影响，我国进口各国医药保健品金额大部分实现增长。德国超越美国成为我国医药产品第一大进口国，进口金额达 140.22 亿美元，增幅达 65.22%；爱尔兰进口增幅达 66.96%，增幅最大（见图 1-40）。

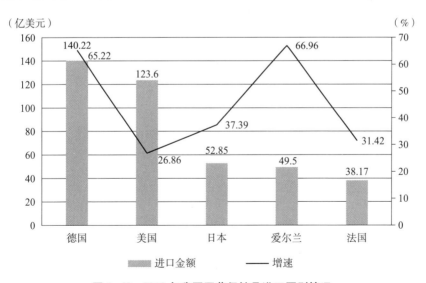

图 1-40 2019 年我国医药保健品进口国别情况

资料来源：海关总署。

出口方面，2019 年中国医药保健品出口额达 738.3 亿美元，2018 年出口增速较 2017 年下降 3.4 个百分点，但 2019 年出口增速达 14.6%，较 2018 年上升 8.6 个百分点（见图 1-41）。

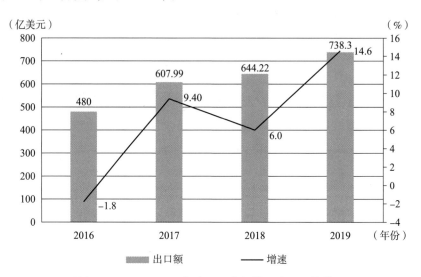

图 1-41 2016—2019 年我国医药保健品出口总体情况

资料来源：海关总署。

从出口目的地看，亚洲、欧洲、北美洲为前三大出口地区，合计占比 87.32%；美国、印度、日本、德国、韩国依旧为我国医药保健品前五大出口国，合计占比 43.95%。其中，我国对第一大市场美国出口 134.97 亿美元，增长 10.73%。

（2）产业特点。

由于保健品产业历史相对较短，消费者对于品牌的认知度有限，保健食品企业渠道的选择成为了企业竞争的核心。从我国保健食品产业的渠道结构来看，直销渠道占比最大，约占总销售额的 44%，其次为线上渠道，约占 30%，专营店、药店销售额约占销售总额的 22%，大众零售仅占 3%（见图 1-42）。汤臣倍健以电商和药店为主，康宝莱、安利、无极限等企业以直销为主，脑白金以大型商超为主，合生元则将重点放在了母婴店。

我国保健食品产业的龙头企业主要包括无极限、安利、汤臣倍健、完美、东阿阿胶等。从市场份额来看，无极限约占我国保健食品市场的 10.3%、安利约占 6.8%、汤臣倍健约占 6.1%、完美约占 5.7%、东阿阿胶约占 5.1%，其他企业的市场份额相对较小。

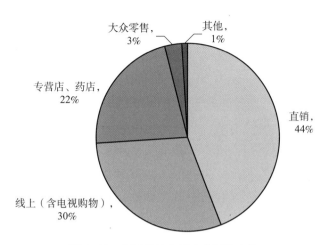

图 1-42　中国保健食品产业销售占比

资料来源：Euromonitor。

　　保健食品在宣传时不能使用成功率、有效率等相关字眼。所有符合保健食品的国内产品都会有一个蓝帽子的标识，蓝帽产品是由国家食药监总局批准的保健食品标志，申请了保健食品的产品可以标示出产品的保健功效，超出国家规定描述功能的，都属于虚假宣传（见表 1-19）。

表 1-19　国家规定保健食品功效

序号	功效	序号	功效	序号	功效
1	增强免疫力	10	改善睡眠	19	对化学性肝损伤的辅助保护作用
2	辅助降血脂	11	促进泌乳	20	祛痤疮
3	辅助降血糖	12	缓解体力疲劳	21	祛黄褐斑
4	抗氧化	13	提高缺氧耐受力	22	改善皮肤水分
5	辅助改善记忆	14	对辐射危害有辅助保护功能	23	改善皮肤油分
6	缓解视疲劳	15	减肥	24	调节肠道菌群
7	促进排铅	16	改善生长发育	25	促进消化
8	清咽	17	增加骨密度	26	通便
9	辅助降血压	18	改善营养性贫血	27	对胃黏膜损伤有辅助保护功能

资料来源：《保健食品检验与评价技术规范》。

　　从保健食品产业产品占比情况来看，我国保健食品产业产品中占比较大的是维生素和膳食补剂，占我国保健食品市场的 91%；其次为注重体重管理功效和健康方面的保健食品，占 8%，运动营养类保健食品占 1%（见

图 1-43）。

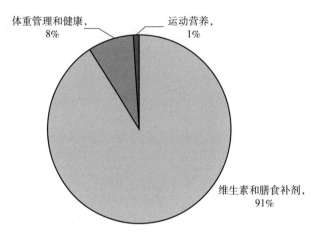

图 1-43　2018 年我国保健食品产业产品占比

资料来源：Euromonitor。

分产品来看，2019 年我国保健食品产业骨健康产品市场规模为 248.9 亿元，补钙类产品市场规模为 232.9 亿元，保健维生素市场规模为 245.7 亿元，益生菌补充剂市场规模为 44.6 亿元，胶原蛋白市场规模为 25.7 亿元，（运动）蛋白粉市场规模为 24.8 亿元（见图 1-44）。

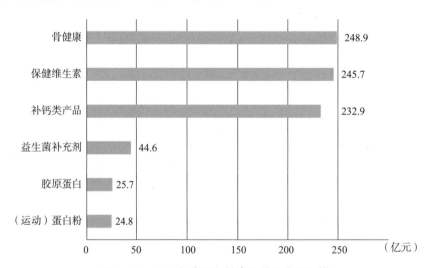

图 1-44　2019 年我国保健食品单品市场规模

资料来源：Euromonitor。

针对保健食品产业发展，国家对整个行业市场进行了监管。2019 年，国家加强了保健市场整治。2019 年 1—4 月，13 部门联合在全国开展了保健市场百日整顿行动，出动执法人员 274.1 万人次，检查保健食品类店铺 73.1 万个，撤销所涉直销产品备案 49 个，吊销食品经营许可证 54 户，吊销营业执照 90 户，捣毁制假售假窝点 465 个。罚没款 6.64 亿元，曝光典型案例 100 个。2019 年 10 月，新版食品安全法实施条例实施，保健食品迎来最严监管。2019 年我国保健食品产业相关政策如表 1-20 所示。

表 1-20　2019 年我国保健食品产业相关政策

时间	政策	主要内容
2019.01.08	百日行动	在全国范围内集中开展为期 100 天的联合整治"保健"市场乱象行动，严厉打击虚假宣传、虚假广告、制售假冒伪劣产品等扰乱"保健"市场秩序、欺诈消费者等各类违法行为
2019.05.20	《中共中央、国务院关于深化改革加强食品安全工作的意见》	到 2020 年，基于风险分析和供应链管理的食品安全监管体系初步建立，区域性、系统性重大食品安全风险基本得到控制，公众对食品安全的安全感、满意度进一步提高，食品安全整体水平与全面建成小康社会目标基本相适应
2019.06.14	《2019 年食品安全重点工作安排的通知》	实施保健食品产业专项清理整治行动。开展以老年人识骗、防骗为主要内容的宣传教育活动。大力整治保健食品市场秩序，严厉查处各种非法销售保健食品行为
2019.06.27	新组建食品药品犯罪侦察局	针对当前食品安全犯罪的突出问题：突出重点领域。紧盯食品、保健食品、生物制品购销网络社群
2019.08.26	《保健食品标注警示用语指南》	"保健食品不是药物，不能代替药物治疗疾病"警示用语区应当位于最小销售包装物（容器）的主要展示版面，所占面积不应小于其所在面的 20%，使用黑体字印刷
2019.10.01	《保健食品原料目录与保健功能目录管理办法》	有下列情形之一的，不得被列入保健功能目录：①涉及基本的预防、治疗、诊断作用；②庸俗或者带有封建迷信色彩；③可能误导消费者等其他情形
2019.12.24	《药品、医疗器械、保健食品、特殊医学用途配方食品广告审查管理暂行办法》	保健食品广告的内容应当以市场监督管理部门批准的注册证书或者备案凭证、注册或者备案的产品说明书内容为准，不得涉及疾病预防、治疗功能。保健食品广告涉及保健功能、产品功效成分或者标志性成分及含量、适宜人群或者食用量等内容的，不得超出注册证书或者备案凭证、注册或者备案的产品说明书范围

资料来源：根据公开资料整理。

2019 年 12 月新冠肺炎疫情的爆发，使民众对保健食品的需求大增。疫情之后，将是健康产业加速发展的窗口时期。保健食品占据较大比例的膳食补充剂类产品、增强免疫力的产品将有较大的市场需求。在 2019 年保健食品得到最严监管后，保健产业市场将得到进一步规范。2020年保健食品产业可能得到较好的发展。

（3）发展趋势。

从20世纪80年代起步的中国营养保健食品产业，在短短二十多年时间里，已经迅速发展成为一个独特的产业。在国民从温饱向健康消费迈进的过程中，注重健康已经成为人们的共识，这些观念催生了保健食品消费的大市场，营造了保健食品产业发展的广阔空间。

如今，营养保健食品市场的幼稚期已经逐渐过去，消费者进入了理性选择阶段。随着消费经验的积累和知识水平的提高，消费者越来越重视自己身边的口碑宣传，不再轻信广告。人们不再盲从，而是开始甄别、挑选、确定适合自己的保健食品。消费者对产品的功能认识在不断加深，并逐渐形成消费理性，会侧重选择品质可靠、知名度较高的保健食品品牌。未来10年，中国营养保健食品的发展，将沿着一、二线城市到三、四线城市、老年人到中青年、滋补功能到健康膳食补充剂的方向"进化"。

当然，正是因为营养保健食品产业的火热，在商业利润的刺激下，也产生了一些保健食品功能虚假或夸大宣传等市场乱象，造成了不良的社会影响。但个别的企业或个人行为，不能否定中国营养保健食品产业日渐成熟的现状。

2019年1月8日，国家市场监管总局召开电视电话会议，由国家市场监管总局、工业和信息化部、公安部、民政部、住房和城乡建设部、农业农村部、商务部、文化和旅游部、国家卫生健康委员会、国家广播电视总局、国家中医药管理局、国家药品监督管理局、国家互联网信息办公室等13个部门决定，自2019年1月8日起，在全国范围内集中开展为期100天的联合整治"保健"市场乱象的百日行动。一方面，国家重拳出击整治产业乱象；另一方面，各企业和相关责任人规范宣传和销售行为；再一方面，相关部门加大对消费者识别、购买和使用保健食品的正确引导。多方共同努力，促进中国营养保健食品产业的良性发展。

另外，在我国医药保健品出口上出现的新变化是"一带一路"沿线国家市场进出口表现活跃。2019年，我国医药保健品出口"一带一路"沿线地区和国家的金额达223.06亿美元，增长21.63%，远高于国内医药产业增长，高出全球平均增幅7%，占全球出口额的29.1%。印度、越南、印度尼西亚、泰国、俄罗斯为前五大出口国，合计占比54.18%。中国对"一带一路"沿线国家医药出口增长的同时，进口也有较大比例增长。中国海关统计数据显示，

2019 年中国自"一带一路"沿线国家和地区进口 65.14 亿美元，增长 26.09%。新加坡、印度、马来西亚、以色列、泰国为前五大进口国，合计占比 72.66%。

　　未来，我国对保健食品产业的监管将更加严格化，产业发展更为规范化，生产、销售不规范的企业将逐渐被淘汰，产业的市场份额将持续向产业龙头集中。

　　2. 特殊医学用途配方食品（含特殊医学用途婴儿配方食品）

　　根据食品安全国家标准《特殊医学用途配方食品通则》（GB 29922—2013）和《特殊医学用途配方食品良好生产规范》（GB 29923—2013），特殊医学用途配方食品是指为了满足进食受限、消化吸收障碍、代谢紊乱或特定疾病状态人群对营养素或膳食的特殊需要，专门加工配制而成的配方食品。包括 1 岁以上人群的特殊医学用途配方食品和 1 岁以下的特殊医学用途婴儿配方食品，部分产品相当于药字号的肠内营养制剂，注册号为"国食注字 TY+4 位年代号+4 位顺序号"。

　　（1）发展概况。

　　特殊医学用途配方食品，在发达国家已有近百年的使用历史，在我国起步较晚，20 世纪 80 年代国外的特殊医学用途配方食品以药品的形式，正式进入国内市场，并在其后相当长的一段时间内，一直按照药品进行注册管理，后来在 2013 年 12 月发布的《特殊医学用途配方食品通则》（GB 29922—2013）中的定义，也是国家层面首次对特殊医学用途配方食品定义的建议：特殊医学用途配方食品，为了满足进食受限、消化吸收障碍、代谢紊乱或特定疾病状态人群对营养素或膳食的特殊需要，专门加工配制而成的配方食品，该类产品必须在医生或临床营养师指导下，单独食用或与其他食品配合食用。

　　国内特殊医学用途配方食品首次迎来发展是在 2008 年卫生部下发了《关于加强临床营养工作的意见》之后，后续特医食品政策法规不断完善，并有了相对独立的注册及标准体系。如 2013 年发布的《特殊医学用途配方食品通则》（GB 29922—2013）中对特殊医学用途配方食品的定义；2015 年新《中华人民共和国食品安全法》明确了特医食品的法律地位；2016 年出台了《特殊医学用途配方食品注册与管理办法》，规定特殊医学用途配方食品申请与注册条件和程序、产品研制要求、临床试验要求、标签和说明书要求以及监督管理和法律责任等相关内容。2019 年 10 月 11 日，国家市场监督管理总局正式发布了《特定全营养配方食品临床试验技术指导原则糖尿病》《特定全营养配方食品临床试验技术指导原则肾病》以及《特定全营养配方食品临床试验技术指导原则》。随着一系列特医相关法规的相继完善，特医食品产业迎来了明朗的发展期，根据中国营养保健食品协会统计，目前国内特医食品市场规模约达30亿元。我国特殊医学用途配方食品政策汇总见表1-21。

表1-21 我国特殊医学用途配方食品政策汇总

年份	部门	政策名称
2008	卫生部	《关于加强临床营养工作的意见》
2007	国家食药监管总局	《药品注册管理办法》
2010	卫生部	《特殊医学用途婴儿配方食品通则》（GB 25596—2010）
2012	卫生部	《食品安全国家标准——食品营养强化剂使用标准》
2013	国家卫生计生委	《食品安全国家标准——预包装特殊膳食用食品标签》
2013	卫生部	《特殊医学用途婴儿配方食品通则》（GB 25596—2010）
2013	国家卫生计生委	《特殊医学用途配方食品通则》（GB 29922—2013）
2013	国家卫生计生委	《特殊医学用途配方食品良好市场规范》（GB 29923—2013）
2015	中华人民共和国全国人民代表大会	《中华人民共和国食品安全法》
2016	国家食药监管总局	《特殊医学用途配方食品注册管理办法》
2019	国家市场监管总局	《特殊医学用途配方食品生产许可审查细则》
2019	国家市场监管总局	《特定全营养配方食品临床试验技术指导原则——糖尿病》
		《特定全营养配方食品临床试验技术指导原则——肾病》
		《特定全营养配方食品临床试验技术指导原则》

资料来源：根据公开资料整理。

（2）产业特点。

我国特殊医学用途配方食品市场中，外资品牌占据半壁江山。国外特殊医学用途配方食品发展比较早，1957年世界上诞生了第一个"特医食品"，该产品是由美国 FDA 批准的针对具有先天性氨基酸代谢缺陷的苯丙酮尿症的婴儿研发的"膳食治疗药物"。经过多年发展，20 世纪 70 年代初特医食品在欧洲、美国、加拿大、澳大利亚、新西兰、中国等国家或地区得到普遍应用。进入 21 世纪后，特医食品在医学界被关注的程度达到了前所未有的高度，全球产业发展进入高速增长时期。据不完全统计，全球每年特医食品的消费总额为 560 亿~640 亿美元，其中欧美年消费量约为 400 亿~500 亿美元，日本和韩国达到 150 亿~220 亿美元。产品形式主要有液体（49.6%）、粉剂（40.4%）、固体（7.4%）、半固体（2.5%）等（见图 1-45）。伴随全球人口老龄化加剧，特医食品的潜在市场估值将达 5000 亿美元。

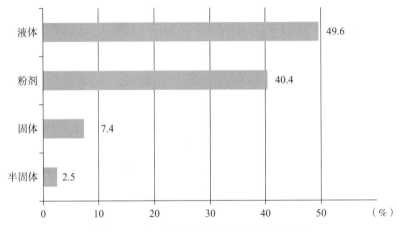

图 1-45 全球特医食品市场产品结构占比

资料来源：根据公开资料整理。

在我国特医食品市场上，20 世纪 80 年代末，基于临床需要，特殊医学用途配方食品以肠内营养制剂形式进入中国。目前，以纽迪希亚制药有限公司、华瑞制药有限公司、雅培制药有限公司、雀巢公司等为代表的国外品牌占 90% 的市场份额。随着特医食品市场的不断成长，国内也涌现了一批本土企业，主要有青岛海汇、广州力衡、西安力邦、上海砺成、浙江海力、广州纽健、广州邦世迪、上海冬泽等，占据国内市场份额的 10%（见图 1-46）。国内产品主要为"食"字号，主要在各医院营养科使用。产品结构中液体占 20%，粉体占 80%（见图 1-47）。由于国内企业缺乏先发优势，所以与从事特医食品的跨国企业相比，在规模和质量上存在较大的差距。

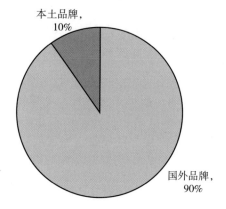

图 1-46　国内特医食品市场份额占比

资料来源：根据公开资料整理。

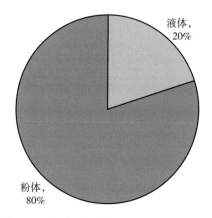

图 1-47　国内特医食品市场产品结构占比

资料来源：根据公开资料整理。

　　我国特殊医学用途配方食品市场主要以婴儿特医配方食品为主。按照我国法规规定，特殊医学用途配方食品根据适用人群可以分为适用于 1 岁以下人群和 1 岁以上人群两大类。适用于 0 月龄至 12 月龄的特殊医学用途婴儿配方食品包括无乳糖配方食品或者低乳糖配方食品、乳蛋白部分水解配方食品、乳蛋白深度水解配方食品或者氨基酸配方食品、早产或者低出生体重婴儿配方食品、氨基酸代谢障碍配方食品和母乳营养补充剂等。适用于 1 岁以上人群的特殊医学用途配方食品，根据不同临床需求和适用人群，分为全营养配方食品、特定全营养配方食品、非全营养配方食品。相关数据显示，2017—2019 年，我国共批准特医食品 44 种，其中婴儿特医食品 29 种，占比 66%（见图 1-48），以早产/低出生体重婴儿配方食品最多，达到 11 种，其次为无乳糖/低乳糖配方，达到 6 种；1～10 岁人群特医食品 4 种获批，其中 3 种为全营养配方食品，另一种为苯丙酮尿症人群代谢障碍产品；10 岁以上人群特医食品 11 种获批，其中全营养配方食品 8 种，非全营养配方食品 3 种（见表 1-22）。

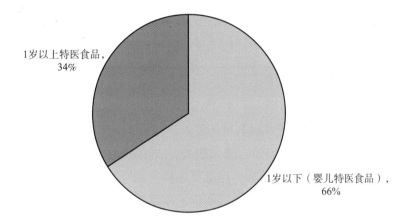

图 1-48　2017—2019 年我国批准特医食品分类占比

表 1-22　2017—2019 年我国批准特医食品情况

分类	类别	2017 年		2018 年		2019 年		总计
		国产	进口	国产	进口	国产	进口	
婴儿特医食品	无乳糖/低乳糖配方			1	1	2	2	6
	乳蛋白部分水解配方	2	1	1			1	5
	乳蛋白深度水解配方/氨基酸配方	1		1			1	3
	早产/低出生体重婴儿配方			1	6	1	3	11
	氨基酸代谢障碍配方				1			1
	母乳营养补充剂					1	2	3
	小计	3	3	11	5	7		29
1～10 岁	全营养配方食品				1		2	3
	特定全营养配方食品							
	非全营养配方食品						1	1

续表

分类	类别	2017年		2018年		2019年		总计
		国产	进口	国产	进口	国产	进口	
10岁以上	全营养配方食品					6	2	8
	特定全营养配方食品							
	非全营养配方食品			2	1			3
小计		0		2	2	6	5	15
总计		3	5	13	11		12	44

资料来源：根据公开资料整理。

（3）发展趋势。

特医食品产业迎来政策红利和市场需求驱动的重要发展期。在政策方面，国家出台的《"健康中国2030"规划纲要》《国民营养计划（2017—2030年）》中提到营养治疗的重要性，这必将推动特殊医学用途配方食品的研发和规范化应用。如《国民营养计划（2017—2030年）》中明确：加强临床营养科室建设，依据营养阶梯治疗原则对营养不良的住院患者进行营养治疗，制定完善高血压、糖尿病、脑卒中及癌症等慢性病的临床营养干预指南，推动特殊医学用途配方食品和治疗膳食的规范化应用。

在市场需求方面，特医食品在改善患者营养状况、促进患者康复、缩短患者住院时间、节省医疗费用等方面做出了重要的贡献，不少国家已经将这类产品列入医保报销的范围。在美国，有65%营养不良的患者在使用特医食品，英国有27%，而中国大陆只有1.6%，说明特医食品在我国的运用还有很大的发展空间。特别是我国的人口老龄化加剧，人口老龄化压力将进一步加重我国慢性疾病的负担，慢性病患病率提升会加快人们对特医食品的消费需求。另外，随着二孩政策的放开，对于婴儿特医配方食品的需求也将逐渐增加。数据显示，我国早产儿发生率在7%左右，每年大约有150万名早产儿出生。

政策法规将不断获得完善。我国直到2013年12月26日才正式发布第一个关于特殊医学用途配方食品的国家标准，这远落后于美国、欧盟、澳大利亚和新西兰等国家和地区。虽然近年来我国发布了一系列关于特殊医学用途配方食品的标准，正逐渐与国际接轨，但标准规范仍处于摸索阶段。长远来看，为促进特医食品业的健康发展，有关部门将推动我国特殊医学用途配方食品标准的建设，以完善市场运行机制，形成产品通则、标签管理、生产、注册、配料、检验、流通、使用等全链条的管理。

3. 婴幼儿配方食品

婴幼儿配方食品包括婴儿配方食品与较大婴儿和幼儿配方食品。婴儿是指 0~12 月龄的人；较大婴儿是指 6~12 月龄的人；幼儿是指 12~36 月龄的人。注册号为"国食注字 YP+4 位年代号+4 位顺序号"，其中 YP 代表婴幼儿乳粉产品配方。

（1）发展情况。

国家统计局《中国人口统计年鉴》数据显示，2013 年我国新生儿人口数较 2012 年增加了约 6 万人，受 2013 年 11 月实施的"单独二孩"政策的影响，我国 2014 年人口出生率提高了 2.9 个百分点，增加了约 48 万人。在 2016 年全面放开二孩政策后，新生儿人口数剧增，2016 年中国新生儿人口数较 2015 年增加了约 132 万，人口出生率提高了 8.8 个百分点。虽然自 2017 年以来我国人口出生率一路走低，但中国婴幼儿人口基数庞大（见图 1-49）。

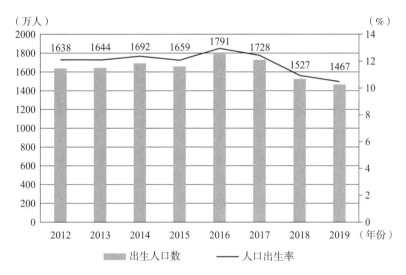

图 1-49 2012—2019 年我国出生人口数及人口出生率

资料来源：国家统计局。

随着消费者生活水平的提高、消费观念的改变以及对科学育儿关注度的逐步提升，酝酿了潜力巨大的婴幼儿配方食品市场，我国婴幼儿配方食品产业迅速崛起并进入快速发展期。2019 年，我国婴幼儿食品市场规模达到 2626 亿元，同比增长 18%，预测 2020 年可超过 3000 亿元（见图 1-50）。

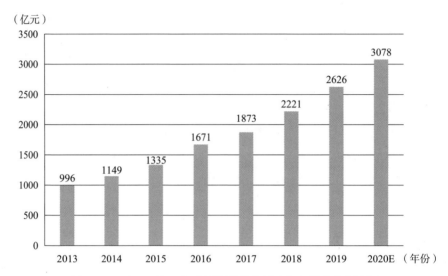

图1-50 2013—2020年我国婴幼儿食品市场规模趋势及预测

资料来源：根据公开资料整理。

全球范围内婴幼儿食品产业迅猛发展，而且中国已经成为世界第一大婴儿食品市场。Euromonitor International的资料显示，中国、欧盟及美国是最大的婴儿食品销售市场，占全球销售总额约60%。发达市场中，美国及欧盟在未来几年内有轻微增长，日本市场则停滞不前。新兴经济体方面，巴西及俄罗斯的婴儿食品销路已超越日本，未来几年内将持续增长，印度的婴儿食品市场规模较小，中国市场的增长将最为强劲，销售额将会倍增。

我国婴幼儿配方乳粉是婴幼儿配方食品的重要组成部分，且我国每年的需求量巨大，必须确保足够的自给能力来保障国内婴幼儿的口粮安全。2017年，我国婴幼儿配方乳粉市场总量约120万吨（数据不包括海淘），如果加上20万~30万吨通过海淘、代购等渠道进入国内市场的婴幼儿配方乳粉，目前国产乳粉的市场份额占到60%~65%。

2016年10月1日，《婴幼儿配方乳粉产品配方注册管理办法》正式实施。自此，我国婴幼儿配方乳粉（以下简称"婴配乳粉"）进入注册制时代。同时，为了保障婴配乳粉的市场供应，国家食药监管总局将注册过渡期定于2017年底。一时间，注册申报的企业蜂拥而至。经过两年多的发展，绝大多数的婴配乳粉生产企业已经完成了产品配方注册工作。

由于规定每个生产企业原则上不得超过3个配方系列9种产品配方，因此隶属于同一集团企业下的系列产品会由多个工厂进行申报。获得批件数量前十的企业如图 1-51 所示。

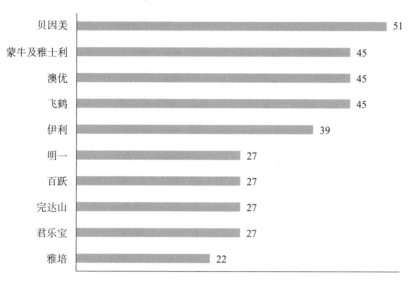

图 1-51 获得批件数量前十的企业

资料来源：国家市场监管总局。

（2）产业特点。

①对婴幼儿配方食品要求严格。近年来，随着我国居民生活水平和健康意识的提高，人们的观念正在发生改变，从满足基本生理需要向均衡营养摄入以利于身体健康的方式转变，从有病治病到无病预防、提高健康质量转变，这些都促进了特殊食品产业的迅猛发展。新修订的《中华人民共和国食品安全法》更是历史性地将保健食品、婴幼儿配方食品、特殊医学用途配方食品纳入特殊食品，并明确了特殊食品的法律地位，实施严格管理，为特殊食品的健康可持续发展提供了法律基础与政策保障。

新修订的《中华人民共和国食品安全法》自 2015 年 10 月 1 日起施行，这部被称为"史上最严"的食品安全法，相比于旧版食品安全法，除加强了对食品安全违法行为的打击力度，明确了对食品生产经营者的"诚信自律"要求及建立食品安全追溯体系，保证食品可追溯的要求，还对婴幼儿配方食品做出了专门的规定。

新修订的《中华人民共和国食品安全法》第八十一条第一款规定：婴幼儿配方食品生产企业应当实施从原料进厂到成品出厂的全过程质量控制，对出厂的婴幼儿配方食品实施逐批检验，以保证食品安全。婴幼儿配方食品生产企业必须从原辅料采购进厂开始，严格执行相关食品安全国家标准，实行覆盖生产全过程的质量安全控制。全过程质量安全控制包括：管理制度、原辅材料、技术标准、生产工艺、文件记录、产品配方、产品防护、人员管理、生产环境、生产设备、检验设备等各个环节和要素。对拟出厂的婴幼儿配方食品应逐批抽取样品，按国家相关法律、法规、规章和标准的规定进行检验，检验合格后方可出厂，以确保婴幼儿配方食品的质量安全。

同时，《中华人民共和国食品安全法实施条例》经过修订将从2019年12月1日正式实施，该条例明确将婴幼儿配方食品等其他食品安全风险较高或者销售量大的食品作为监督检查的重点，保障了消费者的知情权、选择权、公平交易权。作为"史上最严"食品安全法的配套法规，《中华人民共和国食品安全法实施条例》有以下几点和婴幼儿配方奶粉相关：

明确婴配粉、特配粉等特殊食品不属于地方特色食品；国家将婴幼儿配方食品等食品列为重点，要求建立、完善食品安全追溯体系；加强网络食品交易第三方平台登记、交易信息监管；加强网络食品交易第三方平台经营者监管，问责将落实到负责人；禁止利用会议、讲座、健康咨询等任何方式对食品进行虚假宣传；规范特医食品销售渠道及广告标准；规范保健食品宣传及婴幼儿配方食品命名；不得销售标签、说明书内容与注册或者备案的特殊食品；不得发布未依法取得资质认定的食品检验机构出具的食品检验信息；细化食品安全"情节严重"情形，强调"从重处罚"。

《中华人民共和国食品安全法实施条例》明确将处罚落实到具体负责人，这无疑将对我国婴幼儿配方奶粉市场的监管、推动产业发展起到更加积极的作用。

②中国婴幼儿辅食发展瓶颈。国有婴幼儿辅食品牌竞争力低。目前，我国婴幼儿食品市场份额排名前三的品牌分别是美国的嘉宝、美国的亨氏和英国的小皮，排名前五的仅有一个中国本土品牌（英氏）。

国有婴幼儿辅食研发力量薄弱。食品企业研发能力有限，创新性低，不能很好地解决目前生产上的技术不足问题，致使婴幼儿辅食质量难以有质的提升；企业自主研发缺乏完善的消费者（市场）需求分析机制和方法体系，缺乏一整套产品开发的科学程序，致使新产品难以融入市场。

（3）发展趋势。

①产业监管政策不断完善。随着消费者对食品质量关注度的提高以及婴

幼儿辅食监管政策的不断完善，婴幼儿辅食质量将成为婴幼儿辅食品牌立足的根本。近几年婴幼儿辅食监管新政策频出，先后出台了《婴幼儿辅助食品生产许可审查细则》（2017 版）和《婴幼儿谷类辅助食品中镉的临时限量》，可见婴幼儿辅食产业发展的首要基础是高质量、高标准，钻辅食监管政策漏洞的婴幼儿辅食企业终将被淘汰。

②有机婴儿食品兴起。随着全球环境的恶化，人们越来越担心食品安全。人们对有机食品的偏好非常明显。当涉及婴儿食品时，人们总是格外小心。有机婴儿食品近年来吸引了大量的注意力。有机婴儿食品的优点众多：整个过程受到严格的监管，所有的谷物在生长过程中不能使用化学肥料和杀虫剂；禽肉和奶制品来源于家畜，这些家畜均是有机喂养，不打激素、抗生素。一旦制作完成，不再添加任何人工合成的色素等添加剂。此外，袋装婴儿食品还可以延长食物的保质期，而且家长在喂食之后，还可以将剩余的食物封存在袋中，以后再用。比起盒子和玻璃来，袋装要更加容易储存，占用的空间也更少。

③线上销售比例提升。由于价格和方便程度的优势，线上零售商在未来将会成为实体店的重大挑战，可能导致实体零售网络的规模缩小。此外，线上销售平台可以跳过供应链的部分环节，减少成本，同时让父母可以在任何时间任何地点进行购物。2015 年，约有 18% 的父母选择在线上购买婴幼儿食品。亚太地区约有 1/3 的人通过线上购买婴儿食品，其中在我国香港和韩国通过线上平台购买婴幼儿食品、奶粉的趋势最为火热。

（四）智慧医疗

智慧医疗以数据为驱动，提高患者就医体验和医疗效用，同时还需要聚焦目前医疗资源不均衡和浪费并存的现象，通过数字化的方式优化资源配置，实现整体效率提升。

1. 发展情况

我国约 47% 的医院已经制定了全面信息化的规划，约 95% 的医院制定了部分或全面的信息化发展规划。目前，国内人均医疗信息化投入约为 2.5 美元，相比美国人均医疗信息化近 85 美元的水平，仅为美国的 3%。截至 2019年，我国智慧医疗产业投资规模达 880 亿元，预测在 2020 年我国智慧医疗产业投资规模将突破千亿元（见图 1-52）。智慧医疗产业最大的需求来自硬件设备和服务费用等的投入，这两者分别占总需求的 40% 和 47%。

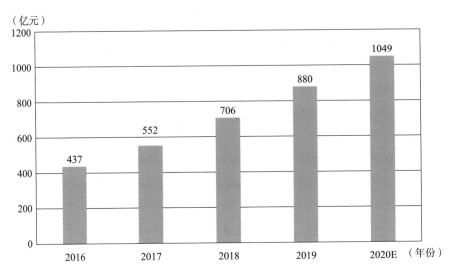

图1-52 2016—2020年我国智慧医疗产业投资规模及预测

资料来源：根据公开资料整理。

医院信息化（智慧医院系统）、区域医疗信息化（区域卫生系统）、健康管理信息化（家庭个人健康管理）是智慧医疗最重要的三个子板块，共同组成了智慧医疗的金字塔。医院信息化主导院内资源与信息的流动，为智慧医疗最基础的部分；区域医疗信息化为区域内医疗资源和信息的共享和互通提供了契机；金字塔的顶端为个人健康管理，为智慧医疗发展的最终落脚点，实现了医疗资源和信息向个人的传递。这三个部分环环相扣，为原本封闭在医院中的医疗资源和信息向个人的流通提供了实际方案。

在这三个子板块中，医院信息化发展最为成熟，目前国内市场规模约70亿元；区域医疗信息化次之，正处于快速成长期，目前国内市场规模约17.5亿元；个人和家庭健康管理则处于雏形阶段，目前国内市场规模约20亿元。但相对海外市场来说，国内各板块均处于扩容阶段，市场空间巨大，尤其是健康管理板块，潜在市场空间在千亿量级。

2. 产业特点

2016年发布的《"健康中国2030"规划纲要》，将健康医疗产业提高到国家级，此后2018—2019年国家密集出台医疗信息化、"互联网+医疗"的政策。

电子病历新政明确了2019年、2020年两年的分级评价目标。2018年，国家卫生健康委发布《关于进一步推进以电子病历为核心的医疗机构信息化建设工作的通知》《电子病历系统应用水平分级评价管理办法（试行）》和《电子病历系统应用水平分级评价标准（试行）》。目标到2019年，所有三级医院要达到电子病历分级评价3级以上；到2020年，所有三级医院要达到分级评价4级以上，二级医院要达到分级评价3级以上，同时要求全国没有参加电子病历分级评估的医院要在2019年6月底前完成电子病历应用功能水平分级标准评估。

互联网医疗首次被纳入医保范畴。2019年8月30日，国家医疗保障局发布《关于完善"互联网+"医疗服务价格和医保支付政策的指导意见》，指出符合条件的"互联网+医疗"服务，按照线上线下公平的原则配套医保支付政策，该政策有助于加速"互联网+医疗"健康政策落地，将有力地促进互联网医疗的发展。

智慧医疗产业相关政策见表1-23。

表1-23　智慧医疗产业相关政策

年份	单位	政策	具体内容
2018	国家卫生健康委	《关于进一步推进以电子病历为核心的医疗机构信息化建设工作的通知》	到2019年，地方各级卫生健康行政部门辖区内所有三级医院要达到电子病历应用水平分级评价3级以上；到2020年，3级医院要实现院内各诊疗环节信息互联互通，达到医院信息互联互通标准化成熟度测评4级水平
2018	国家卫生健康委	《电子病历系统应用水平分级评价管理办法（试行）》	明确分级评价工作通过"电子病历系统分级评价平台"进行，国家卫生健康委向各省级卫生健康行政部门发放平台管理权限，医疗机构要建立分级评价工作管理机制，明确本机构相关职能部门和专人负责分级评价工作
2018	国家卫生健康委	《电子病历系统应用水平分级评价标准（试行）》	电子病历系统应用水平划分为9个等级，每个等级的标准包括电子病历各个局部系统的要求和对医疗机构整体电子病历系统的要求
2018	国家卫生健康委	《关于深入开展"互联网+医疗健康"便民惠民活动的通知》	明确到2020年，二级以上医疗机构普遍提供分时段预约诊疗、智能导医分诊、候诊提醒、检验检查结果查询等线上服务，让患者少排队、少跑腿；三级医院要实现院内医疗服务信息互通共享，有条件的医院要尽快实现等一系列目标

续表

年份	单位	政策	具体内容
2018	国务院	《关于促进"互联网+医疗健康"发展的意见》	三级医院在2020年前实现院内医疗服务信息互通共享、二级以上医院要健全医院信息平台功能，整合院内各类系统资源，提升医院管理效率；到2020年，二级以上医院普遍提供分时段预约诊疗、智能导医分诊、候诊提醒、检验检查结果查询、诊间结算、移动支付等线上服务
2018	国家卫生健康委	《全国医院信息化建设标准与规范（试行）》	细化就诊效率、电子病历、分级诊疗等方面要求，对二级、三乙、三甲医院信息化模块提出了不同的要求标准
2018	国家医疗保障局	《关于申报按疾病诊断相关分组付费国家试点的通知》	将组织开展按疾病诊断相关分组（DRGs）付费国家试点申报工作，原则上各省可推荐1~2个城市作为国家试点候选城市，通过DRGs付费试点城市深度参与，共同确定试点方案，探索推进路径，制定并完善全国基本统一的DRGs付费政策、流程和技术标准规范
2019	国家卫生健康委	《关于印发进一步改善医疗服务行动计划（2018—2020年）的通知》	旨在指导医疗机构科学、规范地开展智慧医院建设，逐步建立适合国情的医疗机构智慧服务分级评估体系
2019	国家医疗保障局	《关于完善"互联网+"医疗服务价格和医保支付政策的指导意见》	"互联网+"医疗服务是各级各类医疗机构，在依法合规的前提下，将线下已有医疗服务通过线上开展、延伸；将"互联网+"医疗服务价格纳入现行医疗服务价格的政策体系统一管理；符合条件的"互联网+"医疗服务，按照线上线下公平的原则配套医保支付政策，并根据服务特点完善协议管理、结算流程和有关指标
2019	财政部、国家卫生健康委、国家医疗保障局	《关于全面推行医疗收费电子票据管理改革的通知》	各地区应在充分总结财政电子票据改革试点经验的基础上，在2020年底前全面推行医疗收费电子票据管理改革，推广运用医疗收费电子票据

资料来源：根据公开资料整理。

3. 发展趋势

医疗信息化在政策的驱动下正如火如荼的发展，预计未来发展将呈现出云转型，大数据、AI、RFID 与电子票据向医疗场景加速渗透等特点。

云计算应用不断渗透。在云计算发展如火如荼之际，预计未来云平台将加快部署，医疗信息系统将逐步向云平台迁移。依托云平台提供的弹性可拓展的存储能力和庞大的计算能力，AI、医疗大数据等技术在医疗产业中的应用才有了坚实的基础，发展比较快的可能有云 HIS、影像云等。当然，医疗产业具有特殊性，系统需要不间断运行，医疗数据涵盖了患者众多信息，运行稳定、数据隐私与安全也是不得不面对的问题。

大数据、AI 等加速向产业应用渗透，医疗科技盛装登场。过去，以医院为代表的医疗产业的信息化发展，更多是软件的部署与相关系统集成。新时期，以大数据、AI 等为代表的软件技术和以医疗机器人、可穿戴设备等为代表的硬件产品盛装登场。依托医疗云平台的支持，AI、大数据、虚拟现实、机器人技术等将在疾病辅助诊断、精准医疗、远程医疗、远程手术、医养结合、药品研发和健康管理等各领域发挥越发重要的作用。

物联网、智能传感、RFID 等技术与硬件在医疗场景中将得到更广泛的应用。在医疗场景中（主要是医院），"互联网+"是趋势，智能化、物联网化也是提高医疗安全性和效率的必然要求。在医疗场景中，物联网的感知层要实现数据的采集，必然需要广泛运用传感器、二维码标签和识读器、RFID 标签和读写器、GPS、M2M 终端等技术或设备。以 RFID 为例，近年来 RFID 在服装、零售、物流、烟草等领域已得到一定程度的应用，在医疗领域的应用也已起步，预计未来在医疗器械与药品监控管理、数字化医院和远程医疗监护等方面将得到广泛应用。

电子票据向医疗场景渗透。2019 年 8 月 1 日，财政部、国家卫生健康委、国家医疗保障局联合印发《关于全面推行医疗收费电子票据管理改革的通知》，各地区应在充分总结财政电子票据改革试点经验的基础上，在2020 年底前全面推行医疗收费电子票据管理改革，推广运用医疗收费电子票据。

分级医疗和多点执业是互联网健康医疗的重要催化剂，促进医疗资源市场化下沉。个性化和综合化健康管理服务是未来垂直细分领域的发展方向。

（五）健康旅游

健康旅游作为一个融合性的新兴产业，吸引了包括政府、企业、资本的广泛关注与参与。越来越多的地区重视医疗旅游的开发，将秀丽的自然资源与当地旅游基础设施、医疗服务水平以及独特的中医治疗技术和康复保健手段等优势条件进行有效整合，发展当地的医疗旅游。

1. 产业发展概况

（1）国内健康旅游发展尚处于早期发展阶段。

随着中国经济的发展，国民的生活水平和生活环境有了很大的改善，为旅游业发展提供了物质条件。相关数据显示，近年来我国旅游业发展迅猛，国内旅游人次年均增长超过10%，国内旅游收入年均增长13.56%。2019年旅游经济继续保持高于GDP增速的较快增长，国内旅游市场和出境旅游市场稳步增长，入境旅游市场基础更加稳固，实现全年国内旅游人数60.06亿人次，比2018年同期增长8.4%；全年实现旅游总收入6.63万亿元，同比增长11%。

国内旅游业的发展为国内健康旅游市场提供了有利条件，然而相对于医疗旅游发展成熟的国家，我国健康旅游尚处于起步阶段，呈现"外热内冷"现象。在整体产业链条上，我国还是主要客源输出国，"走出去"的多，"引进来"的少。2019年，我国出境旅游市场规模增长到16921万人次，同比增长4.5%，不少国内游客在黄金周期间选择前往美国、欧洲、日韩等国家和地区，接受"高档医疗"和体检服务（见图1-53）。

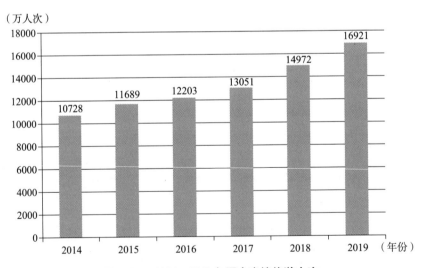

图1-53　2014—2019年国内出境旅游人次

资料来源：国家旅游局。

　　而入境旅游方面，2019 年入境旅游市场规模增长到 14531 万人次，同比增长 2.9%，入境旅游中以健康旅游为需求目的的占比较少（见图 1-54）。从中国旅游研究院发布的《中国入境旅游发展年度报告》数据来看，当下国内入境旅游市场的需求目的以了解中国特色文化、游览观光以及休闲度假为主，三者合计占比达到 72.4%，而健康医疗旅游需求仅占 0.9%（见图 1-55）。

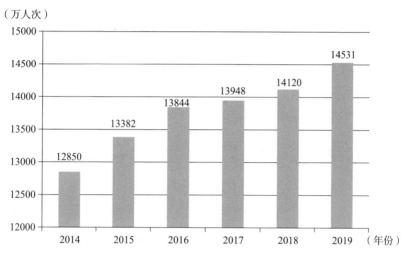

图 1-54　2014—2019 年国内入境旅游人次

资料来源：国家旅游局。

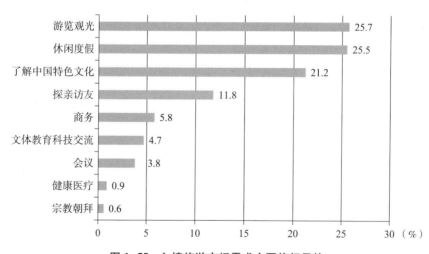

图 1-55　入境旅游市场需求主要旅行目的

资料来源：《中国入境旅游发展年度报告 2018》。

（2）国内具备健康旅游发展的绝对优势。

虽然我国健康旅游尚处于早期发展阶段，但是我国拥有发展健康旅游产业的利好条件。

第一，国家及地方政策支持医疗旅游产业的发展。早在 2009 年，国务院就提出了"发展医疗健康旅游"，直至 2015 年 11 月 17 日，国家旅游局和国家中医药管理局联合下发了《关于促进中医药健康旅游发展的指导意见》，第一次正式提出"中医药健康旅游"的概念，并明确了发展目标：到 2020 年，中医药健康旅游人数达到旅游总人数的 3%，到 2025 年，中医药健康旅游人数达到旅游总人数的 5%。同时提出开发中医药健康旅游产品、打造中医药健康旅游品牌、壮大中医药健康旅游产业、开拓中医药健康旅游市场、创新中医药健康旅游发展模式、培养中医药健康旅游人才队伍、完善中医药健康旅游公共服务、促进中医药健康旅游可持续发展等 8 个重点任务，以推动旅游与中医药的融合发展。

2016 年 7 月，国家旅游局、国家中医药管理局发布《关于开展国家中医药健康旅游示范区（基地、项目）创建工作的通知》，提出用 3 年左右时间，在全国建成 10 个国家中医药健康旅游示范区，100 个国家中医药健康旅游示范基地，1000 个国家中医药健康旅游示范项目。并且，通过国家中医药健康旅游示范区（基地、项目）建设工作，探索中医药健康旅游发展的新理念和新模式，创新发展体制机制，推广应用互联网技术，在产业化改革创新等方面先行先试，推动旅游业与养老相结合，与中医药健康服务业深度融合，成为特点鲜明、优势明显、综合实力强，具有示范辐射作用和一定影响力的国家中医药健康旅游示范区（基地、项目），全面推动中医药健康旅游快速发展。2016 年 10 月，国务院《"健康中国 2030"规划纲要》提出，要打造"具国际竞争力的健康医疗旅游目的地"。同年，国家旅游局和国家中医药管理局联合开展"国家中医药健康旅游示范区"创建工作。拟用 3 年时间，建设中医药健康旅游"十百千示范工程"，即 10 个国家级示范区、100 个示范基地和 1000 个示范项目。

2017 年 5 月经国务院同意，国家卫生计生委、国家发展改革委、财政部、国家旅游局、国家中医药管理局等 5 部门联合印发《关于促进健康旅游发展的指导意见》，这也是国家层面第一次定义"健康旅游"，明确"健康旅游"

在我国的发展目标：到 2020 年，建设一批各具特色的健康旅游基地，形成一批健康旅游特色品牌，推广一批适应不同区域特点的健康旅游发展模式和典型经验，打造一批国际健康旅游目的地。到 2030 年，基本建立比较完善的健康旅游服务体系，健康旅游服务能力大幅提升，发展环境逐步优化，吸引更多的境内外游客将我国作为健康旅游目的地，提升产业发展层级。2018 年 10 月，国务院批复同意设立中国自由贸易试验区并印发《中国自由贸易试验区总体方案》。该方案提出，加快自贸区服务业创新发展，发展国际医疗旅游和高端医疗服务。

除了国家的重视，各地政府也开始出台医疗旅游的相关政策。如海南省制定了《海南省医疗健康产业发展"十三五"规划》，提出 2020 年建成海南省全域中医药健康旅游示范区，树立海南中药"香岛"和"健康岛"品牌。广东省制定了《广东省中医药健康服务发展规划（2016—2020 年）》，计划到 2018 年，初步建立以中医医疗、养生保健和中医药健康服务新业态（含调理、康复、养老、旅游等）共同发展的，覆盖全生命周期、内涵丰富、结构合理的中医药健康服务网络，打造一批中医药健康服务知名品牌和融合发展的中医药健康服务产业集群。广西壮族自治区在《广西中医药壮瑶医药健康服务发展规划（2016—2020 年）》中提出，将加快中医药壮瑶医药旅游综合项目的开发建设，培育中医药壮瑶医药生态旅游基地，有效开发利用中医药壮瑶医药文化资源，打造中医药壮瑶医药文化养生旅游中心。甘肃省在《甘肃省中医药健康服务发展规划（2016—2020 年）》中提出，全面发展中医药生态养生保健旅游，打造中医药养生保健旅游特色基地。

第二，我国健康旅游资源丰富，在发展健康旅游业方面具有独特优势。我国是中药生产大国，有丰富的药材资源和庞大的药材体系，且已有几千年的中药应用历史，中药优势显而易见。据《中国的中医药》白皮书资料显示，当前中医药已传播至 183 个国家和地区，据世界卫生组织统计，已有 103 个会员国认可使用针灸，其中 29 个会员国设立了传统医学的法律法规，18 个会员国将针灸纳入医疗保险体系。中药逐步进入国际医药体系，已在俄罗斯、古巴、越南、新加坡和阿联酋等国以药品形式注册。有 30 多个国家和地区开办了数百所中医药院校，培养本土化中医药人才。总部设在中国的世界针灸学会联合会有 53 个国家和地区 194 个会员团体，世界中医药学会联合会有 67

个国家和地区 251 个会员团体。

同时，中国外文局对外传播研究中心开展了第四次中国国家形象全球调查，结果显示，中医药被认为"最具有代表性的中国元素"，选择比例达到50%。在俄罗斯，选择中医作为中国元素代表的比例更是高达 75%。据不完全统计，目前仅在美洲、大洋洲地区，中医诊所总数已超过 1 万家，从业人员数万人，中医学院发展到数百家。其中，美国约有包括针灸和正骨在内的中医诊所数千家，注册中医针灸师近万人；加拿大有近 4000 家中医诊所、数千名中医师；澳大利亚中医诊所约有上千家，注册中医师、针灸师和中药剂师 4300 多人；新西兰中医诊所约 800 家，注册针灸师接近 1000 人；巴西和阿根廷各有中医诊所上百家。

当下，中医药已成为中国与东盟、欧盟、非洲、中东欧等地区和组织卫生经贸合作的重要内容，成为中国与世界各国开展人文交流、促进东西方文明交流互鉴的重要内容。截至 2018 年 4 月，中国已确定 15 个国家中医药健康旅游示范区，72 个示范基地。通过合作共建 30 个中医药海外中心，中医药保健旅游在"一带一路"沿线国家也受到追捧。可以看到，中医药在世界范围内有了广泛的基础，利用好中药资源，充分发挥中医药在国内医疗旅游中的作用，使旅游者在旅行过程中获取养生保健知识，体验中医药文化内涵，从而达到防治疾患、修身养性、健身康体、延年益寿的目的。

第三，拥有丰富的国内外客源资源。近年来中国在大力发展旅游业，客源国及客源地区不断增加，客源范围也在不断扩大。相关数据显示，近五年来国内入境旅游人次规模逐年增长；近五年出境旅游人次规模年均增长9.54%。国家旅游局发布的"十三五"规划中提到，到 2020 年，旅游市场总规模达到 67 亿人次。丰富的客源资源为实现将出境健康旅游转变为入境健康旅游，将出境健康旅游群体留在国内消费，甚至吸引更多周边国家患者、欧美国家的人群到中国，提供了巨大的可能性。另外，自 2000 年我国开始进入老龄化社会，老龄化人群对健康、养生、疗养的关注度提高，主观旅游消费意愿提高，年龄较大的人群更喜欢国内旅行。根据全国第六次人口普查结果显示，中国老年人口已经达到 1.78 亿人，占人口总数的 13.26%。到 2020年，老年人口将达到 2.48 亿人。随着老龄化的推进，老年人群将会是我国旅游、健康与养老结合的重要客源资源。

2. 产业发展特点

总体而言，我国健康旅游发展还处于起步阶段，存在发展经验不足等问题，健康旅游服务、创新健康旅游产品开发等需要不断完善。

健康旅游品牌形象仍需建设。从国际上发展医疗旅游较好的国家来看，这些国家都具有属于本国特色的医疗旅游品牌，如泰国的整形美容业，印度的心脏搭桥、阿育吠陀医学，瑞士的羊胎素注射等。虽然国内的健康旅游已经初具规模，但各地的特色还没有充分发挥出来，尚未形成良好的品牌效应，这在一定程度上影响了中国健康旅游的国际吸引力。

高端医疗服务资源供给不足。高端医疗服务是发展国际化健康旅游产业的基础。大部分客户的目的主要是享受优质的医疗旅游资源或接受高水平的治疗和服务。目前，国内公立医院占全国医院总数的71%，高端医疗服务提供方仍以公立医院为主，而公立医院的属性决定了其特需医疗服务规模和服务能力有限，且功能并不定位于国际医疗服务。同时，具备规模、高水平的民营医院国内还非常缺乏。另外，医务人员的国际化程度不高，国际健康旅游专业人才供给不足。

健康旅游产业相关法律法规缺失。我国健康旅游发展尚处于初级阶段，由于缺乏相应的法律约束，医院认证标准与医生资质难以得到保障，相关产业监管力度不够。健康旅游产业的发展迫切需要相应的法律法规政策予以规范和扶持。因此，制定相关法律法规、出台相关管理政策、用标准来规范和保证产业的正常平稳运行、加强健康旅游相关部门的联手协作、促进产业的健康发展迫在眉睫。

3. 产业发展趋势

我国健康旅游尚处于早期发展阶段，但已经受到各地政府的重视，健康旅游产业逐渐发展壮大。特别是近年来，在党和国家"大健康"政策引导下，我国健康旅游正从出境就医小众市场逐渐走进医疗旅游目的地和世界医疗旅游主要客源地全球化的大市场。2019年9月16日，国家发展改革委、国家卫生健康委、国家中医药管理局、国家药监局联合印发《关于支持建设博鳌乐城国际医疗旅游先行区的实施方案》，将进一步加快博鳌乐城国际医疗旅游先行区的高标准、高质量发展。根据该方案，到2025年，博鳌乐城国际医疗旅游先行区在建设特色技术先进临床医学中心、尖端医学技术研发转化基地等方面将取得突破性进展，实现医疗技术、装备、药品与国际先进水平"三同步"。到

2030年，医疗服务及科研达到国内领先、国际先进水平，充分形成产业集聚和品牌效应，建设成为世界一流的国际医疗旅游目的地和医疗科技创新平台。

第三节　深圳健康产业发展情况

一、深圳健康产业发展环境分析

2019年深圳经济平稳健康发展，经济总量保持全国第三名。营商环境持续优化，市场主体活力不断被激发。同时，"双区驱动"区域政策与产业专项政策利好叠加，这些因素为深圳健康产业的加速发展提供了有利条件。

（一）经济环境

1. 经济竞争力持续上升，经济总量居全国前列

2019年深圳保持了经济平稳健康发展，经济总量位居全国大中城市第三位，经济结构不断优化，质量效益持续提升。从GDP总量来看，初步核算，2019年实现地区生产总值26927.09亿元，比2018年增长6.7%（见图1-56、表1-24）。人均地区生产总值203489元，增长3%，按2019年平均汇率折算为29498美元。

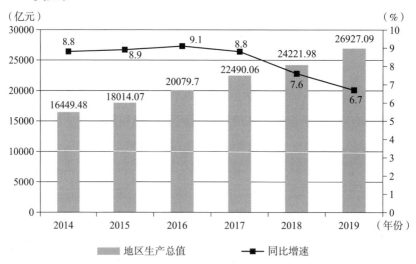

图1-56　2014—2019年深圳地区生产总值及同比增速

资料来源：深圳市统计局。

表 1-24　2019 年全国主要城市 GDP 排行榜

排名	城市	GDP（亿元）	同比增幅（%）
1	上海	38155.32	6.0
2	北京	35371.30	6.1
3	深圳	26927.09	6.7
4	广州	23628.60	6.8
5	重庆	23605.77	6.3
6	苏州	19235.80	5.6
7	成都	17012.65	7.8
8	武汉	16223.21	7.4
9	杭州	15373.00	6.8

资料来源：根据公开资料整理。

　　深圳产业经济结构持续优化，第一、第二、第三产业共同推动经济增长。相关数据显示，2019 年第一产业增加值 25.2 亿元，增长 5.2%；第二产业增加值 10495.84 亿元，增长 4.9%；第三产业增加值 16406.06 亿元，增长 8.1%。其中，第一产业增加值占全市地区生产总值的 0.1%，第二产业增加值占 39%，第三产业增加值占 60.9%（见图 1-57）。

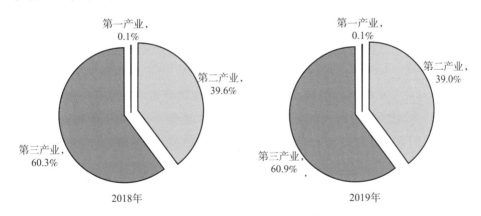

图 1-57　2018 年、2019 年深圳地区生产总值比重

资料来源：深圳市统计局。

　　四大支柱产业中，金融业增加值 3667.63 亿元，比 2018 年增长 9.1%；物流业增加值 2739.82 亿元，比 2018 年增长 7.5%；文化及相关产业（规模

以上）增加值 1849.05 亿元，比 2018 年增长 18.5%；高新技术产业增加值 9230.85 亿元，比 2018 年增长 11.3%。

战略性新兴产业发展势头良好，为深圳经济注入新的活力。2019 年战略性新兴产业增加值合计 10155.51 亿元，比 2018 年增长 8.8%，占地区生产总值比重 37.7%。其中，新一代信息技术产业增加值 5086.15 亿元，增长 6.6%；数字经济产业增加值 1596.59 亿元，增长 18%；高端装备制造产业增加值 1145.07 亿元，增长 1.5%；绿色低碳产业增加值 1084.61 亿元，增长 5.3%；海洋经济产业增加值 489.09 亿元，增长 13.9%；新材料产业增加值 416.19 亿元，增长 27.6%；生物医药产业增加值 337.81 亿元，增长 13.3%（见表 1-25）。

表 1-25 2019 年深圳七大战略性新兴产业增加值

七大产业	增加值（亿元）	增长率（%）
新一代信息技术	5086.15	6.6
高端装备制造	1145.07	1.5
绿色低碳	1084.61	5.3
生物医药	337.81	13.3
数字经济	1596.59	18
新材料	416.19	27.6
海洋经济	489.09	13.9

资料来源：深圳市统计局。

2. 人均可支配收入持续增长释放医疗健康消费需求

2019 年深圳市居民人均可支配收入 62522.4 元，比 2018 年增长 8.7%，扣除价格因素实际增长 5.1%（见图 1-58）。深圳居民可支配收入的四大项中，工资性收入、经营净收入、财产净收入与转移净收入均有不同程度的增长。个税起征点提高和个税专项抵扣政策使居民转移性支出减少，对深圳居民转移净收入形成切实利好，转移净收入增速由负转正。2019 年深圳居民收入增长情况如表 1-26 所示。

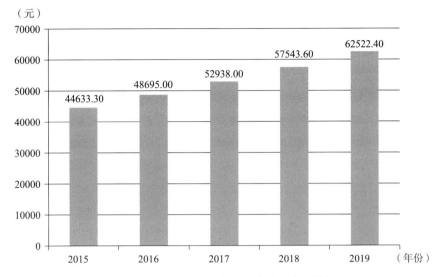

（元）

图 1-58 2015—2019 年深圳人均可支配收入

资料来源：深圳市统计局。

表 1-26 2019 年深圳居民收入增长情况

指标	金额（元）	增幅（%）
可支配收入	62522	8.7
一、工资性收入	51617	8.1
二、经营净收入	7293	3.9
三、财产净收入	6181	0.7
四、转移净收入	−2569	24.1

资料来源：深圳市统计局。

在消费方面，2019 年深圳居民人均消费支出 43112.65 元，增长 6%，扣除价格因素实际增长 2.9%。其中，食品烟酒支出增长 7%，恩格尔系数为 29.4%，比上年提高 0.2 个百分点。衣着、其他用品和服务两类支出有所下降。医疗保健、教育文化娱乐、交通和通信三类支出增幅超过 10%（见表 1-27）。

表 1-27 2019 年深圳居民消费支出增长情况

指标	金额（元）		增幅（%）
	2019 年	2018 年	
生活消费支出	43112.65	40535.02	6
食品烟酒	12657.87	11836.23	7

续表

指标	金额（元）		增幅（%）
	2019 年	**2018 年**	
衣着	2035.62	2177.50	-7
居住	12609.39	12160.03	4
生活用品及服务	2272.97	2268.22	0
交通和通信	6419.05	5694.22	13
教育文化娱乐	4474.45	3934.54	14
医疗保健	1507.89	1278.48	18
其他用品和服务	1135.41	1185.80	-4

资料来源：深圳市统计局。

3. 营商环境不断优化，排名位于全国之首

深圳力争创建一流营商环境，构建了"企业没有事，政府不插手；企业有好事，政府不伸手；企业有难事，政府不放手"的新型亲清政商关系，是国内营商环境最优、民营经济最活跃的城市之一。2019 年，深圳认真贯彻落实党中央、国务院关于深化"放管服"改革和优化营商环境的决策部署，市委、市政府把优化营商环境列为"一号改革工程"，举全市之力陆续推出一批重大改革举措。

在优化审批流程方面，深圳市着力帮助企业稳预期、稳信心，创新思路便利企业办事，深入推进数字政府和智慧城市建设，新上线区块链电子证照应用平台，"i 深圳"APP 累计整合近 4700 项政务服务事项，居全国前列，98%的行政审批事项实现网上办理，94%的行政许可事项实现"零跑动"，企业和个人政务办事需提交的材料减少了 70%。区块链电子发票引领全国，商事登记等近 200 个事项实现"秒批"，企业注销业务办理时限压缩到 1 个工作日以内，办税事项平均耗时下降 40%。社会投资、政府投资工程建设项目的审批时间分别缩短至 30 个和 41 个工作日以内，水电气接入办理时间平均压缩 70%，货物进口、出口通关时间分别压缩 54%、76%，通关效率位居全国前列。另外，在推进前海现代服务合作区发展事务上，深圳市政府推出的 49条措施，如推行开办企业"一网通办"，即商事登记、公安、税务、银行等部门信息互联互通，实现新开办企业商事登记、填报刻章、申领发票等事项一次提交、共享交换、同步办理和限时办结，将企业开办整体时间压缩至 2 个

工作日内，政府投资建设项目审批时间控制在 80 个工作日内，社会投资项目审批时间控制在 33 个工作日内。

在服务惠企方面，2019 年深圳通过立法设立"深圳企业家日"，大力弘扬优秀企业家精神，出台一系列惠企政策措施，千方百计帮助企业减轻负担，努力用惠企政策的精准性来对冲外部环境的不确定性。充分释放"四个千亿"政策红利，落实更大规模的减税降费政策，全年新增减税降费超过 1100 亿元；坚持政策性与市场化兼顾，设立 1000 亿元的民营企业平稳发展基金，帮助 54 家上市公司化解流动性风险；出台促进供应链金融发展政策，用足用好首期 50 亿元的天使投资引导基金，充分发挥 50 亿元中小微企业银行贷款风险补偿资金池作用，全年中小微企业新增贷款余额增长 20%。

此外，为全力当好粤港澳大湾区建设主阵地，2019 年深圳市政府积极推进"湾区通"工程，实施深港合作专项行动，持续提升开放合作水平。如前海综合交通枢纽、妈湾跨海通道等重点工程加快推进，深港设计创意产业园正式运营。同时，设立港澳台和外国法律查明基地和粤港澳大湾区气象监测预警预报中心。积极参与广深港澳科技创新走廊建设，深中通道等重点项目加快推进，穗莞深城际线建成开通，深莞惠经济圈建设取得新进展，区域联动发展显新成效。积极参与"一带一路"建设，对沿线国家和地区出口额增长 13%。实施机场口岸外国人 144 小时过境免签政策，新增罗马、特拉维夫等 15 条国际航线，国际客运通航城市总数达 60 个，机场旅客吞吐量突破 5000 万人次。

根据 2019 年中国社会科学院和《经济日报》发布的城市竞争力排行榜，深圳城市竞争力排行位居第一；在《2019 中国民营企业营商环境报告》最受民营企业认可的国内十大城市排名中，深圳位列第二；同时在国务院部署、国家发展改革委组织开展的 2019 年全国营商环境评价中，深圳排名全国前列。

（二）社会环境

1. 健全人才队伍建设，全方位打造"国际人才高地"

深圳近年来在全国率先开展人才引进业务"秒批"改革，作为全国人社系统重点行风工程予以推广，助力深圳人才队伍建设。得益于人才"秒批"

服务，深圳人才全面提效提速，2019 年深圳全市接收应届毕业生 10.3 万人，引进市外在职人才 15.8 万人，引进海外留学人员 2.29 万人，整体新引进人才超 28 万人。累计引进海外留学人员超过 13 万人，在站博士后 3400 多人；累计建成市级大师工作室 42 个、技师工作站 130 个、高技能人才培训基地 209 家。

另外，为加强对本地人才的培养，2016 年深圳市政府印发的《关于加快高等教育发展的若干意见》中提到，争取到 2025 年，深圳高校达到 20 所左右，全日制在校生约 20 万人，3~5 所高校综合排名进入全国前 50 名。为实现这一目标，2019 年深圳大学、南方科技大学等高水平大学建设提速，深圳技术大学校园建成并独立招生，深圳北理莫斯科大学永久校区投入使用。深圳职业技术学院、深圳信息职业技术学院被纳入国家高职院校"双高计划"，职业教育成为全国样板。

在特色社会主义先行示范区和打造粤港澳大湾区世界城市群要求下，深圳需要吸引更多外国高端人才来深创新创业，全方位打造"国际人才高地"。为此，深圳市人社局提出将继续坚持"人才是第一资源"的理念，注重高端化引领，坚持国际化视野，围绕构建高质量发展体制机制，精准对接创新驱动发展三大战略。

一是实施更加开放便利的人才引进政策。聚焦关键核心技术和破解"卡脖子"问题，广泛集聚海内外创新人才，加快落实境外高端人才、紧缺人才个人所得税优惠政策，推进粤港澳职业资格认可先行先试，深入推进国家级人力资源产业园建设，建设国际人力资源市场。

二是优化人才评价和激励机制。以市场化、社会化为导向，修订高层次人才认定办法和标准。深化专业技术人员职称制度改革，探索在 5G、人工智能等新领域、新专业开展职称评审，支持高校、高水平建设医院开展职称自主评审。开展事业单位领域人事薪酬综合配套改革，建立符合公益事业发展规律和需要的事业单位岗位动态调整机制。

三是打造"高技能人才培养创新区"。加快推进技能提升行动，调整技能提升行动补贴对象范围和标准，健全终身职业技能培训补贴政策。加快构建现代技工教育体系，出台推进技工教育高质量发展若干意见。打造产教融合深圳特色"双元"育人职教模式，深化技能人才多元化评价改革。

2. 倡导健康生活方式，居民健康素养全面提高

深圳通过推进全国卫生城市、健康城市建设，使深圳城市交通设施、医疗卫生设施、公共文化体育设施等日趋完善，并创建了一批成功的健康促进场所。相关数据显示，2019 年深圳市健康场所创建累计 591 个，健康家庭 64949 个户，提前超额完成了《健康深圳行动计划（2017—2020年）》中建设健康细胞的指标任务。另外，深圳居民的健康素养和水平获得快速提升。2019 年，深圳市卫生健康委员会在全市范围内组织开展了社区居民健康素养监测。监测结果显示，2019 年深圳市民健康素养水平为31.74%，较 2018 年的 24.27%增长 7.47 个百分点，即每 100 个 15～69 岁的人中，有 31 个具备基本的健康素养（见图 1-59）。其中，男性健康素养水平为 32.09%，女性为 31.49%，较 2018 年分别提高了 8.31 个和 6.81 个百分点，男性提高幅度大于女性。

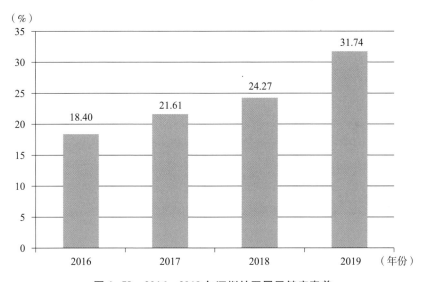

图 1-59 2016—2019 年深圳社区居民健康素养

资料来源：深圳市卫生健康委员会。

从知识、行为和技能三方面来看，2019 年深圳市民基本知识和理念素养水平为 53.45%，健康生活方式与行为素养水平为 31.31%，基本技能素养水平为 36.07%。与 2018 年相比，基本知识和理念素养水平提高了 10.99 个百分点，健康生活方式与行为素养水平提高了 9.04 个百分点，基本技能素养水平提高了 10.79 个百分点（见图 1-60）。

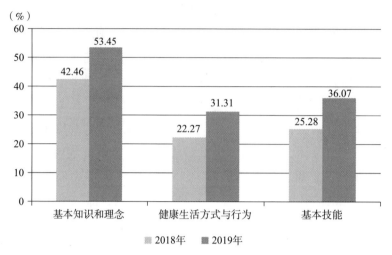

图1-60 2018年、2019年深圳市民知识、行为和技能素养水平

资料来源：深圳市卫生健康委员会。

从六类健康问题来看，2019年深圳市民安全与急救素养水平为69.41%、科学健康观素养水平为63.16%、健康信息素养水平为48.20%、慢性病防治素养水平为35.27%、传染病防治素养水平为34.06%、基本医疗素养水平为28.85%（见图1-61）。

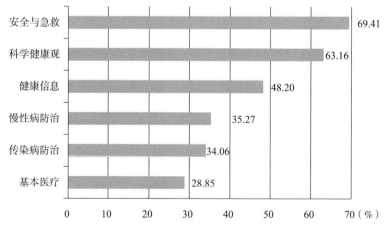

图1-61 2019年深圳市民六类健康素养水平

资料来源：深圳市卫生健康委员会。

深圳市卫生健康委员会指出，2019年深圳市民健康素养水平已提前达到《深圳市全民健康素养促进行动规划（2014—2020年）》和《深圳市市民健康素养提升工程实施方案》规定的 30% 的目标，未来深圳将多措并举，持续提升全市居民健康素养水平，力争 2025 年达到 38%、2030 年达到 45% 的目标。为了建设中国特色社会主义先行示范区和创建社会主义现代化强国的城市范例，深圳正加快城市建设步伐，打造健康中国的"深圳样板"。

（三）产业环境

1. "双区驱动"促产业发展，释放巨大机遇

2019 年 2 月，中共中央、国务院印发了《粤港澳大湾区发展规划纲要》。该纲要明确了大湾区的战略定位、发展目标、基本原则等，为粤港澳三地的发展、分工及协作指明方向。推进粤港澳大湾区建设，是以习近平同志为核心的党中央做出的重大决策，是习近平总书记亲自谋划、亲自部署、亲自推动的国家战略，既是新时代推动形成全面开放新格局的新举措，也是推动"一国两制"事业发展的新实践。该规划纲要是指导粤港澳大湾区当前和今后一个时期合作发展的纲领性文件，规划近期至 2022 年，远期展望到 2035 年。

《粤港澳大湾区发展规划纲要》的发展目标指出：到 2022 年，粤港澳大湾区综合实力显著增强，粤港澳合作更加深入广泛，区域内生发展动力进一步提升，发展活力充沛、创新能力突出、产业结构优化、要素流动顺畅、生态环境优美的国际一流湾区和世界级城市群框架。到 2035 年，大湾区形成以创新为主要支撑的经济体系和发展模式，经济实力、科技实力大幅跃升，国际竞争力、影响力进一步增强；大湾区内市场高水平互联互通基本实现，各类资源要素高效便捷流动；区域发展协调性显著增强，对周边地区的引领带动能力进一步提升；人民生活更加富裕；社会文明程度达到新高度，文化软实力显著增强，中华文化影响更加广泛深入，多元文化进一步交流融合；资源节约集约利用水平显著提高，生态环境得到有效保护，宜居宜业宜游的国际一流湾区全面建成。

《粤港澳大湾区发展规划纲要》为深圳提供了重要的平台和发展空间，在《粤港澳大湾区发展规划纲要》中深圳累计出现 31 次，涉及基建、旅游、科技、交通、环境等内容（见表 1-28）。

表1-28 《粤港澳大湾区发展规划纲要》涉及深圳的内容

序号	主要内容
1	发挥香港—深圳、广州—佛山、澳门—珠海强强联合的引领带动作用，深化港深、澳珠合作，加快广佛同城化建设，提升整体实力和全球影响力，引领粤港澳大湾区深度参与国际合作
2	更好发挥港珠澳大桥作用，加快建设深（圳）中（山）通道、深（圳）茂（名）铁路等重要交通设施，提高珠江西岸地区发展水平，促进东西两岸协同发展
3	优化提升中心城市。以香港、澳门、广州、深圳四大中心城市作为区域发展的核心引擎，继续发挥比较优势做优做强，增强对周边区域发展的辐射带动作用
4	发挥作为经济特区、全国性经济中心城市和国家创新型城市的引领作用，加快建成现代化国际化城市，努力成为具有世界影响力的创新创意之都
5	推进"广州—深圳—香港—澳门"科技创新走廊建设，探索有利于人才、资本、信息、技术等创新要素跨境流动和区域融通的政策举措，共建粤港澳大湾区大数据中心和国际化创新平台
6	支持依托深圳国家基因库发起设立"一带一路"生命科技促进联盟
7	支持港深创新及科技园、中新广州知识城、南沙庆盛科技创新产业基地、横琴粤澳合作中医药科技产业园等重大创新载体建设
8	充分发挥香港、澳门、深圳、广州等资本市场和金融服务功能，合作构建多元化、国际化、跨区域的科技创新投融资体系
9	增强广州、深圳国际航运综合服务功能，进一步提升港口、航道等基础设施服务能力，与香港形成优势互补、互惠共赢的港口、航运、物流和配套服务体系，增强港口群整体国际竞争力
10	支持香港机场第三跑道建设和澳门机场改扩建，实施广州、深圳等机场改扩建，开展广州新机场前期研究工作，研究建设一批支线机场和通用机场
11	深化低空空域管理改革，加快通用航空发展，稳步发展跨境直升机服务，建设深圳、珠海通用航空产业综合示范区。推进广州、深圳临空经济区发展
12	推进赣州至深圳、广州至汕尾、深圳至茂名、岑溪至罗定等铁路项目建设，适时开展广州经茂名、湛江至海安铁路和柳州至肇庆铁路等区域性通道项目前期工作，研究广州至清远铁路进一步延伸的可行性
13	有序推进沈海高速（G15）和京港澳高速（G4）等国家高速公路交通繁忙路段扩容改造。加快构建以广州、深圳为枢纽，高速公路、高速铁路和快速铁路等广东出省通道为骨干，连接泛珠三角区域和东盟国家的陆路国际大通道
14	加快深中通道、虎门二桥过江通道建设
15	创新通关模式，更好发挥广深港高速铁路、港珠澳大桥作用。推进莲塘/香园围口岸、粤澳新通道（青茂口岸）、横琴口岸（探索澳门莲花口岸搬迁）、广深港高速铁路西九龙站等新口岸项目的规划建设
16	加快广州—深圳国际性综合交通枢纽建设。推进大湾区城际客运公交化运营，推广"一票式"联程和"一卡通"服务

续表

序号	主要内容
17	积极推动先进技术在香港、澳门、广州、深圳等城市使用，促进保密通信技术在政府部门、金融机构等应用
18	提升国家新型工业化产业示范基地发展水平，以珠海、佛山为龙头建设珠江西岸先进装备制造产业带，以深圳、东莞为核心在珠江东岸打造具有全球影响力和竞争力的电子信息等世界级先进制造业产业集群
19	支持深圳依规发展以深圳证券交易所为核心的资本市场，加快推进金融开放创新
20	支持深圳建设保险创新发展试验区，推进深港金融市场互联互通和深澳特色金融合作，开展科技金融试点，加强科技金融载体建设
21	支持符合条件的港澳银行、保险机构在深圳前海、广州南沙、珠海横琴设立经营机构
22	支持深圳建设全球海洋中心城市
23	强化深圳河等重污染河流系统治理，推进城市黑臭水体环境综合整治，贯通珠江三角洲水网，构建全区域绿色生态水网
24	支持深圳引进世界高端创意设计资源，大力发展时尚文化产业
25	有序推动香港、广州、深圳国际邮轮港建设，进一步增加国际班轮航线，探索研究简化邮轮、游艇及旅客出入境手续
26	探索开通澳门与邻近城市、岛屿的旅游路线，探索开通香港—深圳—惠州—汕尾海上旅游航线
27	在深圳前海、广州南沙、珠海横琴建立港澳创业就业试验区，试点允许取得建筑及相关工程咨询等港澳相应资质的企业和专业人士为内地市场主体直接提供服务，并逐步推出更多试点项目及开放措施
28	加快推进深圳前海、广州南沙、珠海横琴等重大平台开发建设，充分发挥其在进一步深化改革、扩大开放、促进合作中的试验示范作用，拓展港澳发展空间，推动公共服务合作共享，引领带动粤港澳全面合作
29	优化提升深圳前海深港现代服务业合作区功能
30	支持在深圳前海设立口岸，研究加强与香港基础设施高效联通
31	支持落马洲河套港深创新及科技园和毗邻的深方科创园区建设，共同打造科技创新合作区，建立有利于科技产业创新的国际化营商环境，实现创新要素便捷有效流动

粤港澳大湾区的建设也将为深圳健康产业营造良好的政策环境，推进深圳健康产业生态向大湾区协同发展，将会鼓励港澳投资者在粤港澳大湾区投资医疗卫生服务；鼓励港澳医疗服务机构参与粤港澳大湾区医疗体系建设，提供优质的卫生健康服务；鼓励以特色专科为纽带组建专科联盟；促进国际资本在湾区内投资医疗、养老、制药、家庭医疗服务和网络医疗等产业。2019年2月25日，由广东省卫生健康委、香港特别行政区政府食物及卫生

局、澳门特别行政区政府卫生局、深圳市人民政府联合主办，深圳市卫生健康委承办的"第二届粤港澳大湾区卫生健康合作大会"在深圳召开。大会以"推动粤港澳大湾区卫生健康高质量发展"为主题，共同探讨粤港澳大湾区卫生健康发展大计。大会形成了《粤港澳大湾区卫生健康合作共识》，签署了62个粤港澳大湾区卫生健康大会合作项目，包括粤港澳大湾区输入性热带病防控联盟、粤港澳大湾区呼吸疾病研究中心项目等，涉及疾病研究、传染病防控、人才培训、建设高水平国际医院等方面，以此翻开粤港澳三地卫生健康事业合作发展的新篇章。

在62个合作项目中，深港大健康科技产业合作备忘录及粤港科学中医（筋膜学）创新研究院项目，是由深圳市健康产业发展促进会以产业协会名义牵头签署的两个重大项目。其中，深港大健康科技产业合作备忘录项目由深圳市健康产业发展促进会、香港生物医药创新协会、香港科技大学中药研发中心、香港浸会大学中医药学院、深圳大学医学部药学院、深圳市至元湾区健康科技协同创新中心等共同签署，项目内容为建立中医药创新研究院与中医药国际跨境商贸平台，搭建药物研发孵化平台，搭建"名医诊疗+精准康复+智慧康养"的医康养一体化示范平台。粤港科学中医（筋膜学）创新研究院项目是由深圳市健康产业发展促进会、深圳市保健协会、深圳大学医学部中医筋膜学发展研究中心、香港中文大学中医中药研究所、中华国际传统医药学会共同签署，项目内容为充分发挥中医药在国内卫生、经济、科技、文化和生态文明发展中的独特作用，通过整合粤港高校、社会和政府资源，组成多学科、跨部门共同参与的国际中医药协同创新机构，对促进香港和广东中医药科技创新能力的迅速提升，引领全球中医药相关成果的知识产权化、临床化和产业化具有重大意义。

可以看出，未来粤港澳大湾区的建设将为深圳的建设注入新的活力。与此同时，2019年8月中共中央、国务院发布了《关于支持深圳建设中国特色社会主义先行示范区的意见》（以下简称《意见》）。《意见》的出台也给深圳未来的发展带来诸多利好。这种利好体现在政治、经济、文化、社会和生态建设等方面，给予了深圳实施全面深化改革、全面扩大开放更广阔的发展空间和更高的政治地位和发展地位。

《意见》明确了深圳的战略定位：

高质量发展高地。深化供给侧结构性改革，实施创新驱动发展战略，建设现代化经济体系，在构建高质量发展的体制机制上走在全国前列。

法治城市示范。全面提升法治建设水平，用法治规范政府和市场边界，营造稳定公平透明、可预期的国际一流法治化营商环境。

城市文明典范。践行社会主义核心价值观，构建高水平的公共文化服务体系和现代文化产业体系，成为新时代举旗帜、聚民心、育新人、兴文化、展形象的引领者。

民生幸福标杆。构建优质均衡的公共服务体系，建成全覆盖可持续的社会保障体系，实现幼有善育、学有优教、劳有厚得、病有良医、老有颐养、住有宜居、弱有众扶。

可持续发展先锋。牢固树立和践行绿水青山就是金山银山的理念，打造安全高效的生产空间、舒适宜居的生活空间、碧水蓝天的生态空间，在美丽湾区建设中走在前列，为落实联合国 2030 年可持续发展议程提供中国经验。

同时，《意见》指出，到 2025 年深圳经济实力、发展质量跻身全球城市前列，研发投入强度、产业创新能力世界一流，文化软实力大幅提升，公共服务水平和生态环境质量达到国际先进水平，建成现代化、国际化创新型城市。到 2035 年，深圳高质量发展成为全国典范，城市综合经济竞争力世界领先，建成具有全球影响力的创新创业创意之都，成为我国建设社会主义现代化强国的城市范例。到 21 世纪中叶，深圳以更加昂扬的姿态屹立于世界先进城市之林，成为竞争力、创新力、影响力卓著的全球标杆城市。

《关于支持深圳建设中国特色社会主义先行示范区的意见》也为健康产业带来了新机遇，《意见》中提到：支持深圳建设 5G、人工智能、网络空间科学与技术、生命信息与生物医药实验室等重大创新载体，探索建设国际科技信息中心和全新机制的医学科学院。支持大力发展战略性新兴产业，在未来通信高端器件、高性能医疗器械等领域创建制造业创新中心。开展市场准入和监管体制机制改革试点，建立更具弹性的审慎包容监管制度，积极发展智能经济、健康产业等新产业新业态，打造数字经济创新发展试验区。支持加快构建国际一流的整合型优质医疗服务体系和以促进健康为导向的创新型医保制度。扩大优质医疗卫生资源供给，鼓励社会力量发展高水平医疗机构。探索建立与国际接轨的医学人才培养、医院评审认证标准体系。支持健全多层次养老保险制度体系，构建高水平养老和家政服务体系。

2. 产业多项专项扶持，助力产业发展

2019 年，深圳继续深入推进供给侧结构性改革，积极推进健康深圳建设。在公立医院改革方面，深圳作为承担全国城市公立医院改革试点，2019 年加快提升医疗卫生水平，省高水平医院增加到5家，新增三级医院4家，吉华医院、质子肿瘤治疗中心开工建设，市人民医院内科大楼、康宁医院坪山院区、平湖医院、市口腔医院门诊部、南方医科大学深圳口腔医院、宝安纯中医治疗医院等投入使用。为传承弘扬传统中医药诊疗方法，规范深圳市纯中医治疗医院设置。2019年3月7日，深圳市卫生健康委员会制定了《深圳市纯中医治疗医院设置标准（试行）》，该标准指出纯中医治疗医院是指在传统中医药理论指导下，运用传统中医药技术，结合现代科学检查检验技术开展诊疗活动，除院内紧急救治和麻醉外，纯中医治疗率达到95%以上的医疗机构。纯中医治疗医院分为一级、二级、三级。2019年8月5日，深圳人民政府发布《改革完善全科医生培养与使用激励机制若干措施》，该措施旨在从健全全科医生培养制度和提升薪酬待遇、发展空间、执业环境、社会地位等方面入手，改革完善全科医生培养和使用激励机制，加快培养大批合格的全科医生，调动全科医生工作积极性，为提高基层医疗服务能力、提升居民健康管理水平、努力为市民健康提供人才保障，加快构建优质高效的医疗服务体系，打造健康中国"深圳样板"。为规范和加强深圳市医学重点学科的建设和管理，提高医学重点学科的整体水平，促进全市卫生健康事业的可持续发展，2019年11月11深圳市卫生健康委员会制定了《深圳市医学重点学科建设管理办法》。该办法从建设管理、申报与评审、经费管理、绩效评估等方面规范了医学重点学科建设有关工作，对于完善医疗服务体系、引导医院和学科发展、加强医院管理、促进卫生健康事业发展将起到长期的积极作用。

在产业支撑方面，深圳加快建设国际科技、产业创新中心的步伐。2019年7月，被称为"科改22条"的《深圳市科技计划管理改革方案》出台。"科改22条"力求形成总体布局合理、功能定位清晰的"一类科研资金、五大专项、二十四个类别"科技计划体系。改革方案体现了"体系架构市场化、关键环节国际化、政府布局主动化、高校支持稳定化、人才支持梯度化、深港澳合作紧密化、国际交流全面化"等特色，能够为深圳建设中国特色社会主义先行示范区、创建社会主义现代化强国的城市范例提供重要支撑。

3. 创新环境不断完善，释放强大动能

2019年，深圳被赋予了建设中国特色社会主义先行示范区的新历史使命，深圳围绕"综合性国家科学中心主阵地"的建设，创新发展动能更加强劲。2019年，深圳科技研发资金预算规模123亿元，比5年前增加了84.13亿元，增长500%，其中基础研究安排45.36亿元，占科技研发资金比重的36.87%。

其中，PCT（Patent Cooperation Treaty）国际专利申请量、有效发明专利五年以上维持率稳居全国城市首位，创新能力稳步增强。深圳市市场监督管理局发布的数据显示，2019 年深圳国内专利申请量达 261502 件，同比增长 14.39%；其中发明专利申请 82852 件，同比增长 18.41%。国内专利授权 166609 件，同比增长 18.83%；其中发明专利授权 26051 件，同比增长 22.25%，授权量在全国各大城市居第二名，仅次于北京。截至 2019 年底，深圳累计有效发明专利量达 138534 件，同比增长 16.54%。深圳有效发明专利维持 5 年以上的比例达 85.22%，居全国大中城市首位（不包含港澳台地区）；每万人口发明专利拥有量达 106.3 件，为全国平均水平（13.3 件）的 8 倍。

通过 PCT 提交国际专利申请是企业进行海外专利布局的重要途径。数据显示，2019 年深圳 PCT 国际专利申请量达 17459 件，约占全国申请总量的 30.6%，占广东省总量的 70.6%，连续 16 年居全国大中城市第一名，其中华为公司以 4637 件居全球企业第一名。在重点产业及产业方面，深圳新一代信息技术产业 2019 年国内发明专利公开量 43273 件，在全国各大城市中居第二名；5G、4K/8K（高清视频技术）领域，深圳国内专利公开量均居全国首位。

截至 2019 年底，深圳拥有国家级、省级、市级重点实验室、工程实验室、工程（技术）研究中心和企业技术中心等各类创新载体达 2260 家，与 5 年前相比实现了翻番。其中，国家级 118 家、省部级 605 家，覆盖了国民经济社会发展主要领域。深圳围绕第三代半导体、人工智能、脑科学等前沿领域，设立了 13 家基础研究机构。如 2019 年新组建的人工智能与数字经济省级实验室、超滑技术研究所等研发机构，实施 50 个关键核心技术攻关项目。光明科学城规划建设全面提速，合成生物研究、脑解析与脑模拟等大科学装置加快建设，深圳湾实验室等高端创新资源落户科学城。西丽湖国际科教城上升为部省市共建平台，初步形成高水平实验室集群，其中鹏城实验室成立短短一年多就集聚了 22 位院士、1600 多名科研人员，承担了一批重大科技专项，初步建成"云脑""云网"等四大科学装置。

2018 年，深圳市委出台《关于深入贯彻落实习近平总书记重要讲话精神加快高新技术产业高质量发展更好发挥示范带动作用的决定》（以下简称《决定》）。《决定》明确提出实施七大工程，分三阶段实现科技创新主要目标，到 2022 年，基本建成现代化国际化创新型城市，科技和产业竞争力全国领先，部分高新技术产业领域跻身全球中高端，成为全国高新技术产业发展高地。全社会研发投入占 GDP 比重达 4.28%，战略性新兴产业增加值占 GDP 比重达 40%。到 2025 年，基本建成国际科技产业创新中心，科技和产业竞争力居国际前列，高新技术产业整体迈向全球中高端，成为推动全国高新技术产业发展的重要引擎。到 2035 年，建成可持续发展的全球创新创意之都，科技和产业竞争力全球领先，高新技术产业引领全球发展，跻身世界创新型城市先进行列。2019 年，深圳市政府深入实施加快高新技术产业高质量发展的"七大工程"，前瞻布局 5G、人工智能、4K/8K 超高清视频、集成电路、生物医药等产业。深圳市获批建设国家人工智能创新应用先导区（见表 1-29）。国家高新区实现扩容提质，新增国家级高新技术企业 2700 多家，总量超过 1.7 万家，仅次于北京。同时，为提升自主创新能力，深圳市加强对创新环境的持续优化，新型显示器件、智能制造装备、人工智能等 3 个产业集群入选国家战略性新兴产业集群发展工程。

表 1-29　《决定》提出的七大工程

序号	内容
1	实施科技体制机制改革攻坚工程，发挥市场对技术方向、路线选择、要素价格、要素配置导向作用，打造科技体制改革先行区
2	实施科技创新能力跃升工程，瞄准世界科技前沿领域和顶尖水平，抓重点、补短板、强弱项，打造可持续发展的全球创新创意之都
3	实施产业结构提质升级工程，把新一代信息技术、高端装备制造等战略性新兴产业作为重中之重，推动产业向价值链中高端跃升，打造世界级高新技术产业集聚地
4	实施新技术新产品应用示范工程，加快科研成果从样品到产品再到商品的转化，带动新技术新产品新业态蓬勃发展，打造新经济策源地
5	实施创新生态全面优化工程，大力促进创新链、产业链、资金链等相互交织、相互支撑，打造国际一流的综合创新环境
6	实施知识产权强市推进工程，强化知识产权创造、保护、运用，建立与国际接轨的知识产权保护和运营体系，打造知识产权强国建设高地
7	实施区域合作示范带动工程，打造服务全国全省协调发展的先锋城市

二、深圳健康产业总体情况

（一）产业规模

得益于深圳市政府对营商环境的优化与对产业政策的大力支持，深圳健康产业的发展整体向好。根据深圳市统计局监测，2019 年深圳健康产业规模以上企业资产总计为 2254.26 亿元，同比增长 6.37%；营业收入为 1734.24 亿元，同比增长 10.73%；产业实现利润总额达到 190.26 亿元，同比增长 16.39%（见图 1-62）。

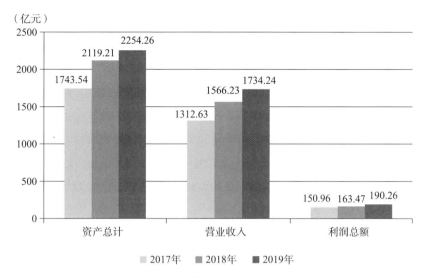

（亿元）

图1-62 2017—2019年深圳健康产业规模以上企业经济指标

资料来源：深圳市统计局。

（二）产业结构

根据经济普查的基础数据，截至2019年，深圳健康产业相关企业总数为24624家，这些企业主要是健康制造类企业与健康服务类企业。其中，健康制造类企业2449家，占企业总数的9.95%；健康服务类企业22175家，占企业总数的90.05%（见图1-63）。

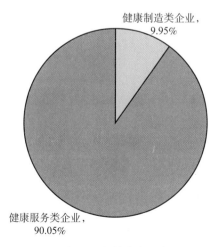

图1-63 2019年深圳市健康产业企业数量占比

资料来源：深圳市统计局。

从健康制造业的企业结构来看，医疗仪器设备及器材制造类的企业数量占比56.31%，健康用品、器材与智能设备制造类的企业数量占比38.34%，医药制造类企业数量占比5.35%（见图1-64）。

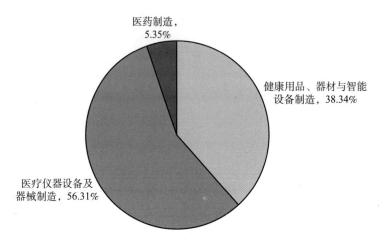

图1-64　2019年深圳市健康制造业企业数量占比

资料来源：深圳市统计局。

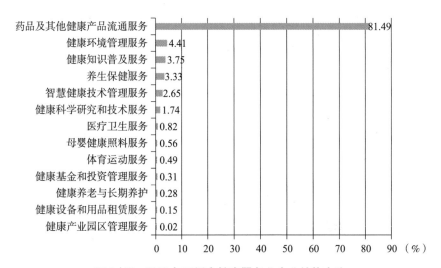

图1-65　2019年深圳市健康服务业企业结构占比

资料来源：深圳市统计局。

从健康服务业的企业结构来看，深圳健康服务业企业中，以药品及其他健康产品流通服务企业居多，占比81.49%，健康环境管理服务占比4.41%、健康知识普及服务占比3.75%、养生保健服务占比3.33%、智慧健康技术管理服务占比 2.65%、健康科学研究和技术服务占比 1.74%、医疗卫生服务占比 0.82%、母婴健康照料服务占比 0.56%、体育运动服务占比 0.49%、健康基金和投资管理服务占比 0.31%、健康养老与长期养护占比 0.28%、健康设备和用品租赁服务占比 0.15%、健康产业园区管理服务占比 0.02%（见图 1-65）。

（三）企业营销渠道与竞争压力

与往年的调研结果一样，深圳健康产业企业的营销模式依旧保持以线下为主、以线上为辅。通过对深圳健康产业企业的营销渠道调研显示，深圳市健康产业企业采用直营模式的占比为 58.1%，采用品牌营销模式的占比为 48.6%，采用网络营销模式的占比为 35.2%（见图 1-66）。如今，企业在市场中想通过技术领先和创新来保持竞争力，已变得越来越难，营销渠道系统创造的资源对制造商的发展有弥补作用，所以营销渠道是改善经营效果、提升竞力的重要资源。随着企业营销压力的不断增大，2019 年健康领域企业的营销方式已经比以往多样化，自媒体等一系列新兴的、精准的营销模式的作用也将会越来越突出。

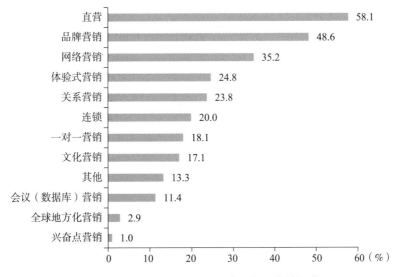

图 1-66　2019 年深圳市健康产业企业营销渠道

调查显示，深圳市健康产业企业的销售区域有 74% 为国内市场，25% 为国内外混合市场，仅 1% 为国外市场（见图 1-67）。

近年来，在国内外市场混合销售的企业中，出口额比重普遍较低。2019

年，深圳健康产业中产品出口额占总销售额的比重低于10%的企业占绝大多数，并且已达到89.5%。由此看来，国内市场仍是深圳健康产业市场的主要销售目标，国际市场的比重较低，考虑到目前全球经济形势不容乐观，国际市场份额能否有所增加还需拭目以待（见图1-68）。

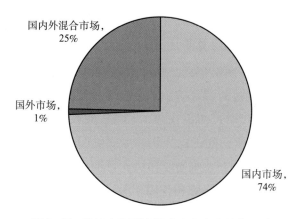

图1-67　2019年深圳市健康产业企业销售区域

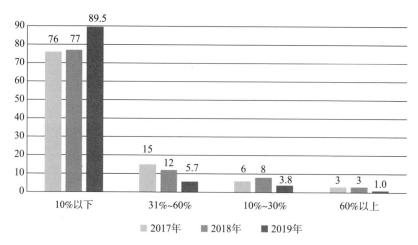

图1-68　2017—2019年深圳市健康产业企业出口额比重

深圳健康产业面临明显的竞争压力。国外健康产业发展时间较早，随着中国市场化程度不断提升，面对中国巨大的市场需求，国外健康产业中具有较高知名度的品牌企业纷纷布局中国大陆市场，多数深圳企业感受到了市场的竞争压力。调研数据显示，压力来源于市场营销渠道和产品销量的占比63.8%，位列第一（见图1-69）。深圳健康产业企业在市场推广、品牌、资本和营销等多方面面临市场压力。

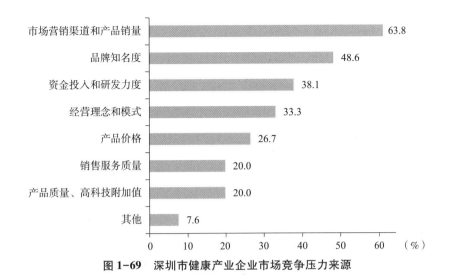

图 1-69　深圳市健康产业企业市场竞争压力来源

（四）企业投融资情况

从深圳健康产业企业新项目投资领域来看，2019 年研发新产品或开展新服务的企业意愿相比 2018 年下降 17.2%，占比 64.8%；40% 的企业新项目为技术改造和升级，比 2018 年下降 31%；24.8% 的企业计划延展上下游产业链，比 2018 年提高 14.8%；9.5% 的企业将新项目用于横向收/并购计划，比 2018 年提高 5.5%（见图 1-70）。2019 年，外部环境的不确定性仍然存在，财政金融领域的矛盾和隐患较多，企业生产经营困难问题短期内难以明显缓解，具体到健康领域，企业更愿意进行上下游产业链整合以及横向收/并购的资源整合。

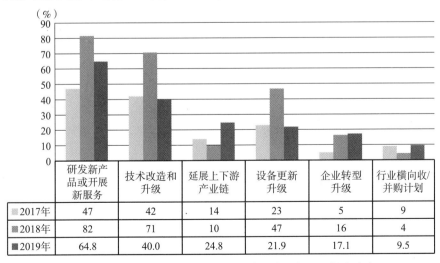

	研发新产品或开展新服务	技术改造和升级	延展上下游产业链	设备更新升级	企业转型升级	行业横向收/并购计划
2017年	47	42	14	23	5	9
2018年	82	71	10	47	16	4
2019年	64.8	40.0	24.8	21.9	17.1	9.5

图 1-70　2017—2019 年深圳市健康产业企业新项目投资方向

健康产业企业的资金来源主要是营收利润和股东集资,调研数据显示,当前深圳健康产业企业融资渠道主要包括投融资机构、银行贷款、政府财政资金扶持等,其中有29.5%的企业通过银行贷款获得资金,16.2%的企业通过投融资机构获得资金,资产负债率普遍较低。此外,17.1%的深圳企业获得政府财政资金的扶持,这说明深圳市政府对健康产业的关注与支持力度较大(见图1-71)。

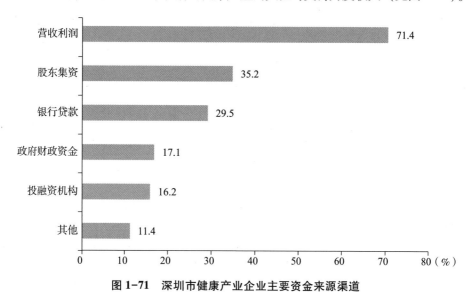

图1-71 深圳市健康产业企业主要资金来源渠道

(五)企业科技创新情况

深圳企业高度重视科学技术创新,自主开展科研创新活动。在深圳健康产业企业技术研发创新主要方式的调查中,72.4%的企业是自主原始创新,27.6%的企业是引进吸收消化后再创新,42.9%的企业购买国内外成熟技术直接生产(见图1-72)。由此可见,深圳健康产业企业技术研发创新是以自主创新为主,以产学研合作开发、合作共建研发平台、引进先进科技技术等为辅的多渠道创新模式。

企业对市场销售人员需求强烈。随着强劲的健康产业发展势头,生物医药产业的蓬勃发展以及物联网、人工智能、大数据等被广泛应用于医疗领域,使健康产业对生命健康领域各类人才的需求与日俱增。而受深圳教育资源缺乏大环境的影响以及深圳人才引进、储备、使用和成长的良性机制尚未成熟等因素的制约,健康产业高层次人才匮乏问题也逐渐成为制约深圳健康产业发展的重要因素之一。深圳是健康领域很好的消费市场,企业为了争夺市场份额、完成业绩指标,对销售人员的需求达到49.5%,成为深圳健康产业企业需求比例最高的人员类别。企业越来越重视科技创新，故研发工程师也成为健康产业企业急需的人才（见图1-73）。

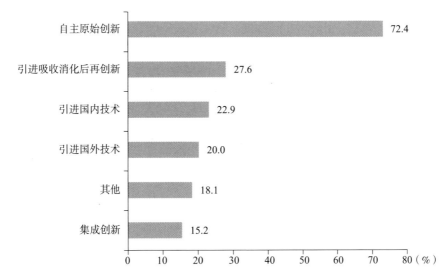

图1-72　深圳市健康产业企业技术研发创新方式

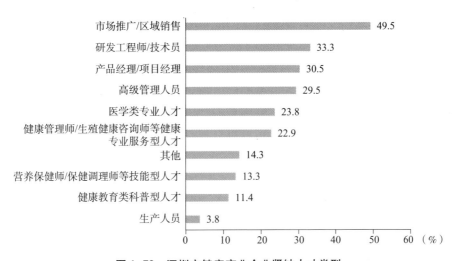

图1-73　深圳市健康产业企业紧缺人才类型

　　我国市场经济环境的确立和发展，彻底打破了计划经济时期"单位选人，一选定终身"的用人模式，用人单位与员工之间的双向选择使人才的任用、流动更加科学、合理。随着市场经济的不断深入，人才在企业经营管理过程中发挥的作用越来越大，成了企业发展的第一资本。在这种形势下，任何企业要想发展壮大，就必须具备吸引优秀人才的能力和实力。调研数据显示，83.8%的企业用合理的薪酬激励机制吸引人才，78.1%的企业用优良的企业文化吸引人才，62.9%的企业用完善的培训体系吸引人才，61.9%的企业用拓展人才来源渠道吸引人才，43.8%的企业用科学有效的招聘体系吸引人才（见图1-74）。

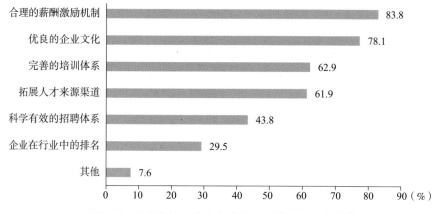

图1-74 深圳市健康产业企业有效吸引所需人才渠道

企业参与各级标准制修订工作，既是提升其竞争优势的重要举措，也是企业战略规划的重要组成部分。调研结果显示，深圳健康类产业有44.8%的企业参与了行业标准的制修订，30.5%的企业制定了企业标准，19%的企业参与了国际标准的制定，还有企业参与了团体标准、地方标准、国际标准的制定，分别占比15.2%、14.3%、9.5%（见图1-75）。企业积极参与各级标准的制定，不仅能够加速企业的产品创新，扩大产品市场规模，同时还能促进我国标准化工作发展和提升标准的先进性、合理性，从而使标准在我国的科技工作和经济建设中发挥应有的作用。

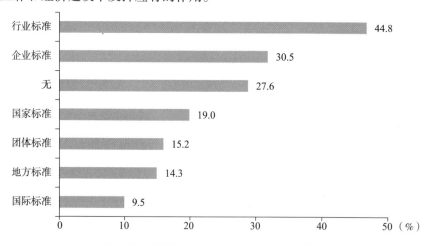

图1-75 深圳市健康产业企业标准制定情况

企业自主创新在科技发展以及国家建设中具有重要的战略地位，但是企业在自主创新方面面临诸多困难。调研数据显示，困难主要集中在资金、政策、人才三个方面，57.1%的企业认为自主创新缺乏经费，55.2%的企业认为缺乏政策扶持，35.2%的企业认为缺少专业技术带头人（见图1-76）。

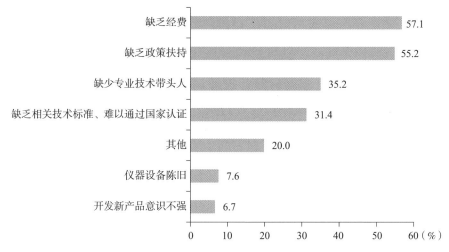

图1-76 企业在自主创新方面遇到的主要困难

（六）企业获得政府支持情况

近年来，国家各级部门都有出台健康产业类的产业扶持政策，但在企业中的实施情况并不理想。相关数据显示，71.4%的受访企业表示只是对相关政策略有所知，但不知具体细节，15.2%的企业表示完全了解政策情况，13.3%的企业表示完全不了解政策情况（见图1-77）。

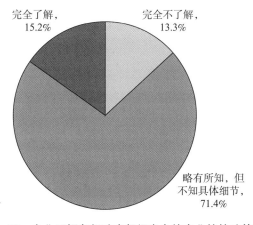

图1-77 企业了解各级政府部门出台的产业扶持政策情况

调研数据显示，被政策覆盖到的企业中，得到落实的仅占20%，58.1%的企业没有得到落实。政策的出台非常重要，而且政策的普及和落实也是至关重要的（见图1-78）。

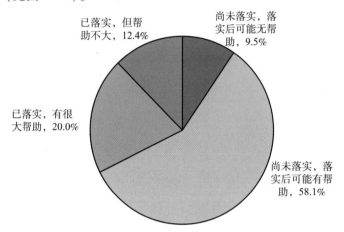

图1-78 企业享受到政府部门出台的产业扶持政策情况

进一步研究企业未享受到政策的原因，有52.4%的企业认为政策申请门槛条件高、办理程序烦锁，44.8%的企业认为不符合政策支持范围/对象，40%的企业认为不了解政策详细信息，33.3%的企业认为缺乏了解、申报政策的专业人员，29.5%的企业认为信息获取滞后，27.6%的企业认为对具体申报操作不清晰，仅15.2%的企业认为认为政策吸引力弱，这些因素均影响了扶持政策的实质效果和企业的获得感（见图1-79）。

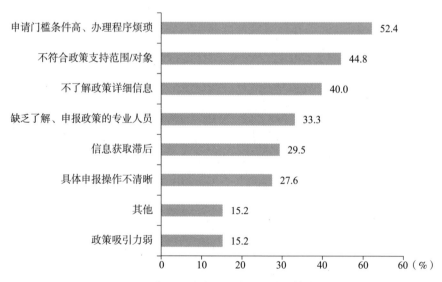

图1-79 企业无法享受到产业扶持政策的原因

（七）深圳健康产业未来发展展望

健康产业未来前景广阔，整个深圳健康产业企业对未来发展持乐观态度的较多。2019年调研数据显示，有81%的企业预计销售额将会增长，9.5%的企业预计销售额将不变，9.5%的企业预计销售额将有所下降（见图1-80）。整体而言，大健康产业红利的持续释放、企业的积极乐观会进一步激发产业的市场活力。

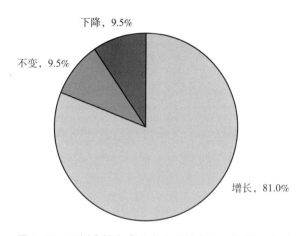

图1-80 深圳市健康产业企业预计未来三年营收情况

为了有序地发展，企业纷纷做好了未来三年的发展规划。调研数据显示，71.4%的企业计划增加产品附加值、提升产品质量或升级迭代，49.5%的企业将调整市场定位，走高端化、品牌化路线，46.7%的企业将提高生产效率，加大数字化、智能化、自动化力度，44.8%的企业将调整商业模式，35.2%的企业将拓展线上/远程智能服务业务（见图1-81）。

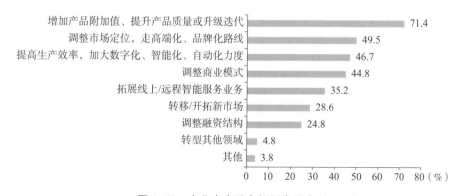

图1-81 企业未来重点规划发展方向

政府作为社会责任的主要承担者，肩负着维持社会经济正常运行的重要使命，因此出台一系列政策，切实降低中心企业经营成本，提振经济，促进企业发展。调查数据显示，62.9%的企业呼吁减税降费、降低企业运营成本，62.9%的企业希望政府重视民营经济、加快落实"民企28条"，54.3%的企业希望政府出台更积极的产业扶持政策、加大财政资助，49.5%的企业希望政府加强人才培养和引进（见图1-82）。

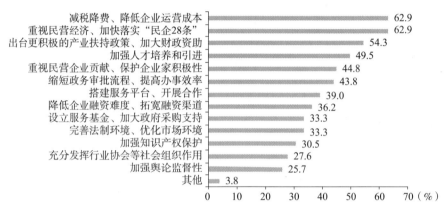

图1-82　希望政府采取何种措施促进产业和企业的发展

产业协会作为政府与企业之间沟通的平台和桥梁，不仅是产业、产业的参与者、推动者，更是引领者；不仅创造经济价值，同时也创造政治、文化、社会等方面的价值。企业也期望通过产业协会进一步加强与政府之间的沟通协调，促进企业的自身发展，从而推动健康产业的快速发展。2019年调研数据显示，企业主要希望获得产业协会在资源对接、政策解读与项目申报辅助、市场营销与宣传推广等多个方面的支持。产业协会要充分发挥在专业资源、市场资源协调与配置中的优势，开展健康产业及各细分领域的调查、统计和信息发布工作，为产业发展提供重要的市场信息和解决方案；充分利用产业协会的专业、人才等资源优势，开展职业资格、职业技能、服务技能等培训工作，提高从业人员的素质，进而提升整个产业的专业服务水平（见图1-83）。

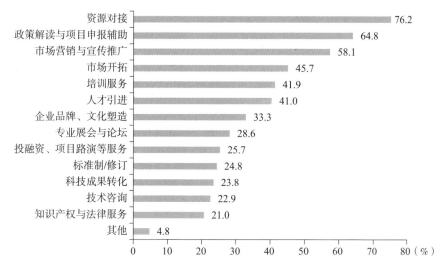

图 1-83 企业希望产业协会在哪些方面提供支持和帮助

三、深圳健康产业发展 SWOT 分析

随着经济社会的快速发展，人口老龄化程度的加剧，人民生活水平的提高以及群众健康意识的增强，健康产业作为战略新兴和未来产业已成为经济发展的重要支点。深圳市在粤港澳大湾区和社会主义先行示范区（简称"双区"）建设的驱动下，通过政府部门的大力扶持，基于前期良好的产业发展基础和巨大的市场需求，健康产业已初具规模，先进的科研创新能力、完善的产业配套能力、领先的产业标准化建设能力为推动深圳健康产业迅速、可持续发展提供了强劲动力。

（一）深圳健康产业发展的优势

作为全国性经济中心城市、国际化城市、粤港澳大湾区的核心引擎、中国特色社会主义先行示范区和社会主义现代化强国的城市范例，深圳自 2013 年起，已将健康产业作为未来经济发展的重要支点。深圳健康产业具备良好的产业基础和巨大的市场需求，领先的科技及创新能力也为产业发展提供了强劲动力。

1. 双区建设与政策引导推动产业发展

深圳发展健康产业的意义在于建设高质量发展高地，通过法治示范打造营商环境，创造民生幸福，构建城市文明典范，并成为可持续发展先锋。深圳作为首个国家创新型城市，也是首个以城市为单元的国家自主创新示范区和中国特色社会主义先行示范区，正紧紧围绕建设国际科技、产业创新中心，大力实施新一轮创新战略布局。作为粤港澳大湾区核心城市，自2009年重点打造生物医药产业集群以来，深圳市政府加大政策扶持力度，在政策、资金、项目、人才等方面采取多项措施引导，加大对健康产业生产要素的投入力度，每年的财政预算投入高达数十亿元，通过直接资助、股权资助、贷款贴息等方式对健康产业企业进行资助，出台了"孔雀计划""三名工程""鹏城工匠""技能菁英"等一系列高层次专业人才、高技能人才等专项政策，在人才引进、人才住房和生活、人才服务、人才就业与创业等方面给予了全方位的支持，抢占健康产业发展制高点，培育全球竞争新优势，推动了健康产业蓬勃发展。在深圳市政府的支持下，每年9月在深圳会展中心举办深圳国际BT领袖峰会和生物/生命健康产业展览会，将技术探讨与产业合作相结合，打造了一个产、学、研、用共享的产业交流合作平台，有力地推动了深圳市健康产业专业化、品牌化、国际化和影响力的全面提升。其中，深圳国际BT领袖峰会自2014年起举办，每年都会吸引大批国内外著名专家学者和企业家共享共赢，围绕国内外健康领域新技术和产业发展中的热点问题、科技发展趋势、政策法规等，探索加速发展深圳市健康科技成果转化和企业转型升级之路，完善健康产业布局，并与成功举办多年的IT领袖峰会共同组成"双峰会"，有效地推动了深圳市BT和IT两大产业的快速健康发展，同时也促进了两大尖端产业的融合共赢。从目前结果来看，此举有力地推动了深圳市乃至粤港澳大湾区健康产业的区域协调发展，通过该平台成功签约合作以及完成人才吸纳计划的企业不在少数，营造了良好的产业发展环境和氛围。

2. 良好的科技创新环境点燃产业发展新引擎

自主创新能力的显著增强，源头创新与关键核心技术创新能力的大幅提升，都与深圳坚持优先发展高端产业，把创新驱动作为扶持企业发展的优先战略分不开。党的十八大以来，深圳大力推进人才强市战略，不断健全完善人才政策体系，先后出台了中长期人才发展规划纲要、高层次专业人才的"1+6"政策、引进海外高层次人才和团队的"孔雀计划"等政策措施，为人才在深圳创新创业提供全方位、大力度的支持。成立仅一年多的鹏城实验室就集聚了22位院士、1600多名科研人员，承担了一批重大科技专项。随着国家超级计算深圳中心、深圳国家基因库、大亚湾中微子实验室等国家重点科研基础设施和格拉布斯研究院、中村修二激光照明实验室、科比尔卡创新药物开发研究院、瓦谢尔计算生物研究院、深圳盖姆石墨烯研究中心等诺贝尔奖实验室相继落户，深圳的国家级、省级、市级重点实验室及工程实验室、工程研究中心、企业技术中心等各类创新载体从无到有，从有到多。截至2018年，全市重点实验室、工程实验室、工程中心、技术中心、公共技术服务平台等创新载体共1877家，比2013年增加911家。其中，国家级创新载体113家，省部级创新载体303家。这些除了开放包容的创新生态、优越的创新创业环境和产业政策外，更离不开千千万万中小企业的自主创新。大量的创新科技企业在这里成长并走向世界。改革开放40多年来，深圳高新技术产业从"零"起步到后来居上，形成了强大的梯次型创新企业群，国家级高新技术企业超过17000家，位居全国第二，2018年研发投入达1163.54亿元，其中规模以上企业研发投入968.35亿元，新产品产值达12842亿元。依托众多的研发平台、大规模的研发投入、强大的生产能力、丰富的技术人才与高效的物流体系，深圳逐步形成了"设计—研发—孵化—生产—运营"创新生态链条，这一链条赋予了深圳科技创新强大的生命力。坚持创新、不断研发、拥有产业领先技术既是企业在市场竞争中获胜的核心因素，也已成为深圳企业的共识和显著特点。

3. 健康产业体系门类齐全、基础扎实

深圳作为沿海重要的中心城市和改革开放的特区，有现代化产业体系建设所要求的发展阶段、资源禀赋和区域优势，政府高度重视发展健康产业，把健康产业作为经济引领、产业结构调整的重要抓手，形成了门类齐全、龙头突出的产业体系，高端生物医学工程、基因测序和生物信息分析等技术跻身世界前沿，拥有海王、迈瑞、华润三九、稳健医疗、爱帝宫等一批品牌企业和特色产业集群，打造了以生物医药、健康管理、母婴照护、医疗器械、智能制造等领域为主的优势产业。目前，深圳市正在积极谋划和推进合成生物学、脑科学等重大基础设施的布局和发展，围绕中医药现代化、健康服务、慢病管理、可穿戴设备、智能医疗（5G/区块链/大数据/互联网/"人工智能+医疗健康"）、精准医疗等重点发展产业方向，集聚高端人才和技术资源，加大力度培育战略新兴和未来产业，以科技创新、产业转型升级推动企业高质量发展，打造健康产业发展高地。政府引导、多方参与，让深圳市健康产业在全国范围内具有较强的竞争优势。中国生物技术发展中心发布的《2019中国生物医药产业园区竞争力评价及分析报告》中，深圳高新区位列国家生物医药产业园环境竞争力第一位，综合竞争力第七位。目前，深圳已打造出坪山国家生物产业基地、深圳国际生物谷大鹏新区生命科学产业园、南山医疗器械产业园（孵化器）、光明现代生物产业园，正在规划建设福田国际生物医药产业园和深港科技创新特别合作产业园、罗湖大梧桐新兴产业园、宝安大空港新兴产业园、盐田河临港新兴产业集聚区（生物与生命健康产业园区）等，通过各区优势互补，形成特色产业布局。仅坪山国家生物产业基地就集聚了赛诺菲巴斯德、复星医药、新产业等，涵盖了生物药、化学药、中药、医疗器械等不同门类企业120余家和一批公共服务平台，产业链、创新链不断健全完善，形成了健康产业总部—研发—中试—小型生产一体化的全产业链条。

（二）深圳健康产业发展的劣势

随着"健康中国"战略的推进，我国各地纷纷将健康产业列为当地优先发展的新兴产业。在各地大力发展健康产业的情况下，深圳作为最早出台健康产业发展规划的城市，需清醒地认识到深圳健康产业发展总体处于起步阶段，存在一定的不足，仍需不断提高发展。

1. 监管与认知需共同推进

产业监管方面。健康产业是战略新兴和未来产业之一。2019年之前，相关健康产品和服务尚未被纳入国家发展改革委产业结构调整指导目录和国家产业统计分类之中，所以各项发展数据尚未形成统一的统计口径，给健康产业的跟踪、判断、规范工作增加了一定的难度。同时，由于产业涵盖领域较广，从产业结构来看，既包括生物医药、医疗器械、保健食品等生产制造领域，也包含健康管理、照护康复、养生保健、健身休闲等服务领域。从产品和服务对象来看，健康产业与医疗卫生领域相关度较高，又涉及日常保健、未病管理等环节，具有一定的特殊性和专业性，在国家市场监督管理总局注册备案就可开展经营活动，不仅不属于医疗卫生系统管理范畴，也很难被纳入经济贸易或科技创新等主管部门的管理范畴。因此为满足产业健康发展的需要，产业监管体系仍需不断加以完善。

公共认知方面。目前，人们的固有观念仍是重治疗、轻预防，只有在身体不适的时候才去找医生，而不注重平时的身体状况与周围环境的协调，将日常保健当成"奢侈品"，既没有从整体上分析健康管理可以降低医疗成本的客观事实，也没有形成健康管理可以提升生命质量的整体认识，从而导致高血压、糖尿病、肿瘤等慢性非传染性疾病患病率上升迅速，逐渐取代传染性

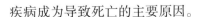

疾病成为导致死亡的主要原因。

2. 各自为政现象较为突出

首先，健康产业缺乏统一的交流与信息对接平台。主要表现在以下方面：一是同行之间缺乏沟通交流机制，大多数企业一般都是围绕市场需求进行产品研发，很容易造成蜂拥而上导致产品趋同化，进而出现恶意竞争的现象；二是产业链上下游缺乏信息对接平台，如从事传感器研发的企业与健康管理设备集成商之间缺乏信息对接，健康管理服务企业与数据信息采集企业之间缺乏交流沟通。

其次，统一的数据库平台资源稀缺。当前，虽然市场上从事健康信息采集、检测，监测产品和设备研发生产的企业较多，但还缺乏统一的数据储存平台。大部分中小企业还只是处于产品研发生产、销售的阶段，大量的健康信息数据仍处于零散分布状态，没能发挥其应有的作用。

最后，缺乏统一的标准。从调研情况来看，企业对建立健康产业标准的呼声越来越高，需求也越来越迫切。然而，目前企业各自为政的现象较为普遍，产品功能多样、性能各异，缺乏统一的标准，这对产业长期健康发展不利。

3. 资金困难制约企业发展

深圳市财政每年安排预算，设立战略性新兴产业发展专项资金，采用直接资助、股权投资、贷款贴息等多元化扶持手段，支持高企认定、基础研究、平台载体专项、创新创业专项、民营及中小企业服务体系建设扶持、技术创新示范扶持等项目，调动企业积极性，促进产业发展。但从企业调研来看，困扰健康产业企业的资金问题依然存在。究其原因：一是健康产业还处于发展起步期，中小规模的民营企业占大多数，在某些硬性条件上难以达到申请产业扶持政策资金的资格。二是融资难，大部分企业的资金筹措来源除股东集资、政府补贴之外，更倾向于风险投资机构投融资和银行贷款。然而，对大部分中小企业来说，由于自身的规模小、抗风险能力弱、成本抵押等问题，难以通过投资机构和银行审核条件，即使通过也受制于资金拨付周期较长、手续办理烦琐等无法正常经营。三是高成本挤压企业。近年来，深圳的办公用地、厂房价格和租金快速上涨，人工、交通物流、原材料等成本增加，企业产品、服务创新带来的科技附加值赶不上生产要素成本上升，利润空间受挤压，加之国内其他省份城市大力度的招商引资优惠政策，导致深圳有相当一部分企业重心发生转移。

4. 专业公共服务能力匮乏

深圳虽然正在朝着建设中国特色社会主义先行示范区的方向前行，努力创建社会主义现代化强国的城市范例，打造高质量发展示范区，改革深化营商环境，但相应配套的公共服务还相对薄弱。从健康产业所涵盖的领域可以看出，该产业所需人才一方面必须具备较强的专业背景，如产品研发制造产业，涉及医学、药学、器械等专业学科。另一方面，还需要全面的综合性的素质，特别是健康管理、照护康复等服务性产业，不仅要懂得基础的医药学，还需具备养生、护理，甚至是旅游、外语、经营管理等多方面知识。目前来看，这种专业化、规范化、国际化的复合型人才队伍尚不足。

当前，深圳具有国际认可、具备高水平的独立第三方医学检测机构不足。药物临床试验机构（医院）、第三方药品和医疗器械审评机构、实验动物中心等的数量以及承载能力远不及其他一线城市，甚至杭州、苏州、成都、南京等地。深圳可供开发的土地空间基本饱和，现有的土地供应及资源配置不能满足健康产业的发展需求。目前，深圳只有深圳市中医院、深圳市儿童医院、深圳市人民医院、深圳市第二人民医院、深圳市第三人民医院、深圳市康宁医院、深圳市东湖医院、北京大学深圳医院、深圳市南山区人民医院、香港大学深圳医院、深圳爱尔眼科医院、深圳市宝安区中医院、深圳市罗湖区人民医院、深圳市宝安区中心医院、中国医学科学院肿瘤医院深圳医院、中山大学附属第八医院、中国科学院大学深圳医院、深圳市宝安区松岗人民医院18 家药物临床试验机构，数量不到北京、上海药物临床试验机构的20%，与产业发展的速度对药物临床试验机构的需求不相适应。在检测检验机构方面，深圳只有深圳市药品检验所、深圳市医疗器械检测中心、深圳计量质量检测研究院、广东省医疗器械质量监督检验所深圳检验室 4 家检测中心，检测项目覆盖面远低于北京、上海、江苏、沈阳、武汉等。上述不足在很大程度上受制于医学检测结果区域内的互认制度未建立，即区域内独立第三方检测管理标准尚未制定，检测结果互认制度尚未得到突破，企业在有需求时只能赴其他省市，增加了不必要的成本支出，严重制约了产业的可持续快速发展。

（三）深圳健康产业发展的机遇

2019 年 8 月 18 日，新华社授权发布的《中共中央、国务院关于支持深圳建设中国特色社会主义先行示范区的意见》，对深圳提出新时期的五大战略定位：高质量发展高地、法治城市示范、城市文明典范、民生幸福标杆、可持续发展先锋，并提出通过经济、法治、文化、民生、生态环保等全方位的深化改革，将深圳建设成为社会主义现代化强国的城市范例。这标志着改革开放 40 多年后，深圳被党中央、国务院赋予了新的历史使命：粤港澳大湾区的核心引擎、中国特色社会主义先行示范区。这一重任既为深圳城市整体实力的提升带来新的历史契机，也为在深圳的创新创业者提供新的舞台和机遇。

1. 供给侧结构性改革凸显出健康产业作为经济新着力点作用

首先，中国经济进入新常态。自 2014 年起，中国经济逐步进入从高速增长转向中高速增长的过渡阶段，在未来较长一段时间内，经济结构不断优化，由要素和投资驱动转向以创新驱动为主要特征，还将与主要依赖金融信贷和制造业，而服务业相对滞后的增长模式并存。但从消费需求、投资需求、出口和国际收支、生产能力和产业组织方式等方面判断，我国经济将不断迈向形态更高级、分工更复杂、结构更合理的新常态。

其次，先进制造业和新兴服务业是实体经济发展的关键。新常态既是中国经济向更高发展水平跃升的必经阶段，也是规划未来、制定政策、推动发展的理论依据。当前，中国进入新常态的发展阶段，实体经济优先发展的关键在于促进制造业发展，以及先进制造业和新兴服务业融合发展。我国制造业和新兴服务业不仅要面临全球节能减排和世界经济格局调整的重大外部挑战，还要加快转型升级的步伐，适应我国转变经济发展方式和调整经济结构的战略需求，成为新常态下打造中国经济升级版的重要引擎。

最后，健康产业是供给侧结构性改革的着力点之一。2015 年中央经济工作会议上明确了"认识新常态、适应新常态、引领新常态"这一经济发展的逻辑主线，并将"供给侧结构性改革"作为新的突破口和经济政策的新着力点。在国家全面推动供给侧结构性改革的大背景下，健康产业作为有益于社会民生和人类福祉、有利于消费升级和经济提速的产业，是先进制造业和新兴服务业深度融合的新型产业，能够成为供给侧结构性改革的经济着力点，解决了供给侧的问题，就能在政策获得、资本倾向或是技术创新、人才集聚等方面斩获更多发展机遇，突破阻碍经济增长和社会发展的关口，为落实经济和社会发展战略赢得更广阔的空间，为今后应对外部变化赢得更大的主动权。

2. 健康产业在第四次工业革命中实现弯道超车

第四次工业革命是在物联网、大数据、云计算以及人工智能、3D 打印、清洁能源、无人控制、量子信息等技术的推动下，实现生产与服务智能化、生活信息化及智能化的全新革命。不断涌现的创新技术为健康产业注入了无限活力。健康产业是传统的医药、保健食品、健康服务与新一代信息技术、生物、能源等新技术融合的产业，其发展契合第四次工业革命信息化、数据化的发展特点，能够带来传统医疗健康市场的巨变，符合个性化消费需求，不仅改变以往医疗健康产业产品、服务千篇一律的局面，也预示着健康产业将在中国的新工业革命竞争中大有作为。

第一，大数据、互联网、云计算等新一代信息技术的不断突破和深化应用，为健康产业快速发展提供了广阔的空间。在大数据与信息技术的支持下，健康及医疗产业可实现对现有资源的整合和应用，提高产业运行效率，挖掘产业的巨大潜力。同时，以大数据分析为基础，以物联网服务运营平台为依托，个性化健康管理将成为未来健康产业的发展趋势和突破口。

第二，生物科技创新成果开拓了健康产业的新领域。在生物科技创新的影响和推动下，生物药物产业规模迅速扩大，生物药物全球市场规模从2014年的1944亿美元增加到2018年的2618亿美元，年复合增长率为7.7%。中国生物药市场规模自2012年的1775亿元增长至2018年的3554亿元，年复合增长率达23%。此外，生物科技发展使药物的品种不断增加，预计到2020年，利用基因重组技术研制的新药可能达到3000种之多。

第三，基础医疗研究与实践领域科技产出效率提升。从2017年开始，中国已经成为全球第二大研发国家，仅次于美国，全社会研发经费投入达到1.7万亿元。2009—2018年，中国医学SCI期刊论文总量超过30万篇，占全球的比重从2009年的5.06%增至2018年的13.57%，居世界第二位；基因组学、干细胞、免疫学等基础研究领域已达国际先进水平，为疾病防治技术与产品开发奠定了坚实基础。中国在疾病防治领域取得很多突破：在心脑血管病方面探索出了一套适合中国人群特点的高血压控制、脑卒中预防治疗及管理模式，在颅脑外科领域取得多项关键技术突破，进一步优化了外科治疗方案；在肿瘤防治方面，提高了早诊率，研制了一批临床诊疗规范和关键技术，使治疗的规范化与精准化程度大大提高；传染性疾病预防控制能力得到进一步提升，如中国自主研发的艾滋病毒核酸检测试剂使检测窗口期由22天缩短至11天；中国自主研发的人工肝系统，将急性和亚急性重症肝炎病死率由88%降至21%，慢性重症肝炎病死率由85%降至57%；新型结核杆菌快速检测试剂使检出率提高20%。药物创新能力提升，重点针对恶性肿瘤、心脑血管、病毒感染性疾病等10类（种）疾病，采取产学研结合的方式，加快药物品种创新研发，已累计有 85 个创新药物获得批准，超过 200 个新药品种处于临床试验阶段。这些科技创新成果均为健康产业的快速发展提供了坚实的基础。

3. 健康产业地位在"健康中国"战略和系列国策实施中得以彰显

首先，健康产业相关政策陆续出台。近年来，国家及地方政府围绕健康产业发布了一系列相关政策措施，彰显出国家对健康产业发展的重视和推进健康产业快速发展的意愿。2013 年 10 月，国务院发布《国务院关于促进健康服务业发展的若干意见》，明确提出"中国医疗卫生健康产业发展重点将从以治疗为主转为以预防为主，以传染病预防为主转变为以慢性病预防为主"；2016 年 10 月，国务院发布《关于全面开放养老服务市场提升养老服务质量的若干意见》，提出"围绕老年群体多层次、多样化的服务需求，降低准入门槛，引导社会资本进入养老服务业"；2017 年 5 月，国家卫生健康委等五部委联合发布的《关于促进中医药健康旅游发展的指导意见》，提出"开发中医药健康旅游产品、打造中医药健康旅游品牌、壮大中医药健康旅游产业、开拓中医药健康旅游市场、创新中医药健康旅游发展模式、培养中医药健康旅游人才队伍、完善中医药健康旅游公共服务、促进中医药健康旅游可持续发展等八个重点任务"；2018 年 9 月，国务院发布《关于改革完善医疗卫生产业综合监管制度的指导意见》，要求"到 2020 年，健全机构自治、产业自律、政府监管、社会监督相结合的多元化综合监管体系，为实施健康中国战略、全方位全周期保障人民健康提供有力支撑"；2019 年 6 月，国家卫生健康委发布《健康中国行动（2019—2030 年）》，围绕疾病预防和健康促进两大核心，提出将开展 15 个重大专项行动，促进以治病为中心向以人民健康为中心转变，努力使群众不生病、少生病。在政策层面，各项国家政策能够切实助力健康产业实现长足发展，形成了重大政策持续利好的发展态势，极大地鼓舞了健康产业各领域企业的发展，同时也对人民健康水平、健康服务能力、健康体系完善程度提出了更高的要求，鼓励为实现全民健康而努力。

其次，将"健康中国"上升为国家战略。2015 年政府工作报告首次提出"健康中国"概念，报告指出"健康是群众的基本需求，我们要不断提高医疗卫生水平，打造健康中国"；政府重视以人为本，将民众始终放在工作首位，为提高全民健康水平，提出了切实可行的新医改方案、"健康中国 2020"发展战略和《"健康中国 2030"规划纲要》，将"健康强国"提升至国家战略的高度。"健康中国 2020"战略作为卫生系统落实全面建设小康社会新要求的重要举措之一，是以提高人民群众健康为目标，以解决危害城乡居民健康的主要问题为重点，坚持预防为主、中西医并重、防治结合的原则，采用适宜技术，以政府为主导，动员全社会参与，切实加强对影响国民健康的重大和长远卫生问题的有效干预，确保到 2020 年实现人人享有基本医疗卫生服务的重大战略目标。《"健康中国 2030"规划纲要》作为推进健康中国建设的宏伟蓝图和行动纲领，确立了"以促进健康为中心"的大健康观、大卫生观，提出将这一理念融入公共政策制定实施的全过程，统筹应对广泛的健康影响因素，全方位、全生命周期地维护人民群众健康。这一政策将"健康中国"作为一项基本国策和国家战略，标志着健康中国建设迈上了新的征程，必将极大地增进全党全国人民的健康意识，调动起各方面的积极性，奋力开创健康中国建设的新局面。

最后，国家主导推动大数据支撑健康产业发展。2015 年 7 月，国务院发布《关于积极推进"互联网+"行动的指导意见》，特别提出要"推广在线医疗卫生新模式"和"促进智慧健康养老产业发展"，进一步为健康服务业发展指明了方向。2017 年 7 月，国务院发布《关于新一代人工智能发展规划的通知》，提出要加强群体智能健康管理，突破健康大数据分析、物联网等关键技术，研发健康管理可穿戴设备和家庭智能健康检测监测设备，推动健康管理实现从点状监测向连续监测、从短流程管理向长流程管理的转变。2018 年 4 月，国务院发布《关于促进"互联网+医疗健康"发展的意见》，明确了支持"互联网+医疗健康"发展的鲜明态度，突出了鼓励创新、包容审慎的政策导向，明确了融合发展的重点领域和支撑体系，也划出了监管和安全底线。目前，借助物联网、大数据等形态，健康已不只是医疗领域的"专利"，以不同角度进行健康产业发展探索，市场多领域协同发展的步调已逐步形成，产业协同的实际应用正在不断深入。

4. 消费市场升级与健康观念转变为健康产业开拓了更大的市场空间

首先，中国人口基数庞大，市场空间广阔。2019 年，我国人口总数突破 14 亿人。2019 年全国卫生总费用达 65195.9 亿元，其中政府卫生支出 17428.5 亿元（占 26.7%），社会卫生支出 29278.0 亿元（占 44.9%），个人卫生支出 18489.5 亿元（占 28.4%）。人均卫生总费用 4656.7 元，卫生总费用占 GDP 的 6.6%，较上年增长 1577.5 元。

其次，老龄化程度加剧，带动"银发经济"。截至 2019 年底，我国 60 岁及以上老年人口达 2.54 亿人，占总人口的 18.1%，较 2018 年新增 945 万人，为 11 年来最高。其中，65 岁及以上人口达 1.76 亿人，占总人口的 12.6%，老年抚养比为 19.6%，较上年的 16.8% 增幅较大。而 2009 年，我国的老年抚养比仅为 11.6%，11 年来，我国老年抚养比增加了 8%，并呈老年抚养比加速增长的趋势。预计到 2050 年，老年人口总数将超过 4.8 亿。未来，我国养老的形势虽然将会非常严峻，但这意味着老年医疗服务市场需求将有望快速增长。而随着社会的进步，以及国家鼓励社会资本举办医疗机构，我国医疗产业竞争将会加剧，在充分竞争的市场环境下，老年人对于医疗服务的质量要求也会越来越高。虽然国家鼓励居家养老，而且就目前国内养老护理分布来看，居家养老占据了 90% 以上的市场份额，但是随着老年人养老观念的改变以及社会的发展，老年人"空巢"现象将会越来越严重，在这种情况下，养老机构将是老年人最好的选择。同时，老年人因为在时间上较为宽松，体现出来"慢旅游"的特征，度假属性的休闲产品将是老年市场的主导产品，在老年市场对养生、保健、养老等旅游需求的刺激下，度假住宅、康体疗养两大产品有望成为未来老年旅游的主流。

最后，健康观念转变，推动产业链向高价值环节延伸。经济发展和社会进步带来健康产业的新需求。当前，美国、法国和德国的健康消费支出占 GDP 的比重均超过 10%，英国、日本、澳大利亚在 10% 左右。与发达国家相比，我国健康产业规模仍然较小，占 GDP 比重不足 5%。随着经济水平的逐步提高、健康意识的整体增强、生活方式的全面改进以及人口老龄化的不断加速，人们对健康产品和服务的需求急剧增长，健康需求正由"温饱型"向"小康型"加速转变。如今，"70 后""80 后"正逐渐成为社会各领域的中流砥柱和财富的主要拥有者，同时也是主流消费人群，他们崇尚绿色自然、高品质的消费观念，与"50 后""60 后"有本质上的不同。也正是由这批高收入、健康理念先进的人群带动，关于健康消费的社会价值观正在发生根本性变化，人们从关心治疗逐渐转向关心预防、养生及整体健康管理。人们的健康需求，不再仅仅局限于医疗环节，而是从医疗逐步向健康产业链前端和后端的高价值环节延展，整个健康产业链条上的企业都将迎来历史性机遇。

（四）深圳健康产业发展的挑战

健康产业作为战略性新兴产业和未来产业，虽然前景普遍看好，但产业发展仍然面临诸多挑战。伴随中美贸易的博弈，世界经济走势虽然基本稳定，但复苏疲软势态短期内难以实现明显改观。国内经济发展进入"新常态"，经济下行压力较大，市场面临多重不稳定因素，风险挑战将成为相当长时间的常态。深圳市的外向经济依存度较高，与健康产业关系密切的制造业、进出口贸易业务的外部环境将出现不稳定因素。

一方面，资源分散，产业缺乏竞争力。当前，健康产业仍处于发展初期，产业链各个环节都显得比较分散，对应的资源分布也相对分散，大多数健康企业规模较小，缺乏对竞争力产品、核心技术、健康服务传播路径等的系统整合，产业链分散和商业模式落后，势必会成为制约产业发展的桎梏。

另一方面，研发和技术创新不足。技术基础薄弱、个性化服务不足、健康产业仿制现象频出、高新技术缺乏等问题都阻碍着健康产业的发展。健康产业涉及多个细分领域的相关技术，如人工智能在健康医疗领域的应用、大数据在健康医疗领域的布局、现代制药技术在中医药传承创新领域的应用等，与国际还存在较大的差距。

再加上产业法律法规缺失或不完善，导致产业无章可循、市场秩序混乱、假冒伪劣产品依然存在、标准和信息滞后等，如在现代中药领域关于医药制造技术的监控细则、健康医疗大数据领域临床数据共享的政策法规、患者个人信息安全保护细则等方面的相关政策都需要全面完善。同时，国人在健康服务方面的传统观念根深蒂固，深深影响其科学理性地接受现代医疗保健服务和产品，大部分只有在患病时才想到医疗机构，平时健康管理、预防保健无人问津，市场理性对待意识亟须强化。此外，在健康产业的热潮下，许多地方企业都提出了雄心勃勃的投资计划，无序开发、重复建设等现象比较普遍。

四、深圳健康产业发展建议

深圳优质的制度供给、服务供给、要素供给和完备的市场体系，在一系列化学作用下，产业链不断再造，价值链不断提升，并逐步实现深圳制造向深圳创造、深圳速度向深圳质量、深圳产品向深圳品牌转变。深圳健康产业应牢牢抓住建设中国特色社会主义先行示范区的历史机遇，寻找新的思路与路径，推动并实现健康产业的整体升级与可持续发展。

（一）空间上重视产业集群发展

截至 2019 年，我国各类产业园区超过 15000 家，贡献的生产总值占全国比重超过 22.4%，对区域和城市经济发展的贡献度较高，已经成为中国经济增长的助推器。大部分的园区建设虽然从空间上将看似关联的企业集中到一起，实现了企业集聚，但是各个企业之间并没有相互联系，没有产生协同效应，竞争力较弱。产业集群是在地理上集中相互关联性的企业、专业化供应商、服务供应商、相关产业厂商和机构（如高等院校、科研院所、产业协会、知识产权与标准化、法律财会等第三方专业服务机构等）所构成的群体。政府有关部门要建立科学的园区准入制度，严把审批关口，推动园区内业务外包，提供公共技术和服务平台，促进产业集群的形成。健康产业集群不仅要集中大量产业联系密切的企业及相关支撑机构，还要形成强劲、持续竞争优势的现象，从而降低成本，提高分工效率并产生外部经济、规模经济和范围经济，推动企业创新，提升自主创新能力。

深圳土地资源较为紧缺，难有大片土地用于产业集群的发展，而且实体产业集群的形成需要企业调整区位，成本较高。今后，可以大力发展智慧园区，通过网络信息平台、产业政策集成等手段，将相关产业的企业连接起来，实现空间分离的产业集群效应，不论空间上属于哪里，都可以通过"会员制"享受园区服务和优惠政策，形成虚拟产业集群，不仅有效整合区域性资源，也可以整合全国乃至全球资源，低成本实现产业园区升级。通过虚拟集群建设，加强园区创新、服务和管理能力，铸就超强的软实力，从而形成以科技园区为依托的产业集群。

（二）链条上重视全产业链条整合

健康产业作为深圳战略性新兴产业和未来产业，是具有战略影响、新兴涌现、持续扩散的创新驱动型产业，最主要的特征是核心技术的高频演进、动态发展，要从技术发展的客观规律入手，培育和实现"基础科学研究—应用科学研究—生产技术创新—使用产业研发"的完整产业链条，加强关键技术预测，制定和实施大型科技计划。

面对服务业与制造业、服务业与服务业在某些领域的融合趋势，要改变以一产、二产、三产为清晰边界、相互割裂的工作局面，建立系统的有机联系的产业促进体系，通过加速产业融合提升产业水平。政府有关部门要积极引导技术集成创新，要动态有规划地对健康产业领域的关键技术、关键环节进行支持，通过产业化完成相关高技术产业的融合，对产业融合的节点、关键环节和技术进行支持，坚持"研发—项目—产业—基地"和"咨询—金融—商务服务"两条线贯通，满足我国高端市场需求。

（三）模式上重视产业要素集成

健康产业发展的核心动力是知识的持续积累、人才的创新集群、相关配套设施的有力支撑。因此，必须集聚科技、人才、资本、市场等高端要素，才能实现产业的持续发展。大力发展天使投资，政府加大引导力度，使医生或律师等高收入人群和巨额遗产继承者、民营企业的成功创业者、大公司的高层管理者等成为天使投资者，扩大天使投资规模，让投资者直接和创业者沟通交流。加快发展风险投资，由政府出资或与实力雄厚、经验丰富的投资机构一起以引导投资、带动贷款、分担风险、共享收益为原则，设立创业风险投资（引导）基金，带动社会资本对科技型企业进行股权投资，努力培育一批"瞪羚"企业、"独角兽"企业和科技型中小微企业。完善金融支持体系，扩大创新基金规模和使用范围，积极发展私募股权投资，设立科技成果转化引导基金，促进科技成果转化及产业化。

建立并完善区域创新体系，立足整个经济体系，着力创新体系区域化，从垂直管理向企业、协会合作转变，重视服务业创新，营造合理、宽裕的人才谱系和建立人才综合保障体系。不仅需要高层次的专业科技人才和管理人才，而且需要大批具有较高知识层次、较强创新能力、掌握熟练技能的一线人才，更需要大量的熟练劳动力来构筑高性价比的劳动力池。对招引落户的各类人才提供办公住宿用房、协助申报人才技能培训补贴及相应职称、个税减免、切实解决配偶就业和子女教育等问题，让其无后顾之忧。加大对消费者的财政补贴力度，推广新产品、新服务。采取多种形式的政府采购政策，由政府作为创新型技术或服务的先导用户，刺激企业和科研机构的创新研发活动，带动银行、投资机构和社会资本的投资，通过税收政策改变价格，促进技术、产品、服务进入市场，提升市场需求。

（四）动力上重视挖掘现有企业潜力

在推进供给侧结构性改革过程中，按照产权清晰、责权明确、政企分开、科学管理的要求对产业中的国有大中型企业进行规范的公司制改革，建立现代企业制度，通过规范上市、中外合资、相互参股等形式，逐步改制为多元持股的股份有限公司或有限责任公司，鼓励大型企业将业务外包，建立新的分工组织体系，增强企业发展动力和活力。

建立服务总部产业体系，加快建立为其发展配套的产业体系，包括降低服务业用地成本，为核心业务、辅助业务或者基于核心业务进行产业链拓展业务等。建立以中小金融机构为主体的产业组织体系，尽快培育一批中资中小银行，为具有比较优势的中小企业和民营经济提供金融服务，加快推进多层次资本市场的建设力度，构建完善的融资服务体系，推进产业标准化，加快公共服务平台建设。

（五）对象上重视领头企业培育

领头企业是产业经济发展的中坚力量，是一个地区经济综合实力和竞争力的集中体现，是带动产业优化升级的主力军，在推动经济增长、带动产业发展、解决社会就业、拓展市场、推进转型升级、提升地区形象等方面发挥着非常重要的作用。政府不能仅仅关注上市企业、龙头企业、百强企业的引进与服务，更要加大对领头企业的培育，多关注和培育本土成长性好的中小企业。由于对领头企业的识别需要专业知识和前瞻性，亟须建立一套科学的指标体系来综合分析企业规模、成长性（创新能力、渠道、品牌）、企业家、财政贡献及社会责任等诸多因素，科学确定并培育一批符合产业发展导向、科技含量高、市场竞争力强、综合效益好、带动作用大的领头企业。

根据产业发展现状及特点，制定符合深圳市健康产业发展的差别化培育方案，结合每家企业的特点制定企业成长路线图，充分发挥引导作用，整合各职能部门，研究制定"一企一策"的扶持措施，为企业提供一对一的专业服务。帮助企业制定符合企业自身和产业发展的规划，厘清发展思路，确立发展战略，明确发展目标，使企业成为产业发展方向的主要执行者和体现者。引导企业实施技术创新，提高企业产品技术含量和市场核心竞争力，鼓励企业与国内知名院校、科研院所联合建立研发机构，使企业从单纯生产型向研发型过渡，进行梯度培育，形成骨干龙头企业、优质高成长企业、后备企业等三个层次的培育梯队，建立"前有标兵、后有追兵、你追我赶"的良好氛围，力争在同业中成为领跑者。针对产业集群的同质企业数量过多现象，鼓励企业进行重组兼并与合作，通过竞争和整合来培育产业中的"明星"企业，激发活力，从而提高产业应变能力。在企业培育过程中，加快产业基地建设，通过政策引领、企业主导、市场化运作，全面提升产业规模和效益水平，延伸上下游产业链的产业格局，加强品牌建设，给予政策倾斜，实施品牌战略，塑造"健康深圳"区域品牌，提升企业乃至地区知名度和美誉度，培养一批叫得响、站得稳的知名品牌，扩大产业及区域影响力。

第二章　健康产业创新领域

第一节　细胞治疗蓄势待发

细胞治疗的原理是通过移植正常或生物工程改造过的人体细胞代替失去正常功能的细胞。随着干细胞治疗、免疫细胞治疗和基因编辑等基础理论、技术手段和临床医疗探索研究的不断发展，细胞治疗产品为一些严重及难治性疾病提供了新的治疗思路和方法，在临床上取得了令人注目的成效，被誉为"未来医学的第三大支柱"。

一、全球细胞治疗产业发展现状与趋势

近年来，细胞治疗的前期基础科研结果不断增多和临床试验数据不断积累，为全球细胞治疗产业的发展打下良好的基础。临床试验数目的增加、政府及资本的支持以及企业合作的增强，正在推动着全球细胞治疗产业的发展。

（一）细胞治疗产业研发进展

1. 细胞治疗多领域研究发展迅速

细胞治疗按照引入的细胞种类可以分为干细胞治疗和免疫细胞治疗。

干细胞治疗是利用人体干细胞的分化和修复原理，把健康的干细胞移植到病人体内，以达到修复病变细胞或重建功能正常的细胞和组织的目的。干细胞是一类具有无限的或者永生的自我更新能力的细胞，能够产生至少一种类型的、高度分化的子代细胞，具有多能性、全能性、自我更新能力和高度增殖能力等优点，一直是各国在生命科学前沿最重视的领域之一。2010年，美国政府批准全球首例胚胎干细胞治疗人体临床实验。目前，美国、中国、德国、英国成为世界较为领先的国家，我国文献发表数量整体排名仅次于美国。其中，在多能干细胞、胚胎干细胞、造血干细胞领域，美国研究都较为迅速，发文量也都位居世界第一。我国在间充质干细胞领域优先于美国，在 iPS 细胞（诱导性多能

干细胞）和胚胎干细胞领域的研究也较为领先，发文量都位于世界第二。英国、德国、日本、意大利、法国、韩国、加拿大、荷兰等国家紧随其后（见图 2-1、图 2-2）。

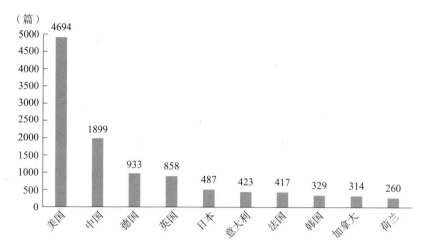

图 2-1　干细胞研究排名前十位国家

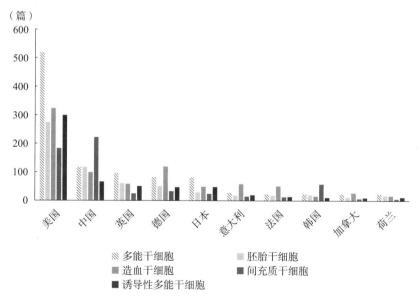

图 2-2　干细胞领域论文发表情况

在干细胞治疗领域，以多能干细胞和造血干细胞为主要研究方向，论文发表量呈逐年上升趋势。iPS 细胞成为干细胞新兴研究领域，这主要因为 iPS 细胞研究是一全新的领域，iPS 细胞逆分化的机制、技术策略、生物学特性研究突飞猛进。2007 年、2008 年和 2010 年 *Science* 杂志都将其评选为年度十大科学突破，成为近几年的热点领域。胚胎干细胞研究领域在 2016—2018 年发展平缓。间充质干细胞研究领域在 2016 年发表论文最多，之后两年逐渐下降（见图 2-3）。

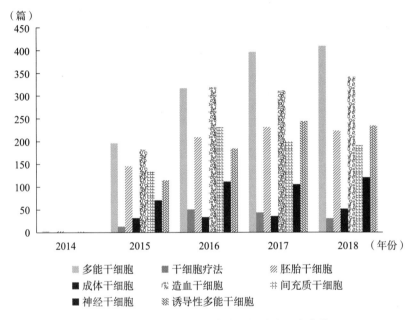

图 2-3　2014—2018 年干细胞治疗领域论文发表情况

　　免疫细胞是指参与免疫应答或与免疫应答有关的细胞，包括 NK 细胞（自然杀伤细胞）、T 细胞、B 细胞、巨噬细胞等。免疫细胞治疗的原理是首先采集人体自身的免疫细胞并进行体外培养扩增，同时加强其靶向性和杀伤力，然后再输入病人体内以消灭病原体、癌细胞，其主要被运用于癌症的治疗，现今成为生命科学领域的前沿热点。2010 年 4 月，美国 FDA 批准以树突状细胞为主要效应细胞的自体细胞免疫治疗药物 Sipuleucel-T 上市，用于去势抵抗性前列腺癌，这一历史性的突破使免疫细胞治疗技术成为肿瘤治疗的新手段。目前，美国免疫细胞研究在全球范围内遥遥领先，论文发表数量占据首位。中国、德国紧随其后，分别位列第二、第三位。其中，在 NK 细胞、DC 细胞（树突状细胞）、CAR-T 细胞（嵌合抗原受体 T 细胞）领域，美国的研究都较为迅速，发文量也都位居世界第一。德国在 NK 细胞领域领先于中国，发文量排名世界第二。而我国在 DC 细胞和 CAR-T 细胞领域仅位于美国之后，领先世界其他国家。在这三个免疫细胞领域，英国、法国、意大利、澳大利亚、加拿大、荷兰、日本等国家也较为突出（见图2-4、图2-5）。

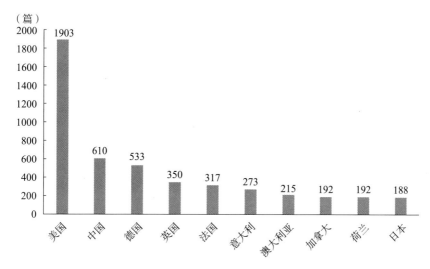

图 2-4 免疫细胞研究前十位国家

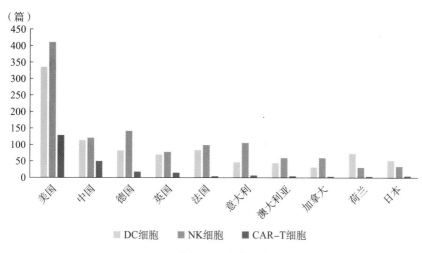

DC细胞　NK细胞　CAR-T细胞

图 2-5 免疫细胞领域论文发表情况

在免疫细胞治疗领域，NK 细胞和 DC 细胞为研究的主要方向，论文发表量最多且逐年上升。CAR-T 作为干细胞新兴研究领域，2013 年、2014 年论文发表量几乎为零。在 2015 年之后，由于 CAR-T 技术的方法独特、潜力巨大，所以不仅成为热点领域，也是唯一被 FDA 批准的过继性免疫疗法（见图2-6）。

2. 大量研究尚处于临床研究早期

全球正在进行的细胞治疗研究主要集中在早期临床阶段，其中干细胞临

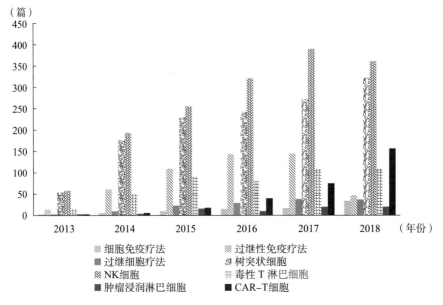

图2-6　2013—2018年免疫细胞治疗领域论文发表情况

床研究中Ⅰ期临床试验数为1358项，Ⅱ期为2321项，Ⅲ期为542项，Ⅳ期为151项（见图2-7）。免疫细胞临床研究Ⅰ期临床试验数为820项，Ⅱ期为541项，Ⅲ期为63项，Ⅳ期为45项（见图2-8）。由于细胞治疗研究是前沿领域，临床试验终点疗效有多种不可控因素，因此距离大量产品走向临床应用还有一段距离。

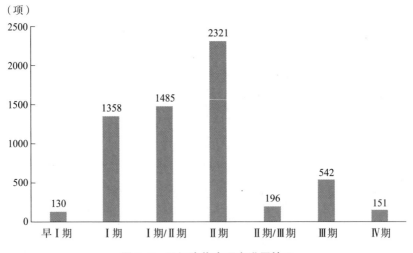

图2-7　干细胞临床研究进展情况

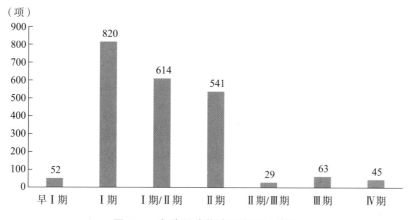

图 2-8 免疫细胞临床研究进展情况

（二）细胞治疗产业市场格局

1. 产业市场份额激增

近年来，在新兴市场消费的推动下，全球细胞疗法市场出现快速增长。统计数据显示，2018 年，全球细胞治疗和组织工程市场规模达到 3.2 亿美元，是 2009 年的 4.6 倍（见图 2-9）。随着欧美国家政策不断完善，使全球细胞治疗市场主要集中在欧美等地，欧美的细胞治疗市场占全球市场的 3/4。同时，小型和大型生物技术公司正在开发祖细胞、成体、胚胎干细胞以及能够有效帮助治疗慢性心力衰竭、癌症和糖尿病的 iPS 细胞；一些生物技术公司基于细胞免疫疗法进行临床试验，从而将其推向市场。细胞治疗公司正专注于业务战略，如采取并购和分销战略，以扩大其业务范围和获得先进技术。这意味着该产业将迎来更加快速的变化。Technavio 的市场研究表明，细胞治疗市场增速加快，到 2021 年复合年增长率将超过 23%。其中，又以 CAR-T 细胞市场增速最为可观，据 Coherent Market Insights 预测，2018—2028 年，全球 CAR-T 细胞治疗市场价值将以高达 46.1% 的平均年复合增长率增长。

干细胞和免疫细胞治疗均具有巨大的市场空间。由于干细胞治疗在疾病治疗和再生医学领域具有广阔的应用前景，被认为有可能成为继药物治疗、手术治疗的第三代疾病治疗途径，市场增速和前景相当可观。根据全球市场情报机构 Infiniti Research 发布的数据，2017—2022 年，全球干细胞治疗市场将以 36.52% 的复合年增长率增长。免疫细胞治疗与干细胞治疗一样，近年来也成为炙手可热的研究和投资领域。据艾美仕市场研究公司数据显示，2014

（百万美元）

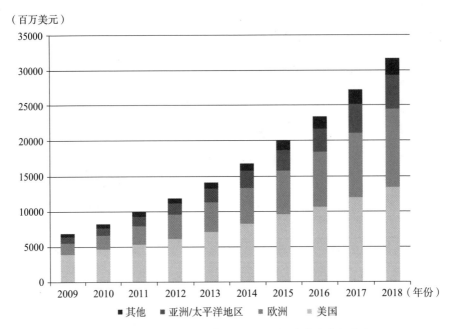

图2-9　2019—2018年全球组织工程和细胞治疗市场分布

年全球用于治疗肿瘤的药物费用为 1000 亿美元，远高于其他疾病的用药开销，是全球第一大药物市场。因此，作为肿瘤最新治疗手段的免疫细胞治疗势必形成巨大的市场空间。

细胞治疗的商业价值逐渐体现。近年来，临床试验数目的增加、政府及资本的支持以及企业合作的增强，正在推动着全球细胞治疗的发展。慢性病患病率的逐年攀升成为市场发展的驱动因素。市场上现有的细胞治疗产品基于自体细胞和异体细胞，可以用于个性化治疗，因而临床需求不断上升。目前，细胞治疗价值已慢慢体现出来。如加拿大广播公司所述，干细胞治疗的费用为每位患者 5000~8000 美元。CAR-T 药物 Kymriah 定价为 47.5 万美元，Yescarta 定价为 37.3 万美元。从股价来看，全球细胞治疗龙头企业 Kite Pharma 的市值 120 亿美元，Juno Therapeutics 的市值 100 亿美元，Bluebird 的市值 85 亿美元。未来，随着细胞治疗在中枢神经系统疾病、癌症、心血管疾病等疾病治疗中的市场份额不断增加，细胞治疗的商业价值将得到进一步体现。

细胞治疗在肿瘤治疗中的应用空间不断增大。此前，市场主流观点认为细胞治疗仅能用于复发难治的血液肿瘤，市场空间相对较小。但随着研发推进，细胞治疗不仅可以用于非复发难治的血液肿瘤及实体瘤，还有望把肿瘤变成慢性病，市场空间巨大。以自体造血干细胞移植治疗多发性骨髓瘤为例，目前无进展生存期为 3~5 年，以细胞治疗产品临床阶段的表现，有可能替代自体造血肝细胞移植。预计临床试验设置为试验组（细胞治疗产品）、对照组（自体造血干细胞移植），比较两组无进展生存期，假设细胞治疗获得更好的临床数据，细胞治疗的市场将从复发难治的血液肿瘤拓展到非复发难治的血液肿瘤。此外，细胞治疗实体瘤已经在部分癌种和靶点上取得让人激动的成果。2015 年 11 月，美国肿瘤免疫学年会发表 NY-ESO-1 靶点 TCR-T 疗法的用于滑膜肉瘤的临床试验数据，总体应答率达到 50%，而且 T 细胞在患者体内持续存活。2018 年 3 月，*Nature* 杂志发表了一组来自日本科学家团队的研究，通过将 IL-17 以及 CCL-19 基因转入 CAR-T 细胞制备出能够有效杀伤肿瘤的 "超级 CAR-T 细胞"，在小鼠实验中效果相当惊喜，荷瘤小鼠生存率达到 100%。相对而言，采用常规 CAR-T 疗法的肿瘤小鼠生存率只有 30% 左右。

针对具体适应症来开发细胞治疗产品成为新的发展方向。目前，全球已上市的干细胞药物涉及的适应症包括急性心梗、退行性关节炎、移植物抗宿主病、克罗恩病、赫尔勒综合征、血栓闭塞性动脉炎等多种疾病。随着研究的进展，科研人员的研究开始往更加宽阔的方向延伸，不断扩大干细胞疗法的研究范围，涉及的疾病种类越来越广泛；同时，也有一些科研人员正在开展一种针对多种适应症的临床研究，这些都有希望给更多的患者带来治疗新机会。2018 年底，美国 FDA 批准了在研渐冻症干细胞治疗产品 NurOwn 用于进展型多发性硬化症 II 期临床试验新药的申请，这项临床试验于 2019 年初正式启动。如果这款产品在渐冻症以及进展型多发性硬化症的临床试验中均取得成功并获批上市，那么就意味着这两类患者都有望受益，针对神经退行性疾病的自体细胞疗法将成为新的发展方向。

2. 多款产品获批上市

细胞治疗给许多难治性疾病的控制带来了全新突破。在干细胞、基因组编辑、CAR-T 免疫治疗等前沿领域的推动下，细胞治疗产品的研究发展非常迅速。目前，全球范围内上市的细胞治疗产品已有几十种，主要涉及造血干细胞、间充质干细胞和 CAR-T 细胞等。

（1）干细胞治疗产品。

全球获批上市干细胞产品以欧盟、美国、日本、韩国为主。近年来，欧盟、美国、日本、韩国、加拿大、印度 6 个国家和地区批准上市了一系列干细胞产品。截至 2018 年 12 月，共有 34 种干细胞疗法的产品在全球获批上市。其中，美国批准上市的干细胞产品有 14 种，占上市产品总数的 41%，其次是韩国，批准上市的干细胞产品有 10 种，占上市产品总数的 29%，紧随其后的是欧盟地区有4种和日本有4种（见表2-1）。获批干细胞产品的细胞类型主要包括造血干细胞、软骨细胞、皮肤组织和间充质干细胞等。

从适应症来看，干细胞的五大应用方向都有涉及。例如，加拿大的Prochymal可以用于Ⅰ型糖尿病（疾病修复治疗）；日本的HeartSheet可用于严重心力衰竭（疾病修复治疗）；韩国的Hearticellgram-AMI可以治疗急性心肌梗死（疾病修复治疗）；美国的Hemacord、Ducord和HPC都可以治疗遗传性或获得性造血系统疾病（系统重建）；加拿大的Prochymal和日本的Temcell可以用于急性移植物抗宿主反应（GVHD）（组织或器官修复、移植）；日本的JACE可以用于治疗大面积烧伤（整形美容）；欧盟的Strimvelis可以通过基因修饰治疗ADA缺乏性重度联合免疫缺陷症（基因治疗）。

表2-1　获批上市的干细胞治疗产品

国家/地区	品名	获批年份	公司	细胞类型	适应症
欧盟	ChondroCelect	2009	TiGenix N. V.	自体软骨细胞	膝关节软骨损伤
	Holoclar	2015	Chiesi Farmaceutici S. p. A.	自体角膜缘干细胞	中重度角膜缘干细胞缺陷症（LSCD）
	Strimvelis	2016	Orchard Therapeutics（Netherlands）BV	自体CD34阳性造血干细胞	ADA缺乏性重度联合免疫缺陷症
	Alofisel	2018	TiGenix NV和武田制药公司	脂肪来源间充质干细胞	克罗恩病患者复杂性肛周瘘
美国	Carticel	1997	Vericel Corporation	自体软骨细胞	修复临床症状显著的股骨髁软骨缺损
	Laviv	2011	Fibrocell Technologies，Inc.	自体成纤维细胞	改善成人中度到重度鼻唇沟纹
	Hemacord	2011	纽约血液中心	造血细胞	遗传性或获得性造血系统疾病
	Gintuit	2012	Organogenesis Inc	异体培养角质细胞和纤维细胞	外敷辅助治疗成人膜龈手术所致创面的血管损伤
	Ducord	2012	Duke大学医学院	脐带造血干细胞	遗传性或获得性造血系统疾病
	HPC	2012	Clinimmune实验室	脐带血干细胞	遗传性或获得性造血系统疾病
	Multistem	2012	Athersys	骨髓等来源多能成体祖细胞	赫尔勒综合症

续表

国家/地区	品名	获批年份	公司	细胞类型	适应症
美国	None yet	2012	Clinimmune Labs；University of Colorado Cord Blood Bank	造血祖细胞	遗传性或获得性造血系统疾病
	Allocord	2013	SSM Cardinal Glennon Children's Medical Center	造血祖细胞	遗传性或获得性造血系统疾病
	None yet	2013	LifeSouth Community Blood Centers，Inc.	造血祖细胞	遗传性或获得性造血系统疾病
	MACI	2016	Vericel Corporation	自体软骨细胞	修复成年患者膝盖症状性全层缺损
	Clevecord	2016	Cleveland Cord Blood Center	造血祖细胞	遗传性或获得性造血系统疾病
	None yet	2016	Bloodworks	造血祖细胞	遗传性或获得性造血系统疾病
	None yet	2018	MD Anderson Cord Blood Bank	造血祖细胞	遗传性或获得性造血系统疾病
加拿大	Prochymal	2012	Osiris Therapeutics	异体骨髓间充质干细胞	Ⅰ型糖尿病；急性移植物抗宿主反应
韩国	Holoderm®	2002	Tego Science，Inc	自体角质细胞	重度二级烧伤；三级烧伤
	KeraHeal®	2006	Biosolution Co.，Ltd.	自体皮肤分生角质细胞	身体总表面积30%以上的重度二级烧伤；身体总表面积10%以上的三级烧伤
	RMSOssron™	2009	Sewon Cellontech Co.，Ltd.	自体成骨细胞	自体骨细胞移植
	CureSkin Inj.	2010	S. Biomedics Co.，Ltd.	自体皮肤成纤维细胞	痤疮疤痕
	Chondron™	2010	Sewon Cellontech Co.，Ltd.	自体软骨细胞	膝盖软骨损伤
	Queencell®	2010	Anterogen	自体脂肪细胞	皮下组织退损

续表

国家/地区	品名	获批年份	公司	细胞类型	适应症
韩国	Cellgram	2011	Pharmicell	自体骨髓间充质干细胞	急性心肌梗死
	Cartistem	2012	Medipost	异基因脐带血干细胞	退行性关节炎和膝关节软骨缺损
	Cupistem	2012	Anterogen	自体脂肪干细胞	复杂性克罗恩病并发肛瘘
	Neuromata R Injection	2014	Corestem	自体骨髓间充质干细胞	肌萎缩
日本	HeartSheet	2015	Terumo	自体成肌细胞	严重心力衰竭
	JACE	2007	日本组织工程有限公司	自体表皮细胞	大面积烧伤
	JACE	2016	日本组织工程有限公司	自体软骨细胞	膝关节软骨缺损
	Temcell	2016	Mesoblast 开发；日本 JCR 销售	异体间充质干细胞	急性移植物抗宿主反应
印度	Stempeucel	2016	Stempeutics Research	异体骨髓间充质干细胞	用于治疗血栓闭塞性脉管炎导致的严重肢体缺血症

（2）免疫细胞治疗产品。

目前，已上市的免疫细胞治疗药物多为树突状细胞，但 CAR-T 产品也作为新兴热门产品在全球市场上崭露头角。全球共上市 8 种免疫细胞疗法产品。其中，有 6 种为树突状细胞，仅有 2 种是 CAR-T 细胞，且 CAR-T 细胞产品都在 2017 年上市。应用方向也以癌症治疗为主，如前体 B 细胞急性淋巴细胞白血病（ALL）、特定类型大 B 细胞淋巴瘤、前列腺癌等（见表 2-2）。

表2-2　获批上市的免疫细胞治疗产品

国家/地区	产品名称	获批年份	公司	细胞类型	适应症
美国	Kymriah	2018	诺华	CAR-T	复发或难治性弥漫性大 B 细胞淋巴瘤（DLBCL）
		2017		CAR-T	前体 B 细胞急性淋巴细胞白血病（ALL）
	Yescarta	2017	Kate Pharmacy	CAR-T	特定类型大 B 细胞淋巴瘤；滤泡中心细胞淋巴瘤；非霍奇金氏淋巴瘤
	Sipuleued-T 疫苗	2010	Dendreon	树突状细胞	前列腺癌

续表

国家/地区	产品名称	获批年份	公司	细胞类型	适应症
瑞士	DCVax-Brain 疫苗	2008	美国西北生物制药公司	树突状细胞	恶性胶质瘤
巴西	HybridCell 疫苗	2005	GenoaBiotecnologia SA	树突状细胞与肿瘤细胞融合	黑色素瘤、肾细胞癌
韩国	CreaVax-RCC 疫苗	2007	JWCreaGene Inc	树突状细胞	肾细胞癌
韩国	Immuncell-LC 疫苗	2008	Green Cross Cell Corp	T 细胞	肝细胞癌
印度	APCEDEN	2017	APAC Biotech	树突状细胞	肾癌、神经胶质瘤

2017 年，两个 CAR-T 产品获得美国 FAD 批准上市，开创了 CAR-T 疗法新纪元。2017 年 8 月 31 日，诺华的 CAR-T 疗法 Kymriah（Tisagenlecleucel，CTL019）经美国 FDA 批准上市，用于治疗 3～25 岁的儿童和年轻人急性淋巴细胞白血病（ALL）患者。Kymriah 是全球首个获批的 CAR-T 治疗产品，揭开了恶性血液肿瘤免疫治疗的新篇章，具有里程碑式的意义。2018 年 5 月 1 日，Kymriah 获批第二个适应症，用于治疗复发或难治性弥漫性大 B 细胞淋巴瘤（DLBCL）的成人患者（先前接受过两次或以上的系统治疗）。2017 年 10 月 18 日，Kate Pharmacy 的 CAR-T 产品 Yescarta（Axicabtagene Ciloleucel，KTE-C19）经美国 FDA 批准上市，用于治疗成人特定类型大 B 细胞淋巴瘤。Yescarta 是全球第二款获批上市的 CAR-T 产品，同时也是第一个用于治疗非霍奇金淋巴瘤的 CAR-T 产品。

由于 Kymriah 和 Yescarta 的受试者中有部分出现了严重的细胞因子释放综合症（CRS）以及神经毒性，因此两个产品的药品标签中均带有 CRS 和神经毒性的黑框警告。FDA 为两个产品设立了风险评估和减轻策略（REMS），用于提示和教育医护人员细胞治疗产品的副作用。两家公司均已逐渐掌握了如何对副反应做出早期识别，并及时给予抗体或类固醇药物急救的应对策略，并要求所有使用产品的中心必须掌握 REMS。同时，两家公司也将继续研究以找到应对副作用的更优方案。

3. 跨国巨头纷纷布局

全球政策的逐步放开、细胞治疗相关的监管指导意见相继出台、生物技术公司的前期基础科研结果和临床试验数据的积累等都为细胞治疗产业的发展打下良好的基础，世界各国的生物制药巨头都在细胞治疗领域投入大量的人力、物力、财力。欧美等西方发达国家生物技术和细胞治疗研究起步较早，其技术进展也相对领先，在该产业已有相对优势，位于产业顶端。

（1）干细胞治疗呈现全产业链发展模式。

在干细胞治疗领域，产业上游采集与存储是整个产业链最为成熟的环节。自 20 世纪 90 年代全球第一家脐血库成立以来，世界范围内已建立干细胞血库数百家，如 Cord Blood Registry（CBR）、ViaCord 和 Cryo-Cell International 等。美国、澳大利亚、巴西、加拿大、中国、韩国、马来西亚、墨西哥、中国台湾、新加坡、泰国以及许多欧洲国家的脐血库都拥有公共库和自体库。其中，美国是世界上干细胞血库产业最成熟的，至今已有 70 多家公共库和自体库，几乎遍布每个州。美国脐带血公共库和自体库总共储存的脐带血有 136 万份。美国脐带血应用超过 6000 例，并以每年 1200 例的速度增长。据 Markets and Markets 发布的最新市场调研报告，全球干细胞存储市场未来 5 年预计以 8.2% 的复合年增长率增长。从干细胞来源划分，胎盘干细胞市场增长的速度预计最快，这主要是因为全球胎盘及脐带血存储数量逐年增加，以及公众对干细胞治疗潜力的认识日益剧增。

全球干细胞产业逐步向药物研发制造、下游应用市场倾斜。全球干细胞产业高速扩张，龙头企业均加紧布局中下游，不断加强研发投入，积极推广新产品，医疗及消费级临床应用为产业制高点。目前，美国从事不同类型干细胞研发的企业超过了 100 家，除知名的 Osiris Therapeutic 外，还有 Stem Cells Inc、Neural Stem Inc、Bioheart、Advanced Cell Therapies 等。另外，部分传统制药巨头也开始从事干细胞的研发，如 Pfizer 在 2008 年正式成立辉瑞再生医学公司，投资 1 亿美元进行成体干细胞和胚胎干细胞药物的研发；2009 年 4 月，Genzyme 向干细胞研发专业公司 Osiris Therapeutics 投资 1.3 亿美元，合作研究开发 prochymal 与 chondrogen 两个项目；同年，美国通用电气医疗集团（GE）和 Geron 公司成立干细胞研究联盟，合作开发已获威斯康星州校友研究基金会许可的基于人类胚胎干细胞系的产品。2015 年，美国生物技术巨头 Celgene 出资 4000 万美元与干细胞公司 Mesoblast 达成战略合作，意在扩大干细胞和再生医疗领域的业务。此外，由于美国干细胞新政对政府资金在干细胞研究方面的解禁，以及产业界对干细胞药物研发和干细胞治疗的大力推动，美国干细胞产业已呈现出加速发展的态势。

随着科学的发展，干细胞临床疗法在全球范围内得到广泛应用。2018 年

2月，美国德州神经病变及疼痛中心宣布为阿灵顿地区的慢性疼痛患者提供干细胞治疗，作为传统手术或处方药物之外的治疗选择。干细胞治疗已不仅仅是疑难杂症的解决方案，还可应用于多种疾病的治疗。据统计，目前干细胞治疗主要应用于自体免疫疾病、骨骼及软骨修复、基因疾病、实体肿瘤、心血管病、神经中枢疾病、糖尿病等。其中，自体免疫疾病、骨骼及软骨修复、基因疾病位居前三位，约占临床应用总数的一半（见图2-10）。

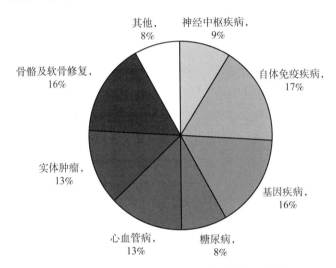

图2-10 干细胞技术在各疾病中的临床应用

资料来源：前瞻产业研究院。

随着细胞治疗商业化的实现，细胞制备自动化的市场需求增加。细胞治疗市场面临的主要挑战是前期研发成本以及制备成本太高。自动化技术是降低细胞制备成本的有效途径，越来越受研发人员和市场的青睐。同时，自动化技术是细胞质量控制的有效保障。目前，全球细胞制备自动化市场80%的份额集中于两家公司。一家是瑞士公司Biosafe Group SA，近期被GE收购，另一家就是博雅控股集团旗下的赛斯卡医疗（Cesca Therapeutics），其自主研发的全自动干细胞分离设备AXP占有60%的市场份额。未来，细胞制备自动化将成为细胞治疗市场不可或缺的环节。

（2）免疫细胞治疗以CAR-T和TCR-T为主。

发达国家对免疫细胞治疗的研究一直处于领先地位，这些国家有关免疫细胞治疗方面的实验研究、临床试验数据都为全球细胞治疗的产业化进程提供了参考的基础和验证。目前，已正式步入产业化进程的免疫细胞疗法仅有

DC 疫苗和 CAR-T 两类。DC 疫苗发展较早，但由于工艺、成本等问题，商业化效果并不理想；CAR-T 疗法临床疗效突破不断，生产工艺日渐成熟，产业化发展步入快车道。

CAR-T 细胞治疗技术不断完善，成为免疫细胞治疗的重点布局领域。国外布局 CAR-T 治疗的公司有诺华（Novartis）、朱诺治疗（Juno Therapeutics）、凯特医药（Kite Pharma）、Bluebird、Bellicum、Cellectis、Celgene、Amgen 等，其中以诺华、朱诺治疗、凯特医药进展最快。宾夕法尼亚大学、美国癌症研究院（NCI）、Fred Hutchinson 癌症研究中心、纪念斯隆·凯特琳癌症中心和西雅图儿童医院等是最早开展 CAR-T 细胞疗法的研究机构。2013 年，Fred Hutchinson、纪念斯隆·凯特琳癌症中心和西雅图儿童医院的科学家联手成立了朱诺治疗，诺华携手宾夕法尼亚大学，凯特医药与 NCI 合作，从而形成了三巨头鼎立的局面。诺华 CAR-T 的 CD19 靶点和 4-1BB 共刺激结构域，朱诺治疗和凯特医药的 CD28 共刺激结构域，Cellectis 的异体 CAR-T 技术等都已成为产业标杆。

此外，TCR-T 技术在治疗实体瘤方面正在迎头赶上 CAR-T。TCR-T 凭借其能够靶向肿瘤内外多种抗原的优势，获得各大机构关注。与 CAR-T 相比，TCR-T 在实体瘤治疗上效果突出，TCR-T 疗法通往成功的道路要比 CAR-T 疗法更短一些。面对这个存在更大未满足的医疗需求，各大机构纷纷布局。

4. 产业发展仍有桎梏

（1）技术壁垒。

细胞治疗产业属于知识密集型、技术密集型，且多学科高度综合、互相渗透的新兴产业，具有较高的技术壁垒。细胞相关产品的研发与应用具有较高技术含量，尤其是细胞治疗新药研发、细胞模型的建立等领域，需要分子生物学、临床医学、药学、生物工程、质量管理工程等多学科、高层次人才的跨专业合作，才能保障项目顺利开展。国际上进行细胞服务的企业主要通过项目合作研发、依托科研院所或高校共建实验室等方式，共同开展干细胞技术研发和产业化项目。

（2）人才壁垒。

细胞治疗产业属于典型的高壁垒产业，人才队伍决定了企业发展空间，尤其是领军人物对产业发展至关重要。复合专业知识结构和研发应用能力的高素质人才是核心资源，对细胞产业新进入者而言，在短期内聚集和构建专业结构合理的人才队伍、聘请权威人士担任首席科学家的难度很高，同时在没有效益的前提下要保证人才队伍的稳定发展也有很大的难度。

（3）资金壁垒。

细胞治疗属于新兴技术领域，整体处于萌芽期，因此很多理念停留在实验室研发阶段，未形成规模效应，属于高投入、低产出的产业。很多企业开始进入细胞药物的研发阶段，均处于临床前研究，需投入大量人力、物力、财力，一旦进入临床研究，资金投入将大幅增加，同时需要建设新的生产制备车间，并要通过 GMP 认证。重要的仪器设备基本依赖进口，且属于特别定制非标准设备，费用昂贵。后期建设销售网络也需要投入资金，一种新的产品要想在较短时间内占领市场，需要在市场推广与销售队伍建设过程中投入巨额资金。因此，大量资金需求提高了细胞产业的准入门槛。

（4）监管壁垒。

细胞治疗作为生命科学、再生医学的交叉性学科，其研发条件、研发成果的管理与应用，都属于各国严格监管的范畴。因此，各国在产业准入、临床研究、技术应用等方面制定了一系列法律法规，对细胞技术与产品的有效性、安全性进行严格的监管。

二、我国细胞治疗产业发展现状与趋势

细胞治疗不仅是我国战略性新兴产业的重要组成部分，也是落实健康中国战略、提高人民群众健康水平的生力军。"十三五"时期以来，国家部委和地方政府均对细胞治疗的发展壮大寄予厚望。虽然国内细胞治疗研究不断取得重要成果，但仍存在一些对细胞治疗技术临床转化产生负面影响的不规范现象。为促进细胞治疗技术科学、有序的发展，我国陆续出台了一系列管理政策，以规范细胞治疗临床研究和应用行为。

（一）细胞治疗产业监管体系

1. 管理启动期（1999—2008 年）

我国对细胞临床研究的管理始于 1999 年，以《脐带血造血干细胞库管理办法（试行）》的发布为标志。2003 年 3 月，国家食品药品监督管理局发布了《人体细胞治疗研究和制剂质量控制技术指导原则》，首次将免疫细胞制品列入监管范围，并要求每个方案的整个操作过程和最终制品必须制定并严格执行标准操作程序，以确保体细胞治疗的安全、有效；直到 2008 年，又先后颁布了几项管理办法，开始在管理细胞临床研究的方向上逐步探索（见表 2-3）。

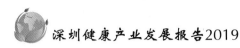

表2-3 管理启动期间相关政策

年份	名称	内容
1999	《脐带血造血干细胞库管理办法》（试行）	成立脐带血造血干细胞库专家委员会，负责脐带血造血干细胞库设置的申请、验收和考评，由国务院卫生行政部门对其进行监管
	《人胚胎干细胞研究伦理指导原则》《药物临床试验质量管理规范》	明确人胚胎干细胞的来源、定义、获取方式和研究行为规范等内容，并规定中国禁止进行生殖性克隆人的任何研究，禁止买卖人类胚子、受精卵、胚胎或胎儿组织
2002	《脐带血造血干细胞库管理办法》（试行）修正案	脐带血造血干细胞库开展业务必须经过注册登记
2003	《人体细胞治疗研究和制剂质量控制技术指导原则》	规定体内回输体外激活的单核细胞、淋巴因子激活的杀伤细胞、肿瘤浸润性淋巴细胞、巨噬细胞或体外致敏的杀伤细胞（IVS）等的质量评价指标，并要求临床伦理学参见药物临床试验质量管理规范（GCP）有关规定执行
	《人胚胎干细胞研究伦理指导原则》	规定了有关人胚胎干细胞研究的行为规范，包括：利用体外受精、体细胞核移植、单性复制技术或遗传修饰获得的囊胚，其体外培养期限自受精或核移植开始不得超过14天；同时，不得将前款中获得的已用于研究的人囊胚植入人或任何其他动物的生殖系统
2006	《非血缘造血干细胞移植技术管理规范》	规定了脐带血及脐带血造血干细胞库的定义，规范了非血缘造血干细胞采集技术临床应用，保证了医疗质量和医疗安全
2007	《涉及人的生物医学研究伦理审查办法（试行）》	成立脐带血造血干细胞库专家委员会，负责对脐带血造血干细胞库设置的申请、验收和考评，由国务院卫生行政部门对其进行监管
	《全国医疗服务价格项目规范》	对树突状治疗（DC）及LAK细胞治疗进行了费用规定

2. 严格管理期（2009—2014年）

2009年，我国虽然将细胞治疗技术归于第三类医疗技术，却迟迟没有推出干细胞临床研究技术的申报流程，在2012年又全面整顿已开展的干细胞临床研究项目，并停止接收新的项目申请。以2009年印发的《医疗技术临床应用管理办法》为标志，干细胞临床研究进入严格管理期。至2013年，国家开始规范干细胞临床试验管理，发布《干细胞临床试验研究管理办法（试行）》《干细胞临床试验研究基地管理办法（试行）》《干细胞制剂质量控制和临床前研究指导原则（试行）》三个征求意见稿。我国细胞临床治疗逐步走向规范化（见表2-4）。

表 2-4 严格管理期相关政策

年份	名称	内容
2009	《医疗技术临床应用管理办法》	将克隆治疗技术、自体干细胞和免疫细胞治疗技术等归为第三类医疗技术，指出第三类医疗技术首次应用于临床前，必须经过卫生部组织的安全性、有效性临床实验研究、论证及伦理审查
	《首批允许临床应用的第三类医疗技术目录》	将细胞移植治疗技术（干细胞除外）、脐带血造血干细胞治疗技术、造血干细胞治疗技术、自体免疫细胞（T 细胞、NK 细胞）治疗技术归为第三类医疗技术，明确归口管理部门
	《自体免疫细胞（T 细胞、NK 细胞）治疗技术管理规范》	该规范是审核机构对医疗机构申请临床应用自体免疫细胞治疗技术进行审核的依据
	《脐带血造血干细胞治疗技术管理规范（试行）》	规范脐带血造血干细胞治疗技术审核和临床应用管理，保障医疗质量和医疗安全
2011	《关于加强脐带血造血干细胞管理工作的通知》	成立了干细胞研究指导协调委员会，对脐带血造血干细胞的采集和应用采取多个措施强化监管
	《关于开展干细胞临床研究和应用自查自纠工作的通知》	在 2012 年 7 月 1 日之前停止在治疗和临床试验中试用任何未经批准使用的干细胞，并停止接受新的干细胞项目申请，干细胞临床研究和治疗开始彻底整顿
2013	《干细胞临床实验研究基地管理办法（试行）》（征求意见稿）	规范管理干细胞临床实验研究基地审批、运营评价

3. 精细管理期（2015—2018 年）

2015 年，国家卫生计生委发布了《关于取消第三类医疗技术临床应用准入审批有关工作的通知》，明确取消第三类医疗技术临床应用准入审批后，医疗机构对本机构医疗技术临床应用和管理承担主体责任。同时，备受业界关注的干细胞三大政策先后出台，分别是《干细胞临床研究管理办法（试行）》《干细胞制剂质量控制及临床前研究指导原则（试行）》《关于开展干细胞临床研究机构备案工作的通知》，这是我国首次针对干细胞临床研究进行管理的规范性文件，采取严格措施来规范干细胞研究和临床应用，致力于对我国细胞临床研究的精细管理。2016 年 5 月，发生"魏则西事件"之后，国家卫生计生委重申禁令，叫停了全国范围内不同医院正在开展的所有免疫细胞治疗，并组织召开了"关于规范医疗机构科室管理和医疗技术管理工作"的电视电话会议。会议重申，自体免疫细胞治疗技术按照临床研究的相关规定执行，并于 2017 年 12 月发布了《细胞治疗产品研究与评价技术指导原则（试行）》，规范和指导细胞治疗产品按照药品管理规范进行研究、开发与评价。至此，我国细胞治疗监管全面进入精细管理期，并制定了一系列技术标准，包括《细胞库质量管理规范》《干细胞通用要求》《嵌合抗原受体修饰 T 细胞（CAR-T 细胞）制剂制备质量管理规范》等规范临床应用，对推动整个产业的健康持续性发展具有重大意义（见表 2-5）。

表 2-5　精细管理期相关政策

年份	名称	内容
2015	《关于取消第三类医疗技术临床应用准入审批有关工作的通知》	取消第三类医疗技术临床应用准入审批，指出免疫细胞治疗技术的相关产品未经批准上市时，不得开展临床应用
	《干细胞临床研究管理办法（试行）》	干细胞治疗相关技术不再按照第三类医疗技术管理。完成干细胞临床研究后，不得直接进入临床应用；如申请药品注册临床试验，需将临床研究结果作为技术性申报资料提交并用于药品评价
	《干细胞制剂质量控制和临床前研究指导原则（试行）》	国家和省级卫生计生行政部门和食品药品监督部门加强对干细胞临床研究的监管，对已备案的干细胞临床研究机构和项目进行抽查、专项检查或有因检查。必要时对机构的干细胞制剂进行抽样检定。严格管理干细胞临床研究，充分保护受试者权益
	《关于开展干细胞临床研究机构备案工作的通知》	落实干细胞临床研究机构的主体责任，确保符合条件的医疗机构规范地开展干细胞临床研究
2016	《干细胞制剂制备质量管理自律规范》	加强干细胞制剂制备质量管理的产业自律，避免干细胞制剂制备过程中污染、交叉污染以及混淆、差错等风险
2017	《造血干细胞移植技术管理规范（2017 版）》	规范造血干细胞移植技术的临床应用，保障医疗质量和安全
	《细胞库质量管理规范》	规定了细胞库的基本要求以及采集、接收、制备、储存、复苏、运输等全部环节的质量管理工作
	《生物制品注册分类和申报资料要求（试行）》	细胞治疗类产品可按药品进行注册上市，根据治疗用生物制品相应类别要求进行申报
	《干细胞通用要求》	建立了干细胞的供者筛查、组织采集、细胞分离、培养、冻存、复苏、运输及检测等通用要求
	《细胞治疗产品研究与评价技术指导原则》	进一步规范细胞治疗产品的研发，提高其安全性、有效性和质量可控性水平，从而推动和促进我国细胞治疗领域的健康发展
	《关于加强干细胞临床研究备案与监管工作的通知》	认真组织开展第二批干细胞临床研究机构备案审核工作，督促已备案机构尽快进行干细胞临床研究项目备案，对干细胞临床研究和应用开展专项监督检查

续表

年份	名称	内容
2018	《关于开展干细胞临床机构评估督导工作的通知》	尽快建立相关创新生物技术药的科学评价体系，从而破解评审技术瓶颈，支持细胞与基因治疗药物等创新生物技术药评价及标准化研究
	《嵌合抗原受体修饰 T 细胞（CAR-T 细胞）制剂制备质量管理规范》	加强 CAR-T 细胞制剂制备质量管理，促进产业自律

总之，国家明确支持肿瘤免疫治疗、干细胞治疗等新兴医学技术发展，完善产业准入政策，加强临床应用管理，促进各项技术适应临床需求，紧跟国际发展步伐。同时，国家也明确了包含 CAR-T 等细胞治疗产品在内的干细胞和免疫细胞等治疗产品以及治疗产品制备技术等将作为重点发展领域。

（二）细胞治疗产业研究与产业化发展

随着生命科学和医学的进步以及人们对健康需求的不断提高，细胞治疗成为重要的前沿探索领域，不仅为一些严重及难治性疾病的治疗带来了希望，也受到业界广泛关注。在国家政策的大力支持下，我国细胞治疗研究不断取得重要成果，细胞治疗技术的临床转化步伐正在日益加快，越来越多的细胞及其相关产品已进入临床试验。鉴于我国人口众多，市场需求巨大，细胞治疗存在巨大的发展空间，我国细胞治疗处在一个良好的发展机遇期。

1. 基础性研究推动产业发展

2018 年，科技部公示了国家重点研发计划"干细胞及转化研究"重点专项，共计拟立项 30 项。这是自 2016 年以来，"干细胞及转化研究"重点专项连续 3 年获得中央财政资助，总计超过 20 亿元支持的临床研究，涉及黄斑变性、脊髓损伤、移植物抗宿主病、心衰、心肌梗死、肝病、重症急性肾损伤等多种疾病。两项干细胞研究成果——"哺乳动物多能性干细胞的建立与调控机制研究"和"成体干细胞救治放射损伤新技术的建立与应用"，分别荣获国家自然科学奖二等奖和国家科学技术进步奖一等奖。这是我国干细胞基础研究与临床应用研究首次获得国家级荣誉，彰显了政府对干细胞研发的高度重视，也反映出我国在干细胞基础研究和应用领域已经取得一系列高水平研究成果。

我国细胞治疗相关专利申请数量呈逐年上升趋势。2018 年，我国发表的干细胞相关专利总数为 1216 件，是 2010 年的 6 倍多，而且免疫细胞相关专利数也从 2010 年的 97 件增长到 2018 年的 574 件（见图 2-11）。从细胞种类来看，干细胞以间充质干细胞为主，专利发表量远超其他干细胞种类，约为 iPS 细胞的 31 倍（见图 2-12）。免疫细胞以 DC 细胞为主，数量为 662 件，而近几年的新兴领域 CAR-T 细胞也以 223 件的数量超越其他免疫细胞种类（见图 2-13）。

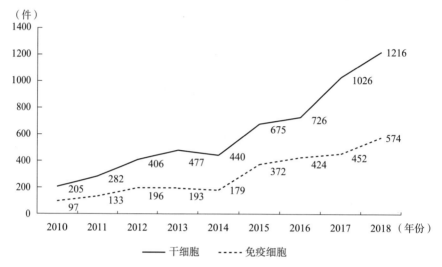

图 2-11 2010—2018 年我国细胞治疗相关专利发表数量

资料来源：国家知识产权局。

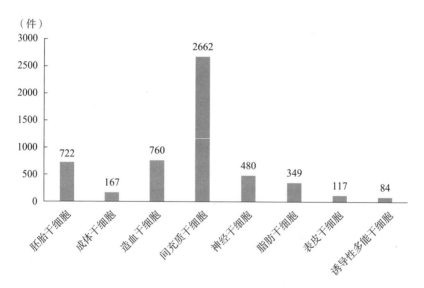

图 2-12 我国各类干细胞相关专利情况

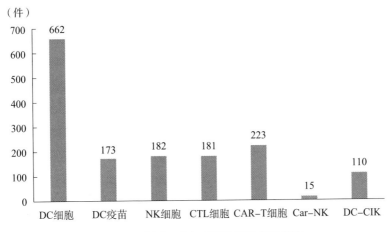

图 2-13 我国各类免疫细胞相关专利情况

按照《干细胞临床研究管理办法（试行）》的规定，国家卫生计生委和国家食药监总局于 2016 年和 2017 年分两个批次审核通过了 102 家干细胞临床研究备案机构，此外，还有解放军总医院等 12 所军队医院干细胞临床研究机构获得备案。备案机构中有 25 家医疗机构的 26 项干细胞临床研究项目完成备案，其中 9 项为 2018 年注册。临床研究项目涉及的细胞种类包括：胚胎干细胞衍生细胞、神经干细胞、各种来源的间充质干细胞（脂肪、脐带、骨髓）、支气管基底层细胞。涉及的治疗方式包括：细胞单独使用、细胞联合材料使用、细胞联合药物使用。涉及的细胞来源：自体和异体。目前来看，基地数量远大于备案项目数量。很多三甲医院对干细胞临床研究还很谨慎，即使有这个资格也并没有开展。

在干细胞治疗临床研究中，iPS 细胞相对其他细胞种类来说比较缺乏。截至 2018 年 12 月 31 日，我国在美国临床实验数据库（Clinical Trials）注册的干细胞临床研究项目有 390 项。大部分为成体干细胞临床研究项目，其中间充质干细胞临床研究项目 175 项，造血干细胞临床研究项目 107 项，胚胎干细胞临床研究项目 10 项，iPS 细胞临床研究项目 1 项。而在美国 iPS 细胞临床研究项目已经有 22 项，因此中国在 iPS 细胞临床研究方面仍有很大的进步空间。从临床进展来看，大多数干细胞治疗临床试验都处于 Ⅱ 期临床阶段，Ⅲ 期、Ⅳ 期较少（见图 2-14）。

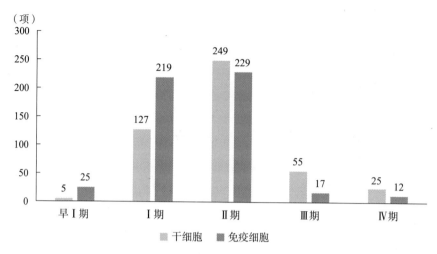

图 2-14　中国细胞治疗临床研究进展

在免疫细胞治疗的临床研究中，I期和II期临床试验项目进展最多。在各免疫细胞类型中，我国 CAR-T 细胞临床研究最为热门，数量已经超过美国，成为临床试验最多的国家。在 Clinical Trials 上，我国 DC 细胞临床研究项目 66项，NK 细胞临床研究项目 97 项，TCR-T 细胞临床研究项目 7 项，CAR-T 细胞临床研究项目 234 项，而美国在 CAR-T 细胞临床研究项目上仅有 176 项。

我国第一项 CAR-T 细胞临床试验在 2012 年注册，此后试验数量呈爆发式增加。2016 年，中国注册的临床试验数量达 54 项；2017 年注册的 CAR-T 细胞临床试验数量已达 77 项，为美国的 2 倍多（见图 2-15）。但是，我国绝

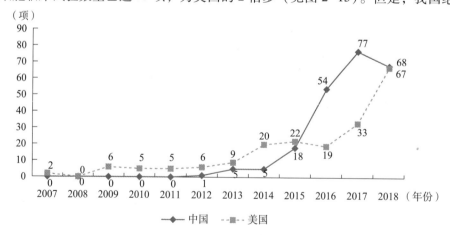

图 2-15　2007—2018 年中美 CAR-T 细胞临床试验注册数量对比

大多数临床试验是研究者发起的，规模较小，按照临床试验受试者的总人数和研究中心的数量统计，我国 CAR-T 细胞临床试验的规模仍然小于美国。此外，我国临床试验的设计更倾向于在一个临床试验中探索多个适应症以及在儿童患者中开展研究，可能导致患者安全性风险暴露不足。

从研究中心的地理分布来看，我国开展 CAR-T 细胞临床试验最多的 5 个地区是北京、上海、重庆、广州和深圳。与美国相比，我国在临床试验数量最多的 5 个地区中，每个地区所承担的试验数量均少于美国，这可能与美国大多数 CAR-T 细胞临床研究为多中心试验，而我国的 CAR-T 细胞临床试验以单中心研究为主有关（见图 2-16）。

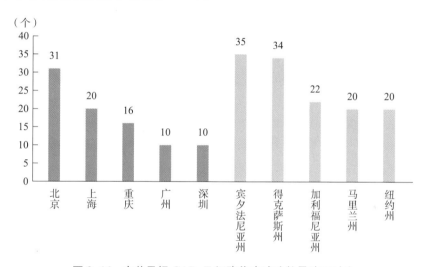

图 2-16 中美承担 CAR-T 细胞临床试验数量地区对比

在我国的临床试验中，CAR-T 细胞选择比较多的靶点包括 CD19、磷脂酰肌醇蛋白聚糖 3（Glypican 3，GPC3）、上皮细胞生长因子受体（EGFR）、间皮素（Mesothelin）、上皮细胞黏附分子（Epithelial Cell Adhesion Molecule，EpCAM）等。此外，还有 8 项临床试验采用了不同靶点 CAR-T 细胞联合治疗的策略（见图 2-17）。

随着 2017 年国家食药监总局《细胞治疗产品研究与评价技术指导原则（试行）》的发布，细胞治疗产品在国内审评取得了里程碑式的进展。截至 2018 年底，我国共有 42 个细胞治疗产品获得国家药品监管总局药品审评中心（CDE）受理，其中 2018 年受理较为集中，共受理了 36 个产品。其中，仅复星凯特申报的 FKC876（抗人 CD19 CAR-T 细胞注射液）和北京三有利和泽生

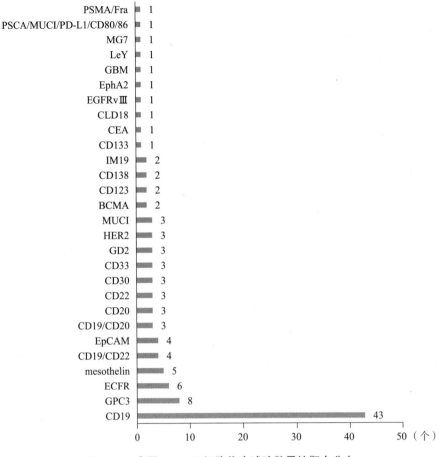

图2-17 我国CAR-T细胞临床试验数量按靶点分布

物科技有限公司申报的人牙髓间充质干细胞注射液按照Ⅲ类新药进行申报，其他39个细胞治疗产品均按照治疗用生物制品Ⅰ类新药注册分类申报临床试验。

我国临床受理以免疫细胞治疗产品为主。据统计，在CDE受理的42个细胞治疗产品中，有35个为免疫治疗相关产品，其中5个为间充质干细胞，1个为肌母细胞。在35个免疫治疗相关产品中，有30个CAR-T产品，4个TCR-T产品，1个多抗原自体免疫细胞注射液。在30个CAR-T产品中，非CD19靶点的仅有5个，包括4个BCMA和1个GCP3。在25个CD19 CAR-T产品中，除了优卡迪和科济公司做了创新性的设计外，其他公司产品的技术创新点不明显。

CDE的细胞治疗产品审评速度大大加快，积压的项目逐步变少，目前仅有 13 个产品处于排队待审评状态。其中，3 个产品的药理毒理、临床和药学均完成审评，3 个产品完成 2 项审评，4 个产品完成 1 项审评。只有 3 个产品尚未启动审评。结合受理时间分析，目前等待审评的时间已经压缩至 1~2 个月，未来细胞治疗产品在国内实现零的突破将指日可待。

CDE 批准的新药临床试验（IND）申请均为 CAR-T 产品。自南京传奇生物科技有限公司 CAR-T 产品的 IND 获批临床以来，目前 CDE 已批准了 7 个细胞产品的 IND 申请，均为 CAR-T 细胞，其中 5 个的靶点为 CD19，另外 2 个为 BCMA。从受理到获批所需的时间来看，在 3.5~10.5 个月，一般为 5~6 个月。获批时间长短取决于以下几个因素：①资料完善程度。资料越完善，发补的可能性及工作量相应减少。②申报时间。申报时间越晚，CDE 积累的同类产品审评经验越丰富，审评速度自然更快。③和其他申请的资料重合程度。如果不同申请间仅是临床适应症不同，药理、毒理和药学部分的审评时间可以大大缩短。

2. 细胞治疗产业化发展特征

（1）细胞治疗市场初具规模。

细胞治疗不仅逐渐形成了庞大的市场规模，而且市场潜力巨大。2012 年，我国新诊断癌症病例 307 万人，占全球总数的 21.8%。癌症死亡人数约 220 万人，占全球癌症死亡人数的 26.9%。国家癌症中心 2018 年发布了"全国最新癌症报告"，这份报告汇总了全国 347 家癌症登记点的报告提示：在中国，每年新发癌症病例达 429 万例。也就是说，全国每天约 1 万人确诊为癌症，每分钟约 7 人确诊为癌症。若中国人均寿命是 85 岁，那么每个人累计患癌风险高达 36%。在世界范围内，大约 22% 的新增癌症病例和 27% 的癌症死亡发生在中国。此外，中国目前有 2.4 亿的心血管病患、4160 万的糖尿病患、9400 万的阿尔茨海默病患以及 1460 万的血液肿瘤病患正等待着更积极有效的治疗。总体而言，传统放、化疗手段对许多肿瘤病例效果一般，使细胞免疫成为值得尝试的手段，未来细胞治疗可应用于多种疾病，这正是市场潜力所在。近年来，基于研发资金投入的日益增加、先进基因组技术在细胞领域的应用以及各界人士对细胞的日益重视等因素，我国细胞治疗产业飞速发展。目前，我国已形成了超百家不同规模的细胞公司从事细胞领域相关技术的研发、细胞库的建立和细胞及相关产品的应用。中商产业研究院发布的《2017—2022 年中国干细胞产业前景调查及投资机会研究报告》显示，我国干细胞产业收入从 2009 年的 20 亿元快速增长至 2016 年的 420 亿元，年复合增率达到 50%，未来 20 年全球市场规模有望达到 4000 亿美元。

我国正逐步推动细胞治疗市场的发展。自细胞治疗项目在国内开展以来，国家制定的《允许临床应用的第三类医疗技术目录的通知》《国家卫生计生委关于取消第三类医疗技术临床应用准入审批有关工作的通知》《干细胞临床试验研究管理办法（试行）》等政策相继出台，鼓励和扶持医疗机构和肿瘤生物治疗企业加大技术投入，大大加快了细胞治疗产品的临床试验进度，逐渐推动了国内细胞治疗市场的发展，体现了国家对创新生物产品的支持。2017年，国家陆续颁布多项政策，连续投入经费推动产业发展，加速推进干细胞技术和产品的临床应用与审批。《细胞治疗产品研究与评价技术指导原则（试行）》的颁布，成为我国细胞治疗产业发展的转折点，给细胞治疗产品的上市审批指明了道路，使产业步入规范发展期，其中细胞治疗临床试验设计以及临床试验数据的相关指导将极大减少细胞治疗产品临床试验所需的时间，加快产品进入市场的进程，有望更快地填补我国细胞治疗药物的空白，对产业发展意义重大。

细胞治疗正受到越来越多大型企业的关注，有利于推动产学研综合一体化发展。目前，国内市场有多家机构共同发力，为推进我国细胞技术的转化落地，国内领先企业已经与医院、科研机构等展开大量的合作。例如，博雅控股集团通过吴阶平医学基金会与40余家医院合作，开展胎盘干细胞治疗自体免疫疾病、骨关节炎、宫腔黏连、地中海贫血、早衰症等疾病的临床研究，共同推进胎盘干细胞从基础科研到临床应用的快速转化。2018年5月，海尔集团与青岛城阳区签署协议，投资116亿元建设海尔·城阳生物细胞谷，包括细胞存储中心、细胞应用及研发中心、细胞创业孵化中心、细胞学术交流中心四大板块；7月，天士力公告与全球领先的干细胞研发公司Mesoblast Limited签署协议，天士力认购其2000万美元的普通股，并引进两款分别处于Ⅲ期和Ⅱ期临床试验的干细胞产品，这两款产品分别用于治疗充血性心力衰竭和急性心肌梗死；9月，九芝堂发起设立的九芝堂雍和启航基金与位于美国生物药谷圣地亚哥的Stemedica细胞技术有限公司签署投资协议，九芝堂美科（北京）细胞技术有限公司将引进干细胞生产技术及制备平台，用3~5年时间，在北京大兴生物医药产业基地建造符合美国和欧盟cGMP标准的商业级干细胞生产基地，此举标志着九芝堂正式进军干细胞药物研发、临床与产业化领域。未来，细胞治疗产业不仅需要科研和企业共同合作开发创新产品，还需要规模化、自动化产品设备及工艺、建立原材料供应链等。随着科研、政策以及市场的成熟，细胞治疗造福普罗大众将越来越成为可能。

（2）细胞治疗呈区域化发展。

国家陆续颁布多项扶持政策。2018 年 1 月 23 日，国家知识产权局发布《知识产权重点支持产业目录（2018 年本）》，将干细胞与再生医学、免疫治疗、细胞治疗等明确列为国家重点发展和亟须知识产权支持的重点产业之一。同年 3 月 9 日，广州市人民政府发布了《关于印发广州市促进健康及养老产业发展行动计划（2017—2020 年）的通知》，提及未来将重点发展肿瘤免疫细胞治疗、干细胞治疗、基因治疗等医疗技术，开展人成体干细胞及人多能干细胞临床应用技术研究。4 月 2 日，上海市人民政府正式发布了《"健康上海 2030"规划纲要》，明确提出加快免疫细胞治疗、干细胞治疗、基因治疗相关技术临床和产业化研究。发展干细胞与再生医学、新型疫苗、生物治疗等医学前沿技术。随着多项政策利好的落地，每年新进入干细胞治疗领域的医院数量达到几十家，许多专业医院也积极开展干细胞治疗新方法新技术的尝试。此外，我国已经建立起多家产业化基地，包括国家干细胞产业化华东基地、国家干细胞产业化天津基地、青岛干细胞产业化基地、无锡国际干细胞联合研究中心、泰州国家生物产业基地干细胞产业化项目基地等。大部分产业化基地涵盖了干细胞存储、抗体和诊断试剂研发生产、干细胞基础应用研究以及干细胞临床移植和治疗等业务，促进了干细胞相关技术及基因工程药物科研成果向实际生产力转化，逐步形成新的干细胞研究和产业格局。

我国细胞治疗产业形成华北、华东、华南"三足鼎立"之势。华北地区主要以北京、天津为主，重点企业从事细胞制备与临床应用的优势比较突出。例如，2006 年 4 月，细胞产品国家工程研究中心所属的间充质干细胞库在天津落成；同时，天津昂赛细胞基因工程有限公司的脐带间充质干细胞注射液获得国家"863"计划重大项目支持，并被列入天津市"20 项自主创新产业化重大项目"，目前已具备批量生产能力，已向国家市场监管总局申报了新药临床试验。华东地区主要以上海、江苏等地为首，重点优势突出在细胞加工、生物制药开发等领域。例如，Neo Stem 与上海企业达成有关加强生物医疗合作的独家协议，这项协议的目的是利用 Neo Stem 的专有技术在上海市和江苏、浙江、福建等省创建一个干细胞采集和治疗中心网络。华南地区的优势在于组织再生康复技术和产品研发、干细胞抗衰老医学技术和产品研发以及干细胞库建立与应用等，如广东省深圳市北科生物科技有限公司与日本横滨 Biomaster 公司就其技术投资达成协议。

我国不同区域、不同地区各个主体的实力不同，各个地区采用的发展模式也不尽相同。华北地区发挥北京在科研院所与医院方面的优势，联合北京与天津（企业主导）地区的企业开展细胞产业规划与发展，属于有效对接基础研究与产业化，通过干细胞知识、技术的应用及时推出新产品，通过临床试验推向企业的高效运行发展模式；华东地区发挥上海、浙江地区高校优势，江苏、上海等企业方面的优势，以及江苏、福建、山东等地区人才优势，鼓励高校开展高质量研发活动，发挥干细胞研发人员技术能力，将研究成果推向企业，实现以技术研发带动产业发展的目标；华南地区主要依靠广东，广东主要是高校与个人结合，华南地区也应当重点进行人才团队建设，为全国干细胞治疗产业发展提供有效的人才支撑。

（3）细胞治疗全产业链完整。

目前，我国已经形成完整的细胞治疗产业链条，主要包含上游（细胞采集与存储）、中游（细胞增殖及干细胞新药研发）及下游（细胞治疗）。从整个市场发展来看，我国细胞治疗相关业务主要集中在上游，上游是最成熟的一环，而中下游业务目前大多处于实验临床阶段，尚有待拓展。

产业链上游是细胞采集和存储业务，是目前最成熟、最主要的细胞领域产业化项目，主要开展间充质干细胞、脂肪干细胞和人体免疫细胞的存储业务。脐带血库对干细胞技术服务企业至关重要。脐带血库分为公共库和自体库。公共库接受公共脐带血捐赠，免费保存，支持自用；自体库收费保存，仅为自用。按照我国法律，公共库每个省级区域只签发一个执业许可证，目前获得《脐带血造血干细胞库执业许可证》的脐带血库有7家，分别位于北京、天津、上海、广东、四川、山东和浙江。对于自体库，监管相对宽松。在上市公司中，中源协和、金卫医疗从事脐带血干细胞存储业务，其中中源协和子公司协和干细胞基因工程有限公司，拥有天津和浙江公共脐带血库的牌照，同时在全国各地布局自体库，通过28家子公司网络辐射21个省市，覆盖中国2/3的版图和3/4的人口，总存储量达到30万份，每年新增存储量约3万份；而金卫医疗拥有北京、广东脐带血库100%的权益、浙江脐带血库90%的权益、山东脐带血库约24%的权益，累计客户37.6万人。此外，新日恒力所持股的无锡博雅干细胞是目前国内唯一通过了美国血库协会（AABB）全认证、世界卫生组织NRL标准以及美国病理协会CAP标准的临床级干细胞库。

除了脐带血造血干细胞库外，近年来间充质干细胞库也在逐渐发展。相对于主要用于治疗血液和免疫系统疾病的脐带血干细胞，脐带中的间充质干细胞具有更强的医疗应用潜能，它可以分化为神经细胞、成骨细胞、软骨细胞、肌肉细胞以及脂肪细胞等，在细胞治疗、组织器官修复和基因治疗等方面都显示出巨大的应用潜力。而关于胎盘干细胞、脂肪干细胞的储存，我国尚无明确的相关存储库资质的规定，也无明确的政策予以禁止。

产业链条的中游企业主要向医院提供细胞相关产品和技术服务，从而通过收取产品销售收入和技术服务费获得收益，或者为患者提供个性化治疗，按照与医疗机构约定的比例收取费用。

由于目前国内细胞新药开发主要处于实验阶段，虽尚无任何药物形式的细胞治疗产品上市，但潜力巨大。在干细胞治疗领域，技术应用型公司数量相对较少，知名的有北科生物、中源协和等。其中，中源协和的"脐带间充质干细胞抗肝纤维化注射液"（CXSL200056 津）已报国家相关部门审批，一旦获批将成为我国首个干细胞药物。在免疫细胞治疗领域，知名公司如中源协和、中美康士、柯莱逊、冠昊生物、西比曼、香雪制药等，但目前主要开展的还是 CIK、DC-CIK、NK 等非靶向治疗技术，离世界先进水平还有一段距离。其中，西比曼生物科技（上海）有限公司已向 CED 提交 C-CAR011 的临床试验申请，是针对成人 B 细胞非霍奇金淋巴瘤和急性淋巴细胞白血病的抗 CD19 嵌合抗原受体 T 细胞免疫疗法，后续将通过沟通协作以获批准，从而进入下一个研发阶段。

此外，多家机构布局 TCR-T 治疗实体肿瘤。相比在血液肿瘤领域的顺风顺水，CAR-T 在实体瘤领域的临床进展可谓举步维艰、收效甚微。只要能被 HLA 呈递的抗原都可以识别 TCR-T，包括细胞内和细胞表面的抗原，尤其是对肿瘤细胞突变产生的新抗原。因此，在治疗实体瘤方面，TCR 可能比 CAR 更具优势。目前，香雪制药、复星凯特、因诺免疫、来恩生物、药明巨诺、金斯瑞生物等已布局 TCR-T 治疗。其中，香雪制药公司同时拥有 TCR-T 和 TCR 两大技术，是全球开展该技术研究和应用的领先企业之一。其搭建了以高亲和性特异性 TCR 为核心的免疫治疗药物开发、临床治疗技术研发和转化平台，开发出高强特异性的新一代抗肿瘤 TCR-T 细胞治疗新药，为癌症治疗的临床应用带来新的突破。2018 年 7 月，香雪制药宣布 Athenex 与其全资子公司香雪精准成立合资企业 Axis Therapeutics，将共同研究、开发和商业化高亲和力的 TCR-T 技术。

细胞治疗产业下游链条以医院为主体。目前从事细胞治疗的主要为医院，如从事干细胞治疗的解放军 302 医院、武警总医院干细胞移植治疗中心、天坛华普医院、海军总医院、211 医院等；从事免疫细胞治疗的有北京 307 医院、中山肿瘤医院、上海免疫治疗中心和深圳市第二人民医院等。我国细胞治疗基础研究具有国际水平，新兴企业不断涌入市场，竞争越发激烈。细胞技术的不断发展，对企业的要求越来越高。随着细胞治疗的国家政策放开后，中游的细胞研发企业有望向下游扩张，布局细胞治疗医院，规模企业将进一步布局细胞治疗全产业链。目前，越来越多的企业开始向全产业链的方向布局，从下游延伸至上游，或者从上游延伸至下游，市场上拥有产业链资源全方位布局的企业包括中源协和、北科生物、博雅干细胞等。从技术角度来看，未来拥有标准化干细胞库和具备专利技术壁垒的细胞治疗技术是企业成功的关键。

（4）细胞配套产业有待完善。

细胞治疗关键设备、试剂、原料多来自跨国企业，价格较高，现阶段尚无法自给自足。细胞制备涉及细胞分离、激活等步骤，需用到血细胞分离淘洗机等多种设备、试剂及耗材。这些关键设备及试剂供应商多来自跨国公司，如 GE、美天旎、赛默飞世尔等。国内也有相应设备、试剂生产商，其价格有些仅为进口产品的 1/10，但在产品质量方面参差不齐，因此国内研发机构、企业大多选择采购进口产品，这耗费细胞生产过程中近一半成本。对于 CAR-T 治疗而言，病毒载体可视为关键原料，其制备过程及质量控制需要大量资金投入。目前，全球仅有 Oxford BioMedica 等几家企业具有病毒载体制备的核心技术和稳定的规模化生产工艺，这意味着其价格也比较高。随着 CAR-T 等基因疗法技术的发展，病毒载体可能出现供不应求的情况。

产业分化度不高，第三方外包服务商参与空间有限。我国第三方外包服务领域因近几年生物医药产业的发展而壮大，但在细胞治疗领域，目前第三方外包服务商的参与空间有限。一般第三方外包服务商分三类，包括委托合同研究组织（CRO）、委托合同生产组织（CMO）、委托合同销售组织（CSO），分别对应药品的研发、生产和销售服务。近年来，覆盖药品研发和生产服务的医药定制研发（CDMO）模式也逐渐兴起。目前，国内 CRO 在细胞治疗领域参与的服务内容包括安全性评价、临床数据管理等，CMO/CDMO 的作用还未充分体现。一方面，细胞疗法是新生事物，国内缺乏具备相应服务能力的 CMO/CDMO，如质粒、病毒载体、细胞制备等；另一方面，由于很多研发企业担心核心技术、制备工艺泄露，不愿接受合作。

细胞治疗应用的门槛高于普通药品，产品运输与服务人员需具备相应的治疗经验。作为一种新兴的生物疗法，细胞治疗和普通药物一样，最终都需经过医院、医生才会用于患者。但不同之处在于，细胞治疗对医院、医生有更高的要求。相应地，其未来应用场景和模式也会与传统药物有所差别。细胞治疗过程涉及细胞提取、细胞回输、监控不良反应等步骤。如果患者在医院接受治疗，而由企业将细胞运输到医院，则对运输环境、医生能力等有相应要求，从而确保治疗过程的顺利进行。

三、深圳市细胞治疗产业的发展现状与趋势

在生命健康产业创新发展方面，细胞治疗等新兴技术正在引领新一轮医药产业革命。细胞技术研究与应用作为全球生命科技最顶尖的领域之一，将在深圳建设国际创新城市、产业转型升级中起到关键性推动和示范作用。为此，深圳近年来大力发展干细胞和免疫细胞等细胞治疗技术，推动研发、临床到市场的全流程业态，创新能力不断增强，产业集聚加快形成，已经成为细胞治疗领域不可忽视的一股力量。

（一）顶层设计规划产业发展

深圳既是在细胞治疗领域率先发力的城市之一，也是全国细胞治疗产业集中度较高的区域。深圳细胞治疗的快速发展得益于深圳市政府对生物医药高新技术领域的高度敏感性和强有力的支持。深圳的产业配套政策和技术标准的实施加速了深圳细胞治疗产业的产业化进程。

一直以来，深圳市政府对细胞治疗十分关注，并进行了前瞻性的布局。早在2013年12月，深圳市政府发布的《深圳市生命健康产业发展规划（2013—2020年）》中，就明确"以技术、政策、资本和人才的有效整合为核心，重点发展干细胞治疗、肿瘤免疫治疗、基因治疗等个体化治疗"，并确定了"个体化治疗发展行动计划"，使深圳细胞治疗产业得以迅速起步。然而，2016年国家卫生计生委紧急"叫停"免疫细胞治疗技术的临床诊疗，全国细胞治疗遭受重创。随后，2016年9月，深圳市发展改革委发布了《深圳市产业结构调整优化和产业导向目录（2016年修订）》，再次明确将"新型免疫治疗技术、新型细胞治疗技术、疾病治疗的干细胞技术"列为生物产业中的鼓励发展类。并且，于2016年12月发布《深圳市战略性新兴产业发展"十三五"规划》，探索"建立适合细胞治疗、基因检测、组织工程等新兴技术和业态发展需要的新管理机制"。深圳细胞治疗产业得以恢复发展。

目前，细胞治疗已成为深圳市生命健康产业的重点发展方向。2018年3月，深圳市政府发布《深圳市可持续发展规划（2017—2030年）》，将细胞治疗技

术作为未来 15 年深圳发展的重点方向，在"实施重大科技攻关'登峰计划'"中，明确"重点发展基因治疗、免疫细胞治疗、干细胞治疗等新型治疗技术，积极推进深圳综合细胞库、区域细胞制备中心、临床研究协同网络的建设"。

同时，为了形成更加有序、规范、成熟的细胞治疗产业链，针对细胞治疗技术发展迅速而产业标准制定明显滞后的问题，深圳市政府全力打造细胞治疗的"深圳标准"。《深圳市可持续发展规划（2017—2030 年）》明确指出，"建立细胞产品优先审批通道，采用分层管理、应用许可认定等方法，稳妥开展免疫细胞治疗技术临床应用和示范推广，建立相关技术规范和准入标准"。在深圳市政府的大力推进下，目前深圳市已发布实施了《人类间充质干细胞库建设与管理规范》（SZDB/Z 126—2015）、《人类血液来源免疫细胞库建设与管理规范》（SZDB/Z 185—2016）、《细胞制备中心建设与管理规范》（SZDB/Z 188—2016）和《综合细胞库设置和管理规范》（SZDB/Z 266—2017）4 项与细胞相关的深圳市标准化指导性技术文件。此外，临床研究用人自体脂肪干细胞（ADSC）、人脐带来源间充质干细胞、人组织来源 iPSC 细胞、人外周血来源CIK 细胞、人血液来源 DC-CTL 细胞、人外周血来源 NK 细胞 6 项治疗临床研究细胞制剂的制备，及质量控制规范的指导性技术文件也正在制定当中。

（二）创新研发带动产业升级

1. 产业科技创新基础扎实

细胞治疗是最近十余年才高速发展起来的新领域，其大规模的应用需要建立在扎实的基础研究和技术创新之上。为此，深圳通过专项资金引导加强了对细胞治疗产业的研发支持，鼓励大学、科研机构和企业开展基础前沿研究和重大技术攻关，积极推进产学研合作和协同创新，大大提升细胞治疗产业的科技创新能力和企业竞争力，从而推动细胞产业成为深圳市生命健康产业科技创新发展的重要力量。

深圳市政府相关部门对细胞治疗科技创新项目给予大力支持。据统计，近年来，深圳市政府共扶持细胞治疗产业相关项目 142 项，其中干细胞治疗相关项目 91 项，占总数的 64%；免疫细胞治疗相关项目 43 项，占总数的30%；此外，还有 8 项涉及细胞治疗配套技术项目，占总数的 6%（见图 2-18）。由此可以看出，深圳在干细胞治疗领域不断发力，投入大量资金进行技术开发。深圳干细胞治疗领域研发占据了细胞治疗的主要地位，这主要与深圳干细胞治疗领域发展较早有关，因此在研究开发领域所占比例较大。但是，相信随着深圳免疫细胞孔雀团队的引入,深圳在免疫细胞领域一定会蓬勃发展。

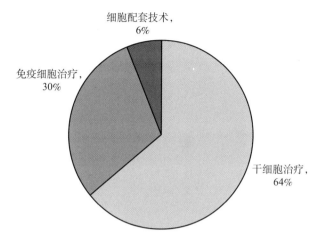

图 2-18 深圳市细胞治疗资助项目领域

深圳市政府不断加大对细胞治疗产业的科技创新扶持力度。从近几年支持细胞治疗项目的数据来看,2018 年立项项目为 18 项,2019 年立项项目为 34 项,由于 2018 年和 2019 年立项项目均为 2018 年申报且下达,可以认为 2018 年支持的细胞治疗项目高达 52 项,是 2014 年支持项目的 3.7 倍,尤其是干细胞治疗项目的支持数量在 2016 年以后有了明显增加(见图 2-19)。

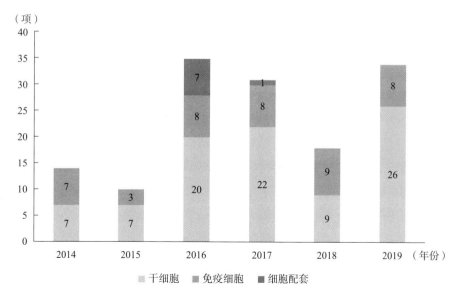

图 2-19 2014—2019 年深圳市细胞治疗资助项目数量

深圳市的细胞治疗技术研究热点与国际保持一致。统计显示，深圳干细胞治疗研究前5位的分别是间充质干细胞、iPS细胞、脂肪干细胞、造血干细胞、牙髓干细胞，其中涉及间充质干细胞的研究最多，占干细胞治疗研究近1/3（见图2-20）；在免疫细胞领域，研究前5位的分别是CAR-T细胞、CTL细胞、DC细胞、NK细胞、TCR-T细胞，其中CAR-T是近年来的主要研究方向，占免疫细胞治疗研究的2/5（见图2-21）。这一研究趋势基本和国际细胞治疗研究方向保持一致，可以说深圳的细胞治疗技术已经与国际同步。

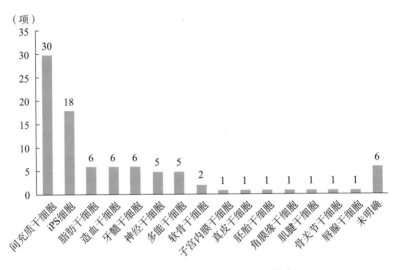

图2-20 深圳市干细胞治疗研究热点

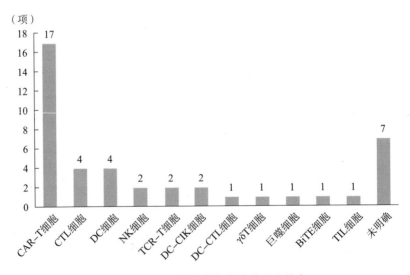

图2-21 深圳市免疫细胞治疗研究热点

深圳细胞治疗产业的科技创新扶持仍以基础研究为主。据统计，细胞治疗产业在142项扶持项目中，基础研究（包括自由探索和学科布局两类）共支持细胞治疗项目106项，占总数的3/4。这也从另一方面说明，目前细胞治疗技术尚有许多基础研究工作需要开展，细胞治疗技术应用仍任重道远。为了实现深圳细胞治疗产业的产业化，深圳共支持了16项技术开发/攻关项目和8项扶持计划，占总数的17%（见图2-22）。此外，深圳市政府有关部门还采取创业资助、股权投资、项目配套资助等方式对细胞治疗产业的发展提供了大力支持。尤其是中国科学院深圳先进技术研究院作为牵头单位，深圳源正细胞医疗技术有限公司、深圳市源兴生物医药科技有限公司、深圳市北科生物科技有限公司、深圳市第二人民医院、深圳市第三人民医院共同承担的个体化细胞治疗"创新链+产业链"融合专项实施方案项目，获得深圳市发展改革委1.56亿元扶持资金支持，通过开展CAR-T等多种免疫细胞技术研究，建设免疫细胞治疗平台和临床研究中心，形成上游创新链和下游产业链的网站布局，构建具有国际先进水平的肿瘤个性化细胞治疗创新平台。

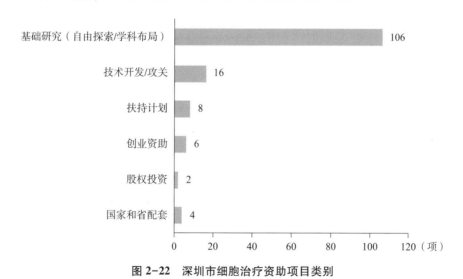

图2-22 深圳市细胞治疗资助项目类别

在细胞治疗基础研究领域，深圳已取得众多先进成果。在成体干细胞领域，清华—伯克利深圳学院（TBSI）精准医疗与健康研究中心、清华大学深圳研究院生命与健康学部吴耀炯教授及其课题组于2017年在 *Nature Communications* 发表题为《巨噬细胞通过 AKT/β-catenin 信号通路激活毛囊干细胞促进再生》的研究论文。该论文通过分子生物学、基因工程学和生物信息学方法，揭示了巨噬细胞-TNF诱导的Lgr5+毛囊干细胞Akt/β-catenin（β链蛋白）信号在皮肤损伤后毛囊再生中的关键作用。本研究为研究促进毛囊和皮肤再生的方法奠定了基础。

在诱导多能干细胞领域，深圳大学承担的"诱导多能干细胞用于结晶状视网膜色素变性的疾病模型和基因修复的研究"项目，以结晶样视网膜变性（BCD）病人的血液细胞为原料，利用仙台病毒等编程诱导手段，建立BCD特异性iPSC疾病模型，并且通过诱导该iPSC分化成多种眼部组织细胞，如角膜上皮细胞、感光细胞及色素上皮细胞，系统而深入地阐述BCD的发病机理；同时，以BCD特异性iPSC为平台，利用CRISPR技术进行基因定点编辑，进行BCD-iPSC突变无缝修复，在基因CYP4V2修复的BCD-IPSC中分化出正常的RPE细胞和感光细胞，从而为攻克BCD提供坚实而有力的理论基础及临床治疗前的实践经验。

在免疫细胞领域，深圳市免疫基因治疗研究院重点开展"TCR-T细胞免疫治疗恶性肿瘤研究"和"肿瘤微环境及瘤抗原双靶向复合免疫治疗NK/T淋巴瘤研究"，前者针对MC1-TCR慢病毒载体构建、人源化免疫缺陷小鼠急性髓性白血病模型及MUC1-TCRT细胞对已在免疫缺陷小鼠重建的人急性髓性白血病的治疗效果等三个方面进行研究。后者针对淋巴瘤的免疫基因治疗过程，对肿瘤微环境内的特异性抗原以及肿瘤自身的抗原进行特异性的鉴定与辨别，根据两方面的抗原设计相应的靶向结构，利用慢病毒实现患者自身免疫细胞的改造，使其能够针对双重靶向肿瘤以及肿瘤微环境两个靶标，更好地实现实体瘤的免疫治疗。

2. 创新载体建设趋于完善

建设创新载体是实现生物医药产业创新驱动的有效手段。深圳市自2013年发布《深圳市生命健康产业发展规划（2013—2020年）》以来，开始鼓励高校、科研机构、龙头企业及创新型企业打造重点实验室、工程实验室、工程中心、公共技术服务平台等创新载体，并对创新载体建设予以大力扶持。其中，支持承担国家工程实验室、国家重点实验室、国家工程（技术）研究中心、国家企业技术中心、国家制造业创新中心等国家级重大创新载体及其深圳分支机构的建设任务，予以最高3000万元支持；承担国家实验室建设的，按照国家规定予以足额经费支持。支持承担省、市工程实验室，重点实验室，工程中心，技术中心，公共技术平台等各类创新载体的建设任务，予以最高1000万元支持。支持以著名科学家命名并牵头组建，或者社会力量捐赠、民间资本建设科学实验室，可予以最高 1 亿元支持；对海外高层次人才创新创业团队发起的新型研发机构，予以最高 1 亿元支持。

在政策的大力支持下，深圳已建设了众多初具规模和有创新实力的细胞治疗类创新载体。截至 2018 年底，深圳共成立细胞治疗创新载体 23 家，其中国家级工程实验室 1 家，广东省工程技术研究中心 3 家，深圳市公共服务平台 8 家、重点实验室 5 家、工程实验室 3 家、工程技术研究开发中心 2 家、应用研究中心 1 家（见表 2-6）。可以说，在细胞治疗领域，深圳已拥有了从细胞库、基础研究、工程技术到产业化应用全产业链的完整创新载体体系，具备较强的科研创新实力。

表 2-6　深圳市细胞治疗类创新载体

序号	载体类型	名称	依托单位
1	国家地方联合工程实验室	个体化细胞治疗技术国家地方联合工程实验室	深圳市北科生物科技有限公司
2	省工程技术研究中心	广东省干细胞与细胞治疗工程技术研究中心	深圳市人民医院
3	省工程技术研究中心	广东省免疫细胞基因修饰工程技术研究中心	深圳市中美康士生物科技有限公司
4	省工程技术研究中心	广东省干细胞再生医学新生物工程技术研究开发中心	深圳市北科生物科技有限公司
5	市重点实验室	深圳细胞生理重点实验室	北京大学深圳研究生院
6	市重点实验室	深圳市医学重编程技术重点实验室	深圳市第二人民医院
7	市重点实验室	深圳细胞微环境研究重点实验室	南方科技大学
8	市重点实验室	深圳细胞衰老与再生创新研究重点实验室	深圳大学
9	市重点实验室	深圳细胞生物技术转化医学重点实验室	深圳市第二人民医院
10	市工程实验室	深圳市干细胞与再生医学工程实验室	深圳市北科生物科技有限公司
11	市工程实验室	深圳市原发性免疫缺陷病诊断与治疗技术工程实验室	香港大学深圳医院
12	市工程实验室	深圳多能干细胞分化技术工程实验室	北京大学深圳研究生院

序号	载体类型	名称	依托单位
13	市工程技术研究中心	深圳市自身免疫性疾病细胞治疗工程技术研究开发中心	深圳市博泰生物医学科技发展有限公司
14	市工程技术研究中心	深圳市干细胞工程技术研究开发中心	深圳市北科生物科技有限公司
15	市公共服务平台	深圳骨髓移植技术临床应用公共服务平台	深圳市第二人民医院
16	市公共服务平台	深圳眼外伤治疗与干细胞定向分化公共服务平台	深圳市眼科医院
17	市公共服务平台	深圳细胞治疗公共服务平台	深圳市人民医院
18	市公共服务平台	深圳市细胞质量检测评价公共服务平台	深圳大学
19	市公共服务平台	深圳骨髓间充质干细胞治疗骨关节病公共服务平台	深圳市博泰生物医学科技发展有限公司
20	市公共服务平台	深圳综合细胞库	深圳市北科生物科技有限公司
21	市公共服务平台	深圳市干细胞与细胞移植公共技术服务平台	深圳市人民医院
22	市公共服务平台	深圳市大规模细胞培养技术和细胞资源库公共技术服务平台	深圳职业技术学院
23	市应用研究中心	（深圳）肿瘤免疫细胞治疗应用研究中心	深圳华大基因研究院

  龙头企业、高校、科研院所和医院是深圳细胞治疗创新载体的主要依托单位。目前，依托企事业单位组建的创新载体共有 9 家，占总数的 39%，其中深圳市北科生物科技有限公司表现突出，承担了 5 家创新载体建设，其中包括国家级和省级创新载体各 1 家；依托医院组建的创新载体共有 8 家，占总数的 35%，其中深圳市人民医院、深圳市第二人民医院各承担了 3 家创新载体建设，主要在细胞治疗临床应用方面承担创新工作；依托高校、科研院所组建的创新载体共有 6 家，其中北京大学深圳研究生院和深圳大学各承担 2 家（见图 2-23）。

  其中，"个体化细胞治疗技术国家地方联合工程实验室"是细胞治疗领域唯一的国家地方联合工程实验室，由国家发展改革委于 2015 年批复成立。个体化细胞治疗技术国家地方联合工程实验室着力于一系列细胞领域从实验室成果向临床工具转化的中间能力建设，形成保障细胞技术由"实验结果"升

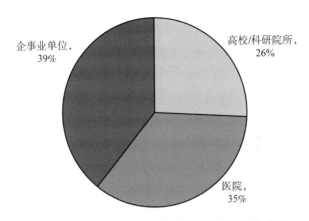

图 2-23　深圳市细胞治疗类创新载体依托单位类型

级为"临床工具"的工业化工艺开发能力和质量体系，促进个体化细胞治疗技术向临床治疗工具转化。同时致力于技术标准的建立，联合国内、国际先进的标准组织和产业协会，促进细胞技术发展成为大规模、低成本、可复制、高质量的先进制造业。其主要职能包括：CRO 服务（细胞工艺放大、稳定）、细胞治疗产业技术与管理规范标准化研发、细胞领域质量管理体系构建及认证辅导、细胞新药申报辅导、细胞领域专业岗位职称认证等。2018 年 9 月，深圳市血液中心与个体化细胞治疗技术国家地方联合工程实验室联合成立了细胞质量监测技术联合实验室。该联合实验室将重点进行细胞质量监测技术开发和标准规范建立，培养细胞质量监测技术人才，实现细胞质量监测相关技术的科研成果转化。

"深圳综合细胞库"既是国内首个综合细胞库，也是深圳国家基因库的重要组成部分。该细胞库设立在深圳北科生物有限公司，与普通干细胞库相比，深圳综合细胞库可以保存更多来源的细胞，并为下游的细胞制备中心提供良好的细胞来源，有助于将细胞技术转化为有效的医疗手段。深圳综合细胞库按照 AABB 国际最高标准建库，储存免疫细胞（人体外周血）、成体干细胞（脐带、胎盘、脂肪、乳牙、子宫蜕膜等多种组织来源）、iPS 细胞等，是深圳市生命健康产业基础设施，为发展生命健康产业提供了坚实的科研基础和技术储备。与综合细胞库配套的区域细胞制备中心是兼具"批量生产"和"个性化定制"功能的生产中心，可向区域内的各类科研、临床机构提供按需制备的研究级和临床级细胞制品。北科生物采取"综合细胞库+区域细胞制备中心"的细胞治疗发展模式，相当于铺设了一条既能满足临床需求及时性，又兼顾生产规模化的快速通道，为细胞治疗技术临床转化提供了创新性的公共技术平台和基础设施。

"深圳市细胞质量检测评价公共服务平台"既是深圳市科技创新委员会批准的开放型公共技术平台，也是深圳细胞治疗领域唯一的公共检测平台。该平台于2017年3月1日正式对外服务，旨在为深圳市从事细胞制备及临床应用的单位提供开放性独立第三方检测服务。主要开展流式细胞检测、循环肿瘤细胞（CTC）检测、细胞安全性检测（细菌、真菌、支原体、内毒素）等一系列对外服务，并根据检测结果出具正式的检测报告。

3. 产业领军人才队伍强大

人才是细胞治疗产业发展的核心和动力，对产业的发展起着至关重要的作用。为了推动深圳支柱产业和战略性新兴产业领域的人才队伍结构优化和自主创新能力提升，2011年4月，深圳市委、市政府提出了引进海外高层次人才（团队）来深创业创新的"孔雀计划"。"孔雀计划"的实施，促使深圳细胞产业顶尖人才队伍迅速扩大，吸引了海内外众多细胞治疗方面的人才，促进了深圳细胞治疗新技术、新产品的不断开发，加快了细胞治疗产业人才资源配置和产业优化升级的高端化、高匹配。目前，深圳已引进两支细胞治疗的"孔雀团队"，均是免疫细胞治疗领域，包括以王荣福为核心的"肿瘤生物标志物和免疫治疗技术团队"和以张隆基为核心的"CAR-T细胞的癌症基因治疗技术研发及产业化团队"。

"肿瘤生物标志物免疫治疗技术团队"是以王荣福教授为核心，陈列平、王明军、崔隽、秦晓峰等为团队核心技术成员。王荣福教授是国际著名肿瘤免疫学家、休斯敦卫理公会医院研究所炎症和表观遗传学中心主任、美国贝勒医学院终生教授，主要研究方向为肿瘤抗原的鉴定和肿瘤疫苗的制备，免疫调节和抗肿瘤免疫抑制，先天性免疫调节、炎症和肿瘤发生的关系，干细胞研究和表观遗传学。在 *Science*、*Cell*、*Nature Medicine*、*Nature Biotechnology*、*Immunity* 等国际著名杂志发表论文数篇，总被引次数达5000余次，是肿瘤免疫学领域极具影响力的权威学者。王荣福教授领导的科研团队在世界上首次发现和鉴定了10余种新的肿瘤特异性靶标，获得多项专利，更拥有 TIL 细胞疗法、TCR-T 细胞疗法、CAR-T 细胞疗法三项世界先进的免疫细胞治疗技术，也是目前国内唯一拥有以上技术的团队。

王荣福教授团队自2013年被引进深圳后，依托深圳市第二人民医院开展肿瘤免疫细胞治疗的临床研究和试验。2015年11月，王荣福团队与深圳市第二人民医院联合开展的 TCR-T 细胞治疗肺癌获得成效，这次治疗的成功标志着深圳在世界上首次应用 TCR-T 细胞治疗肺癌并取得了良好的疗效。随后，王荣福团队开展临床试验合作的医院队伍不断扩大，包括罗湖人民医院、东莞市人民医院、中山大学肿瘤医院、浙江大学第二附属医院等 10 余家医院。

2014 年，该团队在大鹏新区成立深圳因诺转化医学研究院，并于 2016 年 7 月成立深圳因诺免疫有限公司，按照美国标准建立 GMP 实验室和细胞制备室，为临床试验和临床应用提供质量安全的细胞。因诺转化医学研究院主要开展 T 细胞受体转导 T 细胞疗法（TCR-T 疗法）、抗-CD19 嵌合抗原受体转导 T 细胞疗法（CAR-T 疗法）、肿瘤浸润淋巴细胞疗法（TIL 疗法）等一系列肿瘤特异性 T 细胞产品的研发、转化和产业化研究。其中，TCR-T 细胞免疫治疗和 CAR-T 细胞免疫治疗的临床试验，被运用于治疗癌症并取得了突破性治疗效果。

"CAR-T 细胞的癌症基因治疗技术研发及产业化团队"以张隆基教授为核心，以李婷、张渊、崔岩、张呈生、陈小川为核心骨干成员。张隆基教授是美国佛罗里达大学医学院癌症中心免疫治疗专家、佛罗里达大学终身教授，主要从事与癌症、传染病、遗传疾病与病毒相关的分子生物学、基因与遗传、病毒学、免疫发生学等多学科结合的转化医学研究，在 Nature 等期刊发表论文近百篇，申请国际专利十余项，并已经成功转化获利两项，出版书籍十余本。近几年来，张隆基教授不断研发治疗癌症的免疫细胞疗法，已经针对多种癌症研发出了一系列 CAR 基因载体 T 细胞，能治疗肺癌、胃癌、肠癌、乳腺癌、血癌、淋巴癌、脑癌等多种癌症。该团队已研发出目前最先进、疗效最好的一系列多基因免疫调控 T 细胞 CAR 技术产品和干细胞产品。

张隆基团队于 2017 年正式启用位于深圳南山区虚拟大学园的深圳市免疫基因治疗研究院（GIMI）。该研究院占地约 2000 平方米，具有三间 GLP 等级无尘洁净室及两间细胞培养室，主要研究方向是 CAR-T 免疫细胞治疗及基因相关疾病的治疗，应用 CAR 基因生物技术专业平台、基因载体以及 T 细胞扩充技术提供免疫细胞治疗的个体化精准医疗服务。目前，该研究院的 CAR-T 细胞治疗临床实验，是世界上第一个用到人体第四代 CAR-T 技术的。研究院研发出了 70 余种 CAR-T 细胞标方案，并且已经将数种 CAR-T 细胞应用到临床，有多例晚期癌症患者治疗成功的案例，包括白血病以及淋巴癌等。

人才和技术的汇聚为深圳市细胞治疗领域的产业集群建设创造了良好的条件。在王荣富教授团队、张隆基教授团队的带领下，深圳市免疫细胞治疗领域的研究队伍实力雄厚。这些领军人才和众多免疫细胞治疗领域的研发骨干，既推动着深圳免疫细胞治疗技术的开发，也带动了深圳细胞治疗产业的整体发展。

（三）企业革新引领产业化进程

1. 企业数量规模发展迅速

近年来，深圳的细胞治疗企业数量不断增多，在整体实力上，与北京、上海等不分伯仲。据不完全统计，目前深圳企业经营范围中涵盖细胞技术的相关企业近200家，其中以细胞治疗为主营业务的企业有44家，且企业数量仍在不断增长（见表2-7）。深圳在免疫细胞治疗和干细胞治疗两大领域皆因潜在市场成长而在全国生物领域占有一席之地。

表 2-7　深圳以细胞治疗为主营业务的主要企业

序号	企业名称	成立年份	涉及领域
1	深圳市源兴生物医药科技有限公司	2000	CIK、DC
2	深圳市北科生物科技有限公司	2005	细胞制备、储存、应用
3	深圳市中美康士生物科技有限公司	2008	CAR-T、TCR-T
4	深圳华大生命科学研究院	2008	干细胞、CAR-T
5	深圳市博泰生物医学科技发展有限公司	2009	自体体细胞、半合子细胞、干细胞、自体DC/肿瘤融合细胞疫苗
6	深圳市合一康生物科技股份有限公司	2010	ECIK、D-CIK、DC-CTL，非病毒载体制备CAR-T、免疫细胞存储
7	深圳市泰华细胞工程有限公司	2011	CAR-T、抗体分泌型CIK、细胞储存
8	深圳益世康宁生物科技有限公司	2012	CTL
9	深圳市衍生生物科技有限公司	2012	CIK、DC、DC-CIK、NK、DC-T、MSC
10	深圳市三启生物技术有限公司	2013	iPSC、MSC、CIK、DC-CIK、NK、CAR-T
11	深圳爱生再生医学科技有限公司	2013	CAR-T、NK、CTL、DC-CIK、HSC
12	深圳市茵冠生物科技有限公司	2013	细胞存储、MSC、HSC、CAR-T
13	深圳市金佳禾生物医药有限公司	2013	NK、CIK、试剂盒
14	深圳市赛欧细胞生物科技有限公司	2013	NK、CAR-NK、DC-CTL、MSC
15	深圳源正细胞医疗技术有限公司	2013	免疫细胞

序号	企业名称	成立年份	涉及领域
16	深圳市汉科生物工程有限公司	2013	HANK 细胞；淋巴细胞冻存剂、分离剂、培养基
17	深圳市三睿医疗技术有限公司	2013	DC-CIK、DC、TIL、CAR-T
18	深圳中健生物技术有限公司	2013	自体 DC/肿瘤融合细胞疫苗、iPS 自体造血干细胞、间充质干细胞
19	深圳市深研生物科技有限公司	2014	自动化免疫细胞治疗方案
20	深圳市南海生物科技有限公司	2014	干细胞，医美
21	深圳市默赛尔生物医学科技发展有限公司	2014	NK、CAR-NK、细胞培养耗材
22	深圳盛皓生物科技有限公司	2015	BMSC、AMSC、DFAT、细胞存储、医美
23	深圳市免疫基因治疗研究院	2015	CD19 CAR-T
24	深圳市众循精准医学研究院	2015	干细胞、免疫细胞治疗
25	深圳宾德生物技术有限公司	2015	CAR-T、TCR-T
26	深圳普瑞金生物药业有限公司	2015	CAR-T CD19、CAR-T BCMA、慢病毒、抗体
27	恒瑞源正（深圳）生物科技有限公司	2015	DC-CTL、NK、NKT、γδT
28	深圳天恩干细胞医疗科技有限公司	2015	iPSC
29	深圳咖荻生物科技有限公司	2015	CAR-T
30	深圳市前海精准生物科技有限公司	2015	细胞存储、UCAR-T、医美
31	保信亚太生物科技（深圳）有限公司	2016	细胞存储、医美
32	中深（深圳）健康产业投资发展有限公司	2016	iPSC、细胞存储
33	深圳市安美生物科技有限公司	2016	细胞存储
34	深圳市旷逸生物科技有限公司	2016	MSC、医美
35	深圳因诺免疫有限公司	2016	TCR-T、CAR-T、TIL
36	深圳百年干细胞生物科技有限公司	2016	细胞存储、iPSC
37	深伦生物科技（深圳）有限公司	2016	iPSC
38	深圳华云生物科技发展有限公司	2017	细胞存储、DNA 疫苗
39	启迪医学健康科技（深圳）有限公司	2017	造血干细胞、脂肪干细胞
40	深圳市一五零生命科技有限公司	2017	间充质干细胞

续表

序号	企业名称	成立年份	涉及领域
41	深圳市新一仑生物科技有限公司	2017	细胞存储
42	深圳市瑞普逊干细胞再生医学研究院	2017	T 细胞疫苗、hMSC
43	恩大细胞基因工程有限公司	2017	细胞存储
44	深圳市芥至和生物科技有限公司	2018	干细胞、免疫细胞

深圳的细胞治疗产业经历了快速增长期和阵痛期。深圳市政府于 2013 年开始实施《深圳市生命健康产业发展规划（2013—2020 年）》，大力扶持细胞治疗产业的发展。在技术和政策的双重利好之下，深圳细胞治疗产业迅速起步，2013 年之后深圳注册的细胞治疗企业共计 35 家，占深圳细胞治疗企业总数的 80%，其中 2013 年和 2015 年注册成立的企业最多，各为 9 家。然而，随着 2016 年"魏则西事件"的发生及国家提高细胞治疗的准入门槛，深圳从事细胞治疗的企业受到影响，细胞治疗注册新企业数量下跌（见图 2-24）。但是，随着国际发达国家细胞治疗产业的快速发展和深圳在细胞治疗产业的引导性布局，相信未来深圳细胞治疗产业仍具有极大的发展空间。

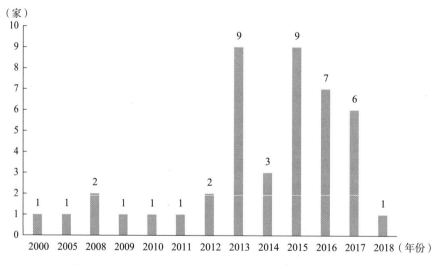

图 2-24　2000—2018 年深圳市细胞治疗领域企业注册数量

深圳细胞治疗领域企业的准入门槛较高。细胞治疗属于投入高、周期长的产业，目前处于萌芽期，很多研究尚停留在实验室研发阶段，未形成规模效应。企业开始进入细胞市场领域，需要建设生产制备车间，要通过 GMP 认证。购买大量的细胞存储与检测设备，重要的仪器设备基本依赖进口，费用昂贵。并且，需要在研发团队、市场推广与销售团队建设过程中投入巨额资金。据统计，以细胞治疗为主营业务的44家企业中，平均注册资金为2656万元，注册资金超过1000万元的企业占总数的一半，共计22家，而注册资金500万元以下的企业仅有9家（见图2-25）。

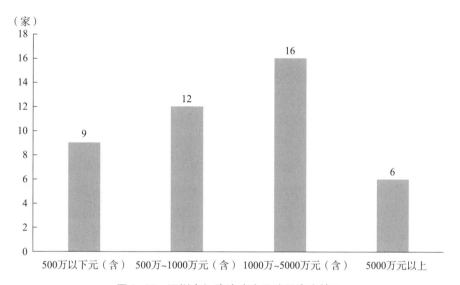

图2-25 深圳市细胞治疗企业注册资金情况

深圳细胞治疗产业从单一领域开始向多元化方向发展。随着2017年CAR-T细胞产品的获批，深圳细胞治疗企业开始纷纷布局免疫细胞领域。据统计，深圳细胞治疗企业仅涉及干细胞业务的有9家，涉及免疫细胞业务的有17家，另外有18家同时涉及干细胞和免疫细胞领域。另外，深圳细胞治疗企业积极拓展全产业链服务，上下游企业向全产业链覆盖的方向发展。例如，深圳市茵冠生物科技有限公司不仅开展干细胞、免疫细胞等细胞存储业务，而且积极开拓健康管理、海外医疗等高端健康私人定制服务和细胞检测等生物技术服务，打造集技术与服务于一体的医疗健康保健服务平台；以干细胞临床应用研究起步的北科生物，也积极布局上游细胞存储业务，建立综合细胞库，旗下的干细胞库也是中国大陆第一家获得AABB认证的干细胞库。目前，北科旗下的江苏、深圳、安徽干细胞库已经运行，河南、辽宁、贵州干细胞库正启动建设。

深圳细胞治疗企业积极布局海外市场。受"魏则西事件"影响，深圳免疫细胞企业遭受重创，部分企业积极转变战略布局，探索跨国医疗合作道路。2016 年以来，以华大、北科为首的企业已与泰国、马来西亚、柬埔寨等"一带一路"沿线国家签署了一系列医疗合作备忘录以及战略合作框架，通过技术、人才和资本输出，展开人体细胞技术与产品的研究开发与应用、免疫细胞治疗、细胞存储、医疗美容，以及共同建设细胞工程技术研究中心、细胞银行、GMP 细胞实验室、细胞技术临床转化中心和生物治疗专科医院等合作。

2. 具备完整的全产业链条

细胞治疗产业的产业链包括上游的细胞存储、中游的细胞技术研发以及下游的细胞诊疗。深圳细胞治疗产业已初步形成较为完整的产业链条。就其发展现状来说，深圳企业的细胞业务基本覆盖了整个产业链的上、中、下游，产业链上的各家企业在其业务上也各有侧重。上游的细胞存储是细胞治疗产业最基础、最前端的业务，目前在深圳地区较为成熟；中下游业务（细胞技术和研发、干细胞治疗）大多数项目处于实验临床阶段，尚未形成大规模的市场化应用。此外，深圳也存在一些为细胞治疗提供配套服务的企业，包括细胞制备、存储和检测用试剂、设备和相关耗材等。

产业链上游是细胞采集和存储业务，其主要业务模式为脐带血干细胞、脐带间充质干细胞、脂肪干细胞、免疫细胞等细胞物质的采集及贮存。其中，脐血造血干细胞库存储业务规模化较早，主要是近年来研究发现新生儿脐带血中含有丰富的造血干细胞。将脐血干细胞移植，一方面可以抵制白血病等恶性血液病治疗过程中放疗、化疗产生的副作用，另一方面也可以缩短患者造血功能恢复的时间。目前，脐血主要用于对儿童造血干细胞的移植治疗。除了脐血造血干细胞存储外，近年来间充质干细胞库也逐渐发展起来。相对于脐血干细胞主要用于治疗血液和免疫系统疾病，脐带间充质干细胞具有更强的医疗应用潜能，它可以分化为神经细胞、成骨细胞、软骨细胞、肌肉细胞以及脂肪细胞等，在细胞治疗、组织器官修复和基因治疗等方面都显示出应用潜力。随着脐带间充质干细胞研究的不断深入，消费者治疗需求也在不断增加，使干细胞存储业务逐渐成为市场发展热点。此外，随着脂肪干细胞和免疫细胞的临床应用增多，其存储业务也呈上升趋势。据不完全统计，目前深圳市场上开展细胞存储业务的企业和机构约有 13 家，主要包括北科生物、茵冠生物、百年干细胞、华云生物等。

产业链中游是指干细胞增殖（为研发组织和个人提供干细胞），以及干细胞和免疫细胞技术研发。目前，深圳市已有多家从事干细胞和免疫细胞治疗技术研究和开发的企业，而且不断有新的企业加入，这些企业大多拥有国际一流的研究队伍，并投入了大量的资源进行技术升级，其研究成果也已转变为本企业的核心技术，但技术的临床转化和产业化的推进还有待时间来完成。在干细胞技术开发领域，深圳技术研发主要集中在造血干细胞、间充质干细胞、诱导多能干细胞，涉足的领域主要是间充质干细胞治疗自身免疫性疾病、糖尿病、急性心肌梗死，以及组织工程方面的研究和产业化。目前，深圳主要从事干细胞技术开发的企业大约有 15 家，其中不乏国大生命、三启生物、一五零生命等明星企业。

在免疫细胞治疗领域，深圳的技术优势较为突出。深圳鼓励并支持创新的政策吸引了从国内应用最普遍的非靶向性细胞免疫治疗技术 CIK、NK，到以树突状细胞（DC）和 T 细胞为基础的靶向性细胞免疫治疗技术，深圳几乎涵盖了国际上大多数免疫细胞治疗技术的临床应用，如源正细胞的多靶点抗原肽 DC-CTL 技术、益世康宁的 ACTL 技术、北科生物的 BiAbs 修饰免疫细胞、赛欧细胞的 NK 细胞等。其中，深圳市免疫基因治疗研究院、因诺生物等机构的免疫细胞治疗技术 CAR-T 和 TCR-T 已经走在了世界前列。

产业链下游是干细胞移植、治疗业务及其他应用，主要包括医院、医疗美容机构和其他临床研究机构等。目前开展下游产业的模式一般有两种：一种为三甲医院自行开展细胞治疗业务；另一种为三甲医院和企业合作，企业提供技术服务和技术支持，医院提供临床平台进而实施治疗行为。

深圳医院积极开展细胞治疗临床研究业务。目前，深圳市人民医院和北京大学深圳医院是获批的国家干细胞临床研究备案机构单位。随着临床工作的开展，深圳的细胞治疗企业临床研究工作可以在市内完成，相关干细胞治疗糖尿病、难治性红斑狼疮、肝功能衰竭、肾功能衰竭、神经性退行性疾病和神经损伤性疾病、难治性哮喘、骨关节软骨损伤等疾病的临床研究也将会开展，大大促进了临床技术水平的提高，同时也将大大促进干细胞治疗产业化的发展。

深圳医院也积极与细胞治疗企业开展产学研合作。深圳罗湖医院集团联合深圳市赛欧细胞生物科技有限公司、深圳市汉科生物工程有限公司和深圳市默赛尔生物医学科技发展有限公司开展了"自体 NK 细胞用于中晚期恶性肿瘤治疗"的临床研究；深圳市第二人民医院积极与深圳因诺转化医学研究院合作开展了国际领先的 TCR-T、CAR-T 等细胞免疫治疗，建立肿瘤免疫细胞治疗临床研究中心。该项目成员包括 CAR-T 治疗领导者美国宾州大学的

Carl H. June 教授等，现已完成包括 CIK、DC-CIK、TIL、TCR-T、CAR-T 在内的免疫细胞回输治疗超过 6000 例次，从数量和质量上均在广东省具有一定影响力。与此同时，中国基因集团与罗湖医院集团共同建设中国首家"基因与细胞治疗医院"。该院将开展脑瘫、GM2 神经节苷脂病等多个罕见病以及老年痴呆、白血病等疾病的基因与细胞技术治疗，从筹建起即接受罕见病治疗预约登记，还积极探索与美国麻省纪念医院开展三方合作。

细胞治疗产业相关服务、器材等配套领域也是产业链条的重要组成部分。目前，深圳已出现少量专业化程度较高的细胞治疗相关服务、器材供应商，并且出现了细胞治疗自动化工艺的开发商。

在细胞相关试剂、耗材领域，深圳市达科为生物技术股份有限公司是国内外各类生物学、临床医学研究试剂及实验仪器的主要供应商，主要业务涉及生命科学和生物医学两大细分领域。其在细胞治疗领域主要供应细胞分离液、磁珠分选、培养基、冻存液、细胞因子、细胞流式分析、细胞计数分析、细胞检测试剂盒等数十种产品。通过与科研院校的广泛合作以及引进国外先进技术并消化吸收，自主研发了 ELISPOT 技术平台。ELISPOT 配套产品包括 EZ-Sep 系列淋巴细胞分离液、Cryostar 冻存液、Lympho-Spot 无血清培养基等。此外，壹生科（深圳）有限公司主要经营从事细胞培养基及相关原材料的技术开发，包括 T 细胞治疗培养基和无血清扩增工艺开发、干细胞培养和工业化应用。该公司以国家"千人计划"专家为首，拥有具有国际一流制药企业和生物技术公司丰富工作经验的专家团队。

在自动化工艺方面，深研生物科技有限公司致力于解决个体化癌症免疫治疗产业化所面临的一系列关键技术问题，最终获得高度自动化、精准化的个体化癌症免疫治疗解决方案。深研生物针对现阶段细胞治疗技术涉及的细胞采集和分离、外源 DNA 嵌入、细胞体外扩增及筛选、细胞回输等一系列人工操作的问题，现阶段细胞治疗价格不菲而治疗效果充满不确定性的问题，将自动化技术与生命科学研发深度结合，开发自动化、精准化、稳定可靠、疗效显著的个体化细胞治疗平台，实现产品和治疗流程的标准化、工业化。

3. 产业发展潜在风险因素

随着国家和省市各级产业政策的大力扶持以及产业监管的逐步规范，深圳细胞治疗产业发展将迎来良好的发展机遇。同时，尚需面对潜在的发展风险因素。

（1）监管政策方针不尽完善。

目前，我国针对细胞研究、临床应用及产品研发的监管文件，均以办法、指南、原则等为主，尚未建立完善、明确、有效的法律监管体系。细胞治疗领域遵循的法规政策与审批路径欠清晰，并且难以覆盖科研、产品研发、临床应用的全流程。法律监管力度不足、产业标准不明确、指南缺乏可操作性，这些均会对细胞治疗企业持续经营产生影响，制约着整个产业的发展。人类的胚胎干细胞取得来源涉及道德伦理上的约束，美国作为细胞生物技术起步较早的国家，曾因伦理争议而使干细胞技术研究一度暂停。因此，受法律政策的滞后性、保守性和伦理方面的制约，细胞技术的发展有一定的不确定性，产业监管政策的不完善给企业持续经营能力带来一定风险。

（2）技术产业化进程变革。

细胞治疗技术是生物技术领域的前沿科技。深圳部分细胞治疗企业处于技术跟随阶段，技术良莠不齐且缺乏核心竞争力，在产品和技术创新能力方面有所欠缺，随着国外技术逐渐走向成熟，国外具有强大研发实力和技术的跨国企业加速流入中国，对这部分企业发展形成冲击不可避免。深圳另一部分企业掌握的细胞技术在技术含量、研究开发及产业化水平方面已达到先进水平，但由于大部分开发项目仍处于研发和临床阶段，仍存在研发结果达不到预期效果、研发人才和资金无法继续支持、技术成果无法顺利转化为产业化应用等风险，企业发展仍存在很大不确定性。

（3）知识产权与标准缺失。

由于国家在知识产权（专利、标准等）方面的经验不足以及过往不够重视，导致细胞治疗领域的知识产权与标准严重缺失，深圳细胞治疗企业将面临知识产权保护的风险。第一，尽管有大量在研细胞治疗应用项目，但欧美发达国家已经掌握了相关核心专利，未来一旦在特定领域形成产业突破，必将受到这些核心专利的阻击。第二，部分深圳细胞治疗企业虽然拥有自主知识产权的细胞治疗技术，但由于缺乏专利申请经验和构建专利池的理念，现有专利对企业产品无法产生全面、有效的保护，这势必对企业未来经营造成不利影响。第三，细胞治疗企业虽然在深圳较多，但由于方法和标准不同，效果差距比较大，这将影响技术的产业化和临床的推广。

（4）市场竞争加剧。

随着细胞治疗产业持续发展，越来越多的上市公司开始布局细胞治疗业务，同时一些拥有核心细胞技术的创业型企业也会不断涌现，这势必会造成产业竞争不断加剧。目前，深圳细胞上下游企业已出现向全产业链覆盖的趋势。上游公司向下游产业延伸，加大对细胞临床研究与医疗技术的研发；下游的研发与治疗机构向上游产业渗透，纷纷建立细胞库，企业能否在未来产业链整合过程中抢占市场份额，会对企业的经营前景有直接影响。

（四）促进产业可持续发展建议

近年来，深圳对细胞治疗产业的重视程度日渐提升，逐步加大产业支持力度，基础研究、转化应用与产业化发展不断加速。然而，深圳细胞治疗产业仍存在诸多不利因素和风险，将阻碍整个产业的良性发展，以及未来在世界领域中的话语权和位置。

1. 加快完善产业监管体系

随着深圳在生物与生命健康领域的大量投入，深圳的细胞治疗基础研究能力在某些领域已达到与发达国家"并跑"甚至超越的水平，但是深圳细胞治疗产业化与临床应用发展受到监管与审批准入制度的严重制约。深圳是改革创新的前沿，应积极推进对细胞治疗的监管创新。可通过全面整体规划，打造科学、有效的监管政策框架与发展路线图，覆盖科研、产品研发、临床应用的全流程，积极推进对细胞治疗的监管创新，促进整个产业的健康良性发展。发达国家和地区尤其是美国的监管经验是有一定借鉴价值的。作为监管科学探索，现有的经验结合我国具体情况加以讨论，并在依法、科学监管的过程中以及制度创新的研究中辩证地加以参考，有助于推动细胞技术产品生命周期监管工作的发展。此外，在深圳确立总体的部署和政策联动机制，促进细胞治疗相关科研机构、企业、医疗机构与政府监管形成合力，实现互相协作与支持，全面领导、支持深圳细胞治疗产业的发展。

加强细胞产业医学科研伦理审查能力的建设。2002年，由国际医学科学组织理事会与世界卫生组织（WHO）联合发布《涉及人的生物医学研究的国际伦理准则》，进一步明确医学科研伦理审查的规范和章程。目前，国家和省级食品药品监督部门主要对临床药物试验基地开展药物临床试验伦理的审查，而其他各类医学科研项目的伦理审查并未形成规范的行政监督机制。作为个性化治疗手段的细胞治疗，迫切需要在政府层面进行医学科研伦理审查能力建设。建议深圳加强对伦理委员会管理政策的研究，切实推进深圳地区机构伦理委员会的评估工作，开展小型学术研讨和专题讨论会，做好相关伦理培训工作，并加强研发项目立项后的伦理跟踪审查。

2. 加大扶持力度和加速成果转化

综观国外细胞治疗企业的发展，其发展过程是相似的。拥有先进技术的细胞初创公司，在初期得到国家和风险投资的支持，在其支持下公司逐步壮大，细胞产品逐渐成熟。随着细胞产品的上市，细胞治疗技术也被推广应用。最后，公司继续扩大形成跨国企业，从而实现巨大盈利。在美国，已经有20多家细胞相关公司上市，且在中下游产业都有了较好的进展。因此，针对深圳细胞治疗相关企业大多属于初创型、企业规模较小等特点，应加大政府支持和资金的注入力度，促进深圳细胞治疗企业做大做强。

深圳作为国家自主创新示范区，应积极发挥其创新优势，加快布局与国际同步的细胞治疗技术领域。集中对几个特定细胞治疗领域进行技术突破与临床研究，组织细胞治疗相关的科研及医疗产业专家和企业代表，在最短的时间内对技术在安全性、有效性上进行评价，对存在风险的技术应用做好预案并采取应急防范措施，保障细胞治疗产品的规范研究与应用，合理地促进细胞技术新产品的研发和应用转化，使其技术和产业持续发展。同时，完善细胞研究者和受试者的保护机制，由政府部门牵头，企业、协会联合金融保险机构推出"临床研究安全险"等保障制度，保障研究者和受试者的利益，从而促进细胞治疗临床研究的快速推进。

3. 积极开展知识产权与标准化总体布局

对于全球医疗关注热点、具有广阔市场前景的细胞治疗产业，知识产权将是其未来发展的关键核心要素，深圳应从细胞治疗产业总体发展的角度加强知识产权总体布局。专利的权属影响着落入其范围内的产品或方法所产生的巨大商业利益的归属。在美国，细胞领域专利诉讼大战已经打响，细胞领域的国际大公司也纷纷在中国做了详细的专利布局，Novartis 公司的合作者 June 教授申请的 31 项 PCT 专利中（涵盖了 CD19 靶点、T 细胞、肿瘤细胞、细胞库、转基因动物模型等多领域），有 14 项进入了中国。June 教授对专利的重视值得众多深圳细胞治疗企业和研发人员效仿。深圳应由相关部门牵头，邀请技术、标准、专利、产业专家共同参与，对深圳细胞治疗企业现有技术进行整体布局，对核心技术形成有效的知识产权保护。

细胞治疗技术的健康发展，离不开科学规范的标准体系的建立，尤其是规范的细胞制备与检测标准体系。细胞治疗标准化具有较大难度：一是细胞制备的主要原材料细胞来自不同的个体；二是细胞治疗自取自用，无法批量生产；三是细胞制备完成后通常需要及时回输。缺乏标准将导致细胞治疗技术参差不齐，进而导致市场的混乱，无法形成有效监管。因此，深圳应建立涵盖细胞采集、处理、储存及发放的全方位标准框架和质量认证体系，确保细胞治疗产业的发展。

4. 加强专业人才引进与培养

针对细胞产业对高精尖人才的迫切需求，深圳应进一步完善细胞治疗人才引进制度，研究实施有针对性的人才政策。在深圳现行高层次人才引进政策的基础上，对细胞治疗领域创新人才进行一定程度的倾斜，解决人才住房、医疗、教育、休闲等配套问题，从而引进一批具有全球影响力的领军人才、优秀学术带头人，培养和聚集一支具有国际视野的细胞治疗科技创新人才队伍。鼓励细胞治疗企业以知识产权、无形资产、技术要素入股等方式加大对骨干技术人才的激励力度。

另外，深圳应优化细胞治疗人才培养机制。依托深圳高校建设的契机，与细胞治疗领域的国际知名高校建立"联合办学、联合培养"的人才机制，加强紧缺专业人才培养。支持高等院校、科研院所、产业协会和企业共建人才实训基地，加强专业技术人才的本土化培养。此外，根据产业发展的需要，将与细胞治疗相关的职业技能培训项目列入深圳职业技能补贴培训目录，培养市场紧缺的细胞制备工程师等人才，鼓励通过认证方式获得相关职业认证证书。

5. 完善公共技术服务平台建设

深圳是全国细胞治疗产业度集中最高的城市，且拥有核心的技术和完备的产业链，但由于缺乏统一的标准和第三方认证检验机构，致使产业无法被科学监管，也在一定程度上制约了产业的发展，从而使各临床单位和广大患者的需求无法得到满足。而在美国，约有40%的检验在独立实验室完成，在德国为60%，我国仅有5%，所以深圳乃至全国都迫切需要独立的第三方细胞制剂质量检验机构为细胞治疗产业的健康发展保驾护航。

深圳可以借鉴欧美发达国家的经验，充分让协会等社会组织发挥应有的作用。由产业协会引导产业自律，影响政府监管机构认知新产业，同时为政府、企业提供产业管理的解决方案，组织制定产业标准，使其逐渐上升成为产业规范、国家规范、法律等。与此同时，深圳应积极打造细胞治疗第三方检测服务平台。通过第三方检测平台的建设，为所有细胞治疗产业内的企业服务，为患者、医生和企业等相关方提供检测方案；同时，形成细胞检测数据库和全产业链的追踪系统，在真实反映地区城市细胞治疗水平的同时，收集有效临床疗效数据，为政府决策提供参考依据。

第二节 基因产业引领前沿

在国家发展改革委主导的《战略性新兴产业发展展望》中，基因产业作为我国乃至全球的战略性新兴产业之一，横跨了智能制造、生物技术（BT）、医疗大健康等多个领域，结合了 BT（高通量测序、生物信息建模等）和 IT（云计算、机器学习和区块链等）优势，以每年 PB 级大数据产出和超摩尔定律的成本优化，从 2007 年前后加速产业化，赋能和革新医疗、健康、农业、能源、新材料等产业范式，普惠民生。

2016 年，伴随第一个成熟产品 NIPT（无创产前诊断）临床试点成功，全基因组测序成本接近 1000 美元；2017 年，华大基因和贝瑞基因进入上市前夕。如今，上游进入良性循环加速降低成本，生产实验室初具自动化体系，基因科技得到临床认可和决策者的初步认知。同时，肿瘤伴随诊断、个人基因组、基因治疗等加速产品化，光遗传学、单细胞、纳米孔测序等新技术快速转化，拓宽到新药、疫苗、新材料等，2025 年前将形成产业浪潮，可谓基因产业的"黄金十年"。

一、产业背景

生物技术是 21 世纪创新最为活跃的领域。英国 *Nature* 杂志统计的 21 世纪最常见的五个科学关键词中，有四个属于生物领域。而在生物领域中，基因产业又是创新最快、与产业化链接最紧、发展潜力最大的领域之一。当前，我国基因产业正处于高速发展期，各类技术创新持续取得新的突破，应用范围不断拓展，产业竞争力显著增强，我国基因检测服务能力已经跃居世界前列。近年来，在政策法规逐步完善和资本市场的推动下，我国基因领域市场规模迅速扩张，发展成就举世瞩目，正在成为我国战略性新兴产业领域发展的重要增长点和实现经济高质量发展的重要推动力量。

（一）产业范围

广义的基因产业，本质是数字化生命，从而提升生命健康质量和优化生活、生态环境。基因产业准确地说包括基因检测、基因编辑、基因合成和基因材料等。基因检测相对成熟，具体指采集生物的 DNA 等组学信息，通过测序等技术获得序列，通过生物信息分析获得初步信息后，进行遗传咨询解读和应用。

作为遗传的基本单元，"基因"源于150余年前孟德尔的遗传理论。在PCR技术、DNA双螺旋结构相继发明和发现后，1990年"人类基因组计划"与阿波罗登月计划、曼哈顿原子弹计划并列为20世纪三大科学计划，是基因研究的里程碑。经过40年来测序（尤其是2005年以来NGS技术）、基因芯片、PCR、核酸质谱等技术的推动，特别是约20年来高通量测序技术的发展，基因检测技术得以产业化，大规模产业化约在2007年前后。因测序成本超摩尔定律下降，基因产业发展速度理论上将超越信息技术产业。同时，每年产出PB级基因数据与云计算、区块链、5G等信息技术融合，产生裂变效应。以基因为基础设施的数字生命健康或将工业革命从互联网、物联网推向"命联网"，产生新的产业范式。

基因产业应用广泛，且在不断拓展其应用范围。从技术上，基因产业隶属于生物技术领域，在应用上首先落地于医疗大健康。从2014年无创产前基因检测（NIPT）试点成功开始，逐渐拓展到胚胎植入前遗传学诊断/筛查（PGD/PGS）、携带者筛查、遗传病诊断、伴随诊断等，已覆盖人的生命全周期。虽然目前肿瘤基因检测广受追捧，但临床消费主动性和成熟度低于期望值，而且早筛、基因体检等均在产品化尝试中，基因治疗仅有极少数进入临床试验。

在测序等技术不断降低成本、大数据规模的效应下，基因技术的应用范围从医疗健康领域逐渐拓展，可分为科研服务、临床服务、健康服务、农业服务、工业服务等。即使同一技术在不同应用下，技术标准、实验室要求、产品成熟度也有非常大的差异，应区别看待。

（二）产业环境

随着基因组学和医学日益紧密的结合，我国基因产业在全产业链条上的蓬勃发展，不仅有了自主可控的国产设备，也看到更多科学研究和技术成果正在走进临床一线，为民众的健康服务。国家层面的重视和政策上的利好，将进一步加强科技创新的动力，有利于各类产业资源的整合，建立更好的发展环境和生态。

1. 政治环境

基因产业规模化发展得益于1990年"人类基因组计划"的启动，这项计划的提出者是美国能源部，意味着基因从起始就具有战略资源的价值。

我国自 2019 年 7 月 1 日起实施《人类遗传资源管理条例》，从政府层面，规定了国家应鼓励各级政府利用人类遗传资源开展科学研究、发展生物医药产业，加强创新体系建设，促进生物科技和产业创新、协调发展。为进一步加强对包括"基因编辑"在内的生命科学研究、医疗活动的规范和监管，国务院还将加快生物技术研究开发安全管理和生物医学新技术临床应用管理方面的立法工作，与《人类遗传资源管理条例》共同构成全过程监管链条。其中，生物技术研究开发安全管理方面的立法重在规范相关科研行为，防止生物技术研究开发活动中少数组织和个人实施严重悖逆社会伦理的行为或者生物恐怖主义，避免出现直接或者间接的生物安全危害问题。生物医学新技术临床应用管理方面的立法重在规范相关诊疗行为，通过加强生物医学新技术的临床应用管理，规范医疗机构生物医学新技术应用行为，保证医学技术临床应用安全，维护人民群众健康权益。由此可见，政府监管机构对基因产业的健康发展起着至关重要的引导、监督作用。

从科学、技术和工具的基础设施初备，到生命经济新引擎、服务民生大健康、数字技术新高地和赋能农业能源等方面，基因产业为我国供给侧结构性改革和深化开放做出了重要贡献，并被写入《国家生物技术发展战略纲要》和"一带一路"相关重要的纲领文件中。经历了从早期的"放养"、2014 年叫停、2015 年试点申报到 2016 年取消试点限制的一系列政策演化，目前基因测序产业在保守性鼓励政策下进入快速发展时期。中国不仅成为全球最大的基因市场，国内领头企业已"走出去"，服务于"一带一路"沿线国家并进入欧美市场。过去 20 余年来，计算机和互联网浪潮带给我国经济增长和产业关系的变化有目共睹，其初始化基于"摩尔定律"的成本下降优势。展望未来，基于"超摩尔定律"的基因测序技术有望推进基因科技超越信息技术，应用于从基因检测（医疗）、基因治疗（医药）、基因合成（能源/环境）、DNA 存储（新材料）到 DNA 计算机等方方面面。

2. 经济环境

经济环境和制度体系、金融体系分不开。受贸易争端、金融动荡或地缘政治紧张局势升级的影响，全球经济下行压力加大。联合国发布的《2020 年世界经济形势与展望》报告中指出：2019 年全球经济增长率降至 2.3%，为十年来最低水平。预计 2020 年全球经济增长率为 2.5%。世界银行在 2019 年 12 月 19 日公布的《中国经济简报》中估计 2019 年中国经济增速放慢至 6.1%（符合国家统计局公布的数据，且优于新兴市场和发展中经济体平均值

3.5%），预计 2020 年降至 5.9%，2021 年进一步下滑至 5.8%。

从制度体系上，美国脱离跨太平洋伙伴关系协定（TPP）、英国脱欧以及中美贸易摩擦等现象呈现出不确定性的政治环境。摩根士丹利分析师表示，这对经济的传导机制影响是非常广泛深远的。此外，在政府债务等结构性改革方面，2019 年我国政府负债率（债务余额/GDP）约为 21%，低于欧盟60%的警戒线，但美国政府负债率高达 107%。在金融体系方面，20 个主要央行的降息，加大了逆周期的操作。在 2018 年四次升息之后，美联储 2019 年共进行了三次降息，并于 12 月宣布暂停降息行动，可能重新启动量化宽松政策。从经济周期看，从 1997 年亚洲金融危机、2008 年次贷危机到 2019 年经济下行，经济的脆弱性仍存在较大风险。虽然从企业的去库存、居民的去杠杆到货币宽松政策，短期有所缓解，但长期需数字化工业革命来释放生产力。因此，不难理解科创板、港股等优先对生物技术类企业上市开辟绿色通道。2019 年底，《中华人民共和国证券法》大修标志着 2020 年是我国证券市场全面进入注册制的元年。

2019 年下半年发生 12 起超亿元级融资事件，释放出基因产业在资本市场逆势生长的信号。尽管超过 50%的融资事件处于早期阶段，但 2019 年国内共有 62 家基因企业获得总计约 80 亿元的融资。在引进外企背景的企业和资本上，也出现进一步开放的信号。2019 年 10 月，作为由美国惠普公司战略重组分立而成的跨国公司安捷伦（Agilent）获得我国首个批准的 PD-L1 伴随诊断试剂盒。而"生物工程与生物医学工程技术"也被纳入了《鼓励外商投资产业目录（2019 年版）》中。

3. 社会环境

2019 年，我国 65 岁以上人口达到 12.6%，开始步入老龄化社会。伴随而来的是，2000—2011 年，我国癌症死亡率同比上升了 73.8%。此外，伴随二孩政策的出生缺陷防控，医疗健康消费投入提高。以基因科技为代表的分子诊断、筛查、治疗将为此提供全球前沿的技术平台支撑。我国民营医院和三级医院在医疗体系的参与度提高，从医疗信息化和产品准入方面更有利于基因等新兴诊断和治疗产品进入临床。同时，基层机构因医疗资源不足仍未实现真正的分级诊疗，而基于基因自采样、远程医疗和数据中心协同，将协力基层的医疗资源网络构建和共享。

从早期博奥牵头的耳聋基因（基因芯片位点）筛查，到近年华大开展省市范围的 NIPT（无创产前基因检测），以基因技术为主的民生健康工程在科学性、成本、效益上得到大幅提升，尤其是 NGS 高通量测序在检测的同时，建立了人口级数基因数据库，为生育健康、携带者筛查、健康预警、公共卫生监测等提供基础保障。

在社会效益方面，根据公开数据，随着全面二孩政策和高龄产妇的增加，深圳唐氏综合征总发生率由 2011 年的 4.7 人/万人上升为 2017 年的 11.64 人/万人，但将 NIPT 纳入公共卫生项目后，经过有效干预，唐氏儿的活产率从 2011 年的 2.36 人/万人下降到 2017 年的 0.84 人/万人，社会效益显著。除了医疗健康层面的需求，在农业育种、公共卫生、司法鉴定、司法安全层面的需求也成为助推基因产业发展的重要因素。同时，文化环境也是一个重要的因素。特别是以"90 后"为代表的新生代对新兴技术的接受度、国家提升国产品牌以增强文化自信、更加开放的文化交流等，都将带来技术和经济层面的国际交流和普惠大众。

4. 技术环境

基因将遗传信息数字化，互联网将信息数字化，二者的产业发展轨迹在趋势上有类似之处。2019 年的基因产业正如十几年前的互联网。在 2016 年达到 1.0 的波峰后，经历了 2017—2018 年的泡沫期，2019 年的洗牌期，2020 年预备进入 2.0 阶段。在早期泡沫期，二级市场带来一级市场投融资的波动，进而对初创企业研发产生影响。成熟期以产品和商业模式带动市场和生产的双向输入。

基因产业的技术核心是生产，上游包括 DNA 等样本制备技术、测序/PCR/基因芯片等基因序列读取技术；中游是生物信息数据分析、数据建模等大数据技术。从应用上，可分为基因检测（"读"）和基因操作（"写"）技术，"读"从 FISH 发展到 qPCR、dPCR、基因芯片、基因测序和核酸质谱，"写"目前在研发阶段，包括基因编辑、基因合成、DNA 存储和 DNA 计算机等。基因检测技术相对成熟，目前进入高通量、小型化和自动化的工业化量产阶段。

基因编辑技术是指能够对目标基因进行"编辑"，及特定 DNA 片段的敲除、加入等，在疾病治疗、器官移植和农业育种上有重大应用，核心瓶颈是脱靶效应。2013 年以来，CRISPR-Cas9 技术的问世提高了基因组编辑的特异性，降低脱靶效应，再次带动基因编辑的研究热潮和产业化。目前，基因编辑技术受到强制监管。在严禁胚胎基因编辑等不规范研究的同时，基于成人和动物的基因编辑得到快速发展，包括在治疗遗传病和器官移植等方面的应用。国内基因编辑初创公司方面，杭州启函生物通过基因编辑解决异体器官移植的免疫排斥等难题，于 2019 年 12 月 19 日公布成功编辑出提高人体免疫兼容性且无 PERV 病毒猪。北京博雅基因依托北京大学魏文胜教授团队，目前正推动β-地中海贫血基因编辑的临床试验，于 2019 年 11 月在第 61 届美国血液学年会上发布了 β-地中海贫血基因编辑治疗项目的规模化生产及临床前安全性和有效性试验数据。

（三）产业阶段

1. 产业生态

从产业生态上，对照互联网产业，从内核、硬件、软件、操作系统到应用的逻辑，基因产业生态目前仍在早期。硬件集中在寡头，同时迭代较快，不断推陈出新，有重塑格局的可能；软件层面主要以 2010 年前后的国外开源软件为主，进展较慢，趋向封闭性，有很大的市场空间；操作系统尚未形成。应用层面除了 NIPT、伴随诊断和 DNA 司法鉴定，大部分仍在科技转化和产品试验中。

从产业发展周期上，基因产业已经经过了萌芽期，经历了其他产业类似的轨迹，第一轮粗放式高速发展已经结束。在政策保守性鼓励和产业洗牌后，2020 年正式进入以并购重组、上市和临床产品规模化为特点的第二轮高速发展期。寡头红利逐渐消失，新的生态正在建设。

2. 产业周期

从产品生命周期上，不同细分领域的产品化和应用发展速率差异较大。

（1）成熟产品。

最为成熟的包括 NIPT（无创产前基因检测）和 DNA 司法鉴定等。特别是 NIPT，催生了贝瑞基因，养活了华大基因，但依然有三四线城市缺口和 DTC 渠道的探索空间等。DNA 司法鉴定头部企业年收入达到亿元，规模虽然不大，但未来拓展到新生儿以及每个人的 DNA 身份证的市场前景可观。

（2）产品化阶段。

具有代表性的是肿瘤伴随诊断和传染染疾病检测，核心是试剂盒准入。此外，包括相对成熟的遗传病诊断、分子育种处于服务阶段，产品化还需政策引导。基因治疗在海外已正式进入临床试验的给药阶段。

（3）研发阶段。

以肿瘤筛查为例还未完全成熟。基于成熟的 NIPT 正研发更大范围的

NIPT Plus，微生物组检测需解决定量和特异性的攻关等，单分子和单细胞检测也在科研阶段。国内基因检测领域技术应用成长 Gartner 曲线图见图 2-26。

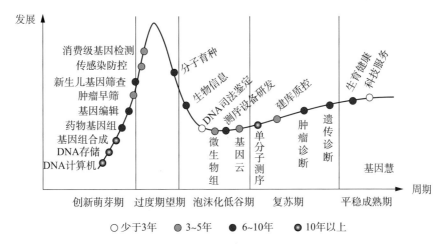

图 2-26 国内基因检测领域技术应用成长 Gartner 曲线图

3. 产业竞争环境

早期寡头红利随着市场竞争急剧降低，临床市场受制于准入定价，同时无创产前基因检测的政府采购模式形成局部垄断，消费级市场目前尚处于市场教育阶段。同时，加上运营现金流压力和供给侧的竞争，基因产业的供应商议价能力有限。一方面建议单品规模化打造刚需，另一方面建议差异化市场拓展以及高投入研发才能提高议价能力。

早期进口企业垄断生产设备和试剂耗材的局面正被打破，购买者议价能力提升，同时相关方也在预防新的垄断形成；对于中游检测和诊断服务，由于同质化供给和引导政策的缺乏，使具有应用价值的基因检测产品进入临床端受限，购买者的整体议价能力较强。建议政府政策能够引导基因检测在临床、公共卫生等方面的应用，以加速市场教育。

当前，国内的基因企业基本孵化于早期参加人类基因组计划的相关科研单位或企业，科研思维浓厚，但运营薄弱，且由于技术、管理风格和资源上的类似，商业模式和运营复制成分大。来自互联网、IT 和大健康等领域的进入者，在模式和资本运作下，可能对市场产生较大冲击。在并购重组中需考虑不同技术和运营"基因"的企业属性和人才属性的优势互补。

目前基因产业检测技术均有所互补，测序技术增长速度较为强劲。预计到 2020 年核酸质谱技术将有较大规模的增长。由于技术研发和数据积累的高壁垒，目前尚未有明显替代品出现，未来10年可保持较长时间的增长。同时，各生产厂商之间、NGS与单分子测序之间的竞争将加剧。而大部分中游基因企业提供的测序服务外包和信息流程外包的竞争优势不明显，即使在获得大额融资和大样本的情况下，如果缺乏核心研发人才，样本收集和转化能力也将丧失先发优势。

二、产业图谱

当前，我国对基因产业具有强监管性。无论是遗传资源管理、生物安全、医疗健康和公共卫生等核心领域的基础设施，还是大规模人口级基因大数据的效应，政策都是基因产业的"第一性原理"。政策制定依赖于科技和产业一线信息，因此宏观调控和产业发展需加强互通。

综观分析基因产业的逻辑，以基因检测为例，基因产业从生命信息采集和生命信息数字化开始，然后对获得的数字化文件进行分析处理，得到初级的生物信息结果，最后基于生物信息分析结果转化为服务不同应用场景（科研机构、医院、健康管理机构、数字农业、其他工业等）的产品，总体方向可以总结为映射生命状态、预测生命发展、重塑或合成生命以及新材料等。

基因产业的增长潜力不在于自身常规增长，而是打破边界进行跨界融合，称为"基因+"。主要体现在数字化生命健康（与医学影像、免疫诊疗等）、数字农业（分子育种、合成食品等）、环境保护（生物能源、合成生物等）、司法及公共安全（DNA司法鉴定、基因身份证等）。"基因+"把千亿级的基因市场推向万亿级，尤其是跨界进场的新兴力量给以技术为主导的基因产业带来更丰富的产品模式。无论是基因产业本身，还是跨界融合的"基因+"领域，核心资源都离不开数据库和知识库，这将成为机构及产业的核心资产，是市场差异化以及技术转化的核心抓手。受限于监管的保守和产业周期的早期阶段，目前这方面还处于原始积累状态，且"信息孤岛"明显，尚没有一家形成完全成熟的商业化产品或方案。

（一）基因产业链

在技术驱动下，基因产业的产业链初具雏形。为了描述方便，我们将上游定义为基因数据的采集和生产，包括测序仪、数字PCR、核酸质谱等生产平台及试剂耗材供应商等；将中游定义为基因数据分析和应用，其核心是生物信息分析和产品化；将下游定义为面向医疗、健康、农业、工业等终端应用场景的服务。由于国产测序仪进行规模化生产，目前上游发展最为强劲，中游部分企业在资本注入下积累数据同时进入报证、拓宽和深耕产品线阶段，下游由于人才梯队和市场教育迟缓，目前可应用的"爆款"产品乏善可陈，但有较大的潜力空间（见图2-27）。

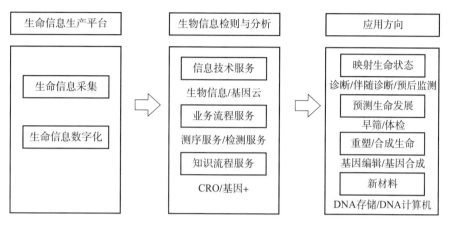

图2-27 基因产业的产业链条

1. 基因产业链上游

随着深圳在生物与生命健康领域的大量投入，深圳的细胞治疗领域基础研究能力较强。基因产业上游围绕基因数据的采集，即基因检测设备和试剂耗材的生产制造。基因检测技术包括基因测序、基因芯片、数字PCR、核酸质谱等。

从不同的基因检测技术平台上，测序仪在高通量、检测全部（含已知和未知）基因突变上占据优势，数字PCR在检测已知基因突变上较适用，核酸质谱在低成本、特定检测范围内有独特价值。对于少量基因检测，荧光原位杂交（FISH）、基于PCR扩增技术（qPCR等）和免疫组织化学法（IHC）仍在临床发挥着重要作用，特别是10X Genomics和NanoString空间组学技术对其的补充和拓展。其中，基因测序逐渐成为科研、临床基因检测应用的主流平台。

从技术发展上，测序已经经过了40余年的技术积累，朝向超高通量和小型化两个极端方向发展，在流程上趋向自动化和一体化。从核心历史节点上看，Walter Gilbert和Frederick Sanger因1977年发明了双脱氧核苷酸末段终止法（即Sanger测序）而获得1980年的诺贝尔化学奖。在此之前，华人科学家吴瑞院士将"引物延伸"用于DNA测序，成为Sanger测序的重要步骤。在产业化上，美国应用生物系统公司（简称 ABI）于 1986 年推出了第一台商业化测序仪 ABI370A。2000 年，大规模并行测序技术使测序进入高通量。ABI、454 Life Sciences 和 Solexa "三足鼎立"。经过一系列并购，新的 "三足鼎立" 包括 Thermo Fisher、Illumina 和华大智造。由于测序平台研发的技术壁垒和高投入，测序仪厂商尚未形成定局。

从测序技术平台来看，目前包括 Sanger 测序、下一代高通量测序（NGS）和单分子测序三大类技术平台。Sanger 测序作为发展已久的早期检测技术，主要用于部分场景下的个别基因检测和 NGS 等结果验证。综合考虑通量、准确率和成本等，NGS 为目前主流基因检测平台，单分子测序正在探索从科研向临床应用的过程中。

在产业发展上，从 Illumina 收购 PacBio 受到英美两国官方阻止中可以看出，依靠自身技术和市场垄断的时代已经过去，军备竞赛的红利也已经过去。只有不同技术之间的共存互补、不同供应商之间的生态建设，才能实现企业自身和产业的可持续良性发展。以华大智造为例，2019 年华大智造联合诺唯赞（Vazyme）、罗氏、安捷伦、Twist Bioscience、纳昂达科技、10X Genomics、真固生物、菁良基因等多家企业开发出多款适配华大智造平台的产品。

打造开放生产平台是稳定扩大市场的重中之重。基于开放生产平台、共建产业生态的趋势，测序仪的联合研发模式得到大力发展，包括早期 Illumina、Thermo Fisher 和国内各企业的战略合作和联合发布测序仪，以及 2019 年吉因加和华大智造、泛生子和 Thermo Fisher 联合推出测序仪。肿瘤基因组企业由于对大样本数据的需求，在检测之外延伸到上游的生产平台和下游的诊断试剂盒等。吉因加发展速度最为显著，成为目前国内唯一集合硬件（Gene Seq‑200/2000 国产基因测序仪）、软件（应用于 Gene OncoBox 肿瘤 NGS 全自动分析解读一体机）、试剂盒（人 EGFR/KRAS/ALK 基因突变检测试剂盒）"三证齐全" 的国产平台的肿瘤 NGS 全流程解决方案，这对于肿瘤基因检测企业服务临床和新药研发全流程的数据安全、合规和规范化将起到关键作用，也为建立基因大数据基线提供了稳定的基础设施。

2. 基因产业链中游

从数据流和信息流上，基因产业链包括生命信息生产、生物信息分析和应用。中游是生物信息分析及其产品化，核心是数据库/样本库建设、生物信息和建模、遗传咨询解读等。样本库和数据库是基因产业的基础设施，但存在明显的瓶颈（见图 2-28）。

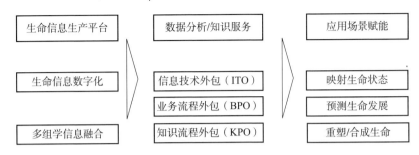

图 2-28 基因产业链条信息流

在产业层面，目前华大承建和运营的国家基因库数据库以及中科院北京基因组的 GSA 数据库已经开放使用，但尚未受到业内统一认可及政府政策引导。在标准方面，2019 年 9 月，国家市场监管总局（国家标准化管理委员会）批准 GB/T 37864—2019《生物样本库质量和能力通用要求》，标准参与者包括生物芯片上海国家工程研究中心、北京协和医院、中国疾病预防控制中心、深圳华大生命科学研究院、复旦大学等政产学研用各方。随着生命健康研究对大数据和样本库需求的加剧，以及我国人类遗传资源管理条例正式出台，临床生物样本库和数据库面临的发展机遇与挑战非常严峻，对于资源的权属管理、样本使用和创新服务机制等均需明确，在加强合法合规监管、保护用户隐私、遵循生命伦理等法规制度和规则的同时，需要加强合理使用和可控共享。

生物信息分析，本质是基于分子遗传理论建立数学模型，然后通过计算机软件对基因等数据进行分析，挖掘样本的生物信息。生物信息软件决定着数据分析的效率以及一定的准确性（准确性因素也包括采样、建库、测序和遗传咨询等步骤），是测序之后、遗传咨询之前最核心的步骤。代表性的生物信息软件包括之前科研学者开发的 GATK、Annovar 等，但近年尚没有更多的类似代表性软件，有一定的"断代"。专注生物信息软件开发的企业较为稀少，代表性企业包括 Sentieon 等。

在遗传咨询解读上，由于专业人才匮乏，产业整体在这个环节比较薄弱，没有现象级企业出现，同时由于缺乏监管伴随着个别企业不检测就出具报告的不规范行为。因此，不少专家呼吁临床遗传学或基因组医学正式成为独立的学科。目前，民间的遗传咨询培训班对此进行了一定的推动和有效科普，但报名和考核门槛设置不高，仍需完善机制。2019 年 5 月，国家卫生健康委主办的遗传咨询能力建设专委会成立，可以预见政策对此的重视和监管。随着生物信息软件的逐渐增多、遗传咨询体系的逐步成熟，结合更多的数据及知识库，会促进具备标准的生物信息数据分析和大部分的遗传咨询环节的软件、一体机和云计算平台的建设，虽然这是很多医学遗传学家和临床医生无法接受的，但只有这样才能标准化和规模化，而专家也会作为标准输入者和受益者，解放精力做更多创造性的事情。

主流的应用场景可以分为生育健康、遗传病诊断、肿瘤基因组、微生物组、个人基因组、科技服务、传（感）染防控等七个，同时生物信息分析、基因编辑技术两项服务也成为应用场景。基因合成、DNA 存储和 DNA 计算机尚没有形成以此为核心服务或产品的企业。

目前，中游最为成熟的应用包括无创产前基因检测（NIPT）和 DNA 司法鉴定。根据预估，国内供应商已累计约 1000 万人次的 NIPT 样本，华大基因也正基于此率先打开区域发展模式的口子，从覆盖全市（深圳市等）、全省（河北省）到海外市场（阿布扎比全民基因组测序）。DNA 司法鉴定方面，头部企业已达成每年亿元收入的规模。

较为成熟的应用为遗传病和罕见病基因检测。特别是在单基因遗传病检测、用药指导和携带者筛查上，为临床医生提供了辅助决策工具，使患者可以提早诊断和预防。相对优秀的机构聚焦特定领域，开发相关工具和平台。例如，以国家心血管病中心、中国医学科学院阜外医院前副院长惠汝太教授为首席科学家的百世诺，建立了 20000 余例中国人群"单基因心血管病基因—表型数据库"，以及心源性猝死、脑卒中、癫痫等心脑血管重疾人工智能辅助决策系统，可为 10 万余人次提供遗传性心脑血管疾病基因测序和心脑血管常用药物精准用药检测。

目前肿瘤基因组领域是资本追逐的热门，但其规范化和产品成熟化有待发展。部分核心应用主要是靶向药的伴随诊断（或用药指导）、预后复发及转移检测、肿瘤分子分型，在液体活检领域的特异性和敏感性仍有待提高。因此，大部分企业专注于商业渠道和伴随诊断试剂盒报证，包括肺癌基因检测试剂盒获批企业燃石医学、世和基因、诺禾致源等均筹备上市，但在运营成本（尤其是销售成本）奇高的压力下，仍需探索创新模式，在注册制下有望出现 1~2 家肿瘤上市企业。

专注于核心技术研发和数据积累仍是未来相当长一段时间内肿瘤企业的抓手。如桐树生物开发的 MULI-SE™ 微量建库技术，基于扩增法建库的微量建库技术，已达到 1ng DNA 投入量下 98% 以上的建库成功率，同时在国际标准化质量控制体系下，建立智能化海量数据分析平台，具有病理质控、Sanger测序、下一代高通量测序、免疫组织化学和荧光原位杂交、荧光定量 PCR、液态活检技术六大检测平台。同时，肿瘤基因检测也受制于建库技术。真固生物旗下贞固医学检验所，基于 SLIMamp® 多重 PCR 扩增靶向建库技术，解决了传统多重 PCR 扩增建库的 overlap 问题，并大幅降低引物二聚体，可在单管中最快 4.5 小时内完成建库，为临床提供最快 72 小时的肿瘤基因检测服务。

即便在成熟的无创产前基因检测赛道，纵向技术和应用上仍有拓展的空间。

在纵向技术拓展上，Illumina 在 2019 年 8 月推出了全基因组非整倍体的第二代 NIPT 产品 VeriSeq v2，优迅医学等企业拓展了 NIPT Plus 技术的应用，而华大在孕期 193 万孕妇无创产前基因筛查中发现孕期肿瘤，综合 PPV 为 75%。在横向市场拓展上，一方面，华大在深圳市、长沙市以及河北省以地方政府合作模式形成局部垄断；另一方面，市场竞争逐渐下沉到二、三线城市。但长期而言，B2C 或将超过 B2G 模式。

3. 基因产业链下游

基因产业链的下游应用主要面向医疗机构、健康管理机构、医药企业、个人消费者、数字农业、工业机构等应用场景的规模化产品。当前阶段下游的核心客户是科研院所、医疗机构和医药企业，其他尚在早期。

科研支出来源于国家拨款或课题经费，市场容量较为固定。2019 年，国家自然科学基金为 1437 个单位的所属科研机构提供了资金支持，立项总数超42000 项，总金额 213 亿元。但面向科研院校提供的是服务，体量有限，且生命周期较短。另外，药企的研发部门也是重大用户群体，对技术、合规等要求更高。因为国内企业的用工成本较低，所以三年之内仍在合作蜜月期。

临床级市场用户主体为医疗机构和患者，随着技术的不断发展革新，分子诊断目前处于高速成长期，会带来更多疾病早诊和精确诊断的机会，目前临床的需求主要在包括遗传病诊断、产前筛查和诊断、宏基因组广谱病原检测、肿瘤靶向用药在内的药物基因组学等方面。临床应用逐渐步入常态，特别是随着全基因组测序的应用，数据库和知识库逐渐积累，诊断效率会逐步提高，并拓展到筛查。

除了科研和临床外，工业客户还包括农业分子育种、新材料（DNA 存储）、环境（基因合成）等方面，但目前尚未形成规模化。

（二）基因产业热门赛道

从早期的 CRO 科研服务、2010 年 NIPT 为代表的临床疾病诊断，到 2016 年消费级基因检测受到追捧，基因产业的各个赛道布局基本形成。其中，测序技术供应链、基因数据采集和生产平台、肿瘤基因组、遗传病及罕见病基因检测、基因大数据等领域成为热门赛道。

1. 测序技术供应链

测序技术供应链包括建库试剂盒、检测试剂盒、工具酶、基因芯片等，这些通常是基因测序样本处理的首要步骤，其质量直接决定后续的测序数据质量。代表企业包括 IDT、Agilent 和 Qiagen，以及国内的诺唯赞、翊圣生物、真固生物及纳昂达科技等企业。

IDT 作为核酸合成服务的领头羊，30 多年来致力于在基因组学领域开发创新工具和提供解决方案。IDT 在二代测序方向提供包含定制接头、文库构建、xGen® 系列捕获探针、封阻序列、杂交洗脱试剂、扩增子测序等产品。其中，xGen® 捕获探针利用高耦合效率的 Ultramer® 专利技术合成，为 120mer DNA 探针。xGen® 探针独有的"单条合成、单条质检"生产模式，使其在原料批间差控制方面的优势无可比拟。2019 年 11 月，FDA 授权的首个基于全外显子测序的临床基因检测产品 Omics Core 采取的就是 IDT 杂交捕获方案。

南京诺唯赞从酶工程和抗体制备两大技术平台进行突破，涵盖科研试剂产品线、NGS 建库试剂产品线（解决方案）以及工业原料产品线，既是国内最早涉足 NGS 建库试剂领域的企业，也是国内 NGS 建库试剂种类最全的供应商，目前建库试剂产品在国内试剂市场占有率第一，并已走出国门远销海外。其针对 Illumina、MGI、Ion Torrent 高通量测序平台分别定向开发了 DNA 酶切法建库试剂盒，可以轻松应对不同物种来源、不同起始量投入量和不同模板类型的样本，将 DNA 片段化、末端修复以及末端加 dA 尾合并为一步，产物无须纯化，直接进行接头连接、文库富集和分选，可将 100pg-1μg 模板 DNA 转换成对应高通量测序平台的专用文库，适用于 PCR 和 PCR-Free 文库的构建。

二代测序中对灵敏度要求较高的应用，如在肿瘤早诊早筛中，可能需要检测样本中的低频变异。当变异频率较低时，真实变异往往被淹没于建库扩增和测序等过程产生的背景噪声中。分子标签捕获方案可以解决上述痛点：首先在建库过程中对双链分子进行标记并记录其原始状态，其次对目标区域进行富集及测序，最后数据处理时通过分子标签分析和同源家族分析有效排除多个环节中引入的假阳性突变。纳昂达科技首次在国产 DNBSEQ™ 测序平台上开发了分子标签捕获方案，包含 NadPrep® 双端分子标签文库构建方案及经过探针设计优化的适用于循环肿瘤 DNA 捕获的 NanOnCT Panel。

2019 年，国内自动化建库平台争相亮相，包括移液工作站和封闭卡盒式两种方案。封闭卡盒式最大的优势在于封闭无污染，一键式简单操作，但其运行成本相对较高。而移液工作站最大的优势在于兼容各种试剂盒，有利于更好地控制成本与质量，但不可避免会受到实验室环境的影响。随着技术和市场的推动，样品前处理自动化方案将会继续向低成本、一键式、无污染的方向发展。目前市场上热门的国产自动化建库平台，大多数是与海外企业合作研发的，如燃石医学和 Agilent 合作推出的 NGS 全自动文库制备系统，进口的建库平台维修和使用费用昂贵。奥美泰克（AMTK）在打破 HPLC 自动进样器国外技术垄断多年后，为华大基因成功研发并量产定制化高通量移液工作站，再次攻破移液工作站进口品牌在中国的垄断局面。

2. 基因数据采集和生产平台

数据采集和生产平台是基因产业最重要的抓手和核心的基础设施。

从基因数据采集和生产平台供应商来看，2016 年之前，测序仪市场由 Thermo Fisher 和 Illumina 两家主导。初期两家分别专注于临床和科研市场，随着后期市场扩大，边界已模糊。自 2010 年华大基因采购 128 台 Illumina 测序仪后，2016 年前后形成了一定程度的设备竞赛，中国占各测序仪厂商的全球市场比重逐渐升高。与此同时，海外测序仪厂商的垄断导致试剂价格居高不下，且保持平均每年发布一款新型机器的更新速度，使大部分基于测序的科研基金和临床检测费用最终流向海外测序生产平台。

自 2016 年起，以华大智造为代表的临床级别国产测序仪实现量产，开始打破海外测序仪垄断的局面。华大智造以 DNBSEQ™ 技术为基础的系列测序仪开始进入科研机构、各大三甲医院和国家疾病防控中心，2019 年还成为参与阿布扎比全球最综合基因组计划的高通量测序平台建设者。2019 年，基于电微流体半导体芯片的 Axbio 等国产化测序仪落地中国，于 7 月同时发布单分子基因测序仪以及可应用于核酸、蛋白检测等不同平台的智慧生物芯片，有望以低成本测序技术推动临床基因检测应用来切入市场。

Illumina、Thermo Fisher、Roche Diagnostics 在自身发展的同时，与多家本土企业展开战略合作，包括设备 ODM、基因检测 Panel 设计等。Thermo Fisher

在 2019 年 11 月发布了首款可在单日内自动完成从样本制备到结果报告流程的高通量基因测序（NGS）平台 Ion Torrent Genexus 系统。Roche 收购 Genia 后有望在 2020 年推出新型测序仪。最受关注的是，吉因加专为肿瘤定制的 Gene Seq-200/2000 基因测序仪于 2019 年 8 月获得 NMPA 三类证书，为国内第二个获证的国产基因测序仪。2019 年 2 月和 12 月，该公司自主研发的 On-coBox 肿瘤 NGS 全自动分析解读一体机和人 EGFR/KRAS/ALK 基因突变检测试剂盒也分别获得 NMPA 二类、三类证书，形成"三证齐全、全面合规"的独特优势，其基于国产平台的肿瘤 NGS 全流程解决方案也受到了国家和临床层面的认可。

测序仪虽然被广泛应用于科研和临床基因检测，但在部分应用领域仍存在周期长、成本高的局限。所以，包括 FISH、数字 PCR 和核酸质谱在内的基因检测技术在市场上并存，其中数字 PCR 和核酸质谱在 2019 年获得错位发展的时机。

3. 肿瘤基因组

基因检测在肿瘤诊疗中的应用主要是以基因或位点进行分子分型和靶点，进行伴随诊断、预后监测和肿瘤筛查。

伴随诊断（也称为"用药指导"）是基于基因靶点对疾病进行分子分型，基于基因突变情况选择合适的药物。自 2016 年 FDA 批准用于卵巢癌患者的新药 Rubraca 和首个 NGS 伴随诊断方案 FoundationFocus™ CDxBRCA 后，FDA 开启基于基因靶标的靶向药和伴随诊断基因检测包同步审批模式。2019 年 4 月 12 日，强生旗下的 Erdafitinib 作为针对 FGFR 改变的膀胱癌患者的第一种靶向药获得 FDA 批准。同日，FDA 也批准了 Qiagen 旗下针对 Erdafitinib 的伴随诊断试剂盒。

肿瘤免疫治疗前和愈后均依赖生物标志物检测或监测。近年，PD-L1 和 TMB（肿瘤突变负荷）进入 NCCN 指南。检测指导免疫治疗的生物标志物，包括 IHC（免疫组化）、PCR、NGS 多种方法，但对于检测 MMR（错配修复系统）基因突变、MSI（微卫星不稳定性）状态和 TMB（肿瘤突变负荷）、ctDNA 和新抗原，NGS 的高通量更占优势。2017 年 11 月，MSK 的 IMPACT-MSI 和 FMI 的 F1CDx-MSI 两大 NGS panel 获批用于 MSI 的检测，给了市场利好的信号。2019 年 11 月底，国家医保局新增 70 个药品中抗癌药占 22 个，有望推动 FDA 的"新药+伴随诊断"的同步审批模式在中国落地，赋能新药临床试验入组及提高药物研发成功率。以吉因加为例，与阿斯利康、强生、信达生物制药、恒瑞医药、百济神州、罗氏等 20 余家国内外肿瘤新药研发企业开展合作，参与临床试验入排检测和探索性研究，通过深度挖掘真实世界的样本数据，优化临床试验方案设计，协同药厂推动新药的研发、入组、审批和上市。而且，通过结合药品上市后区域性真实世界的临床研究和县市级检测市场的覆盖，并以 NMPA 获批测序平台为基础，与药厂共同开发伴随诊断产品。

除了伴随诊断，基于"预防是最经济最有效的健康策略"，通过基因组合或全基因组检测进行肿瘤早筛，是肿瘤基因企业和资本畅想的最大市场空间。当前的主要思路是基于突变、甲基化、免疫等多维度组学标记物的大数据，建立癌症早期预警模型，相对于传统的体外诊断检验技术能够更早地提示癌症风险，从而更容易实现对癌症的干预和治疗，有效延长生存期或降低死亡率。

同时，肿瘤筛查仍需进一步优化。目前，肿瘤早筛仍处于早期研究和样本数据积累阶段，早筛技术转化到临床广泛应用，需要进行大型队列样本的验证以及临床标本与检测技术的相互验证，国家相关早筛中心试点工作正在展开。一个生物标志物可以作为肿瘤早筛或早诊标志物，国家卫生健康委临床检验中心专家表示必要条件是检测结果阳性预测值（PPV）和阴性预测值（NPV）是已知的，且能达到筛查或诊断应用的标准；作为筛查，应有明确的筛查策略及分层管理方案。

此外，NGS 对于肿瘤预后复发转移的监测也是临床需求之一，产品标准化和准入有较高的门槛。目前 NCCN 推荐的、唯一经过美国 FDA 批准、欧盟 CE 认证的乳腺癌 70 基因检测是证据等级为 1A（最高级别临床证据）的早期浸润性乳腺癌复发风险预测的检测产品。在 2019 年 5 月由臻和科技作为国内独家授权商引进国内，可以评估患者 5 年内的远端转移风险，检测结果被明确地分为高风险和低风险，结合临床信息为医生和患者提供更精准的预后治疗方案。

4. 遗传病及罕见病基因检测

遗传性疾病（简称"遗传病"）是因遗传物质的改变而引起的一类疾病，根据遗传物质存在部分的不同可分为：细胞核遗传病、细胞质遗传病。根据引起遗传病的原因又可将细胞核遗传病分为：单基因遗传病、多基因遗传病和染色体异常遗传病。罕见病是一个基于流行病学的概念，即患病率较低的疾病，世界卫生组织将罕见病定义为患病人数小于总人口 0.65‰~1‰的疾病，我国尚没有统一的官方定义。业内普遍认为约80%的罕见病是遗传性疾病，预估我国有超过2000万罕见病患者。

由于遗传病的复杂性、罕见病的低发病率使很多相关疾病成为"疑难杂症"；同时，因为遗传病和罕见病往往可能具有遗传特点，通过基因检测以及遗传家系图谱，能帮助医生辅助诊断遗传病和罕见病，在一定程度上降低发病率，提高患者生存质量等。检测效率需要关注检测流程和基因型及表型的结合，后者得益于CHPO（中文人类表型标准用语联盟）搜索引擎的推广，一定程度上提高了国内遗传病和罕见病的检测效率。我们每个人都有极大概率是罕见病致病基因携带者，每个家庭都有可能生育患有罕见病的后代。因此，在婚后孕前进行遗传病基因携带者筛查对于降低遗传病发病率至关重要，尤其是在二孩政策放开后。此外，新生儿遗传病基因筛查也正纳入临床探索中。

目前遗传病基因检测应用虽然比较成熟，但仍缺乏相应的药物治疗等，即使部分可以食疗（如苯丙酮尿症），但大部分仍缺乏药物。这既是产业创新的机会，也是罕见病患者和医务工作者的希望。

一方面，罕见病的政策红利可能带动药企在基因治疗、孤儿药等方面的研发投入。2017年12月，国家食药监总局发布《关于鼓励药品创新实行优先审评审批的意见》，将罕见病治疗药物纳入优先审评范围。国家药品监管总局和国家卫生健康委联合发布《临床急需境外新药审评审批工作程序》及申报资料要求，明确药审中心建立专门通道，对罕见病治疗药品在受理后3个月内完成技术审评。2018年6月8日，国家卫生健康委等五部委联合制定的《第一批罕见病目录》正式发布，共有121种疾病被收录其中。自2019年3月1日起，我国将对首批21个罕见病药品和4个原料药参照抗癌药，对进口环节按3%征收增值税，国内环节可选择按3%简易办法计征增值税，使我国罕见病药品的税负大幅降低。2019年12月28日公布的《中华人民共和国基本医疗卫生与健康促进法》明确提出："国家建立健全以临床需求为导向的药品审评审批制度，支持临床急需药品、儿童用药品和防治罕见病、重大疾病等药品的研制、生产，满足疾病防治需求。"FDA在2019年批准的48种创新药中，44%（21种）用于治疗罕见病或孤儿病。

另一方面，基础设施需要加强，在医疗信息化系统基础上，建立更完善的临床辅助决策系统，遗传病基因检测企业为临床医患提供大数据集及辅助决策工具或平台，结合门诊及住院病例信息化、疾病表型和基因型数据，在提高诊断效率的同时建立基线数据。在此基础上，结合孤儿药以及"罕见病、常见药"的思路，与药企合作开发相关药物是未来重大市场潜力的方向。此外，二、三线城市和县级医院缺乏遗传病的诊断能力，对于遗传病基因诊疗机构或第三方检测企业而言，建立互联网协作和会诊平台将是潜在机会。未来，遗传病诊断、携带者筛查等将成为家庭医生的必备技能，而不再是小众市场。而且，数据积累的规模效应将给国内外药企提供新的研发路径，造福广大患者和医务工作者。

5. 基因大数据

在基因产业图谱中，基因大数据是产业链条中连接上游和下游的关键所在，从测序数据到药物基因组和临床指导用药，再到医疗保险、体检和公共卫生管理，基因大数据贯穿医疗健康闭环。对于数字农业和工业化生产，基因大数据平台是转化数据价值的关键。随着多国启动国家级大规模基因测序计划，当测序技术成熟和成本超摩尔定律下降时，积累的核心资产是基因数据。从数据中挖掘信息，转变为应用价值，才能称之为基因"大数据"。

目前国内外基因大数据发展尚在早期。虽然包括阿里云、华为云等纷纷对基因公司抛出橄榄枝，但更多的是将此作为一个简单的应用场景对待，而没有真正在战略上重视基因数据的结构化、可持续生命图谱、表型和基因型对应关系以及 PB 级规模数据等核心价值。其中，可能的原因部分在于云计算厂商除了弹性计算和硬件加速外，并没有加大对大规模样本生物信息软件的投入及合作，使大量的基因样本测序后"数据大"，但并没有变成真正的"大数据"。在消费级及临床级疾病预测建模上，软件及基因云平台知识产权等将成为企业核心竞争力之一，特别是 Github 等开源社区被官方裹挟后，国内外各大头部企业均自我部署基因云，但效率较低，大部分仅用于用户交付，没有发挥云计算的核心价值。

基因大数据正在数据积累和数据建模阶段，初步的科研成果有所展现。目前主要为大型临床医疗机构服务，提供数据分析外包、系统搭建服务，未来将更注重数据挖掘，为药厂、公共卫生服务等机构提供数据的规模价值。

总体而言，基因大数据平台的输入是基因大数据，未来将链接医疗信息化、医学影像和健康大数据平台；工具是生物信息分析软件、深度学习等 AI 工具、区块链技术、5G 传输等；平台载体是云。通过集成数据、软件和应用，作为基因"操作系统"的雏形，贯穿数据的全生命周期。

6. 传感染防控

传感染病诊断"赛道"是 2019 年成长最快的"赛道"，此领域企业尤受资本的偏爱，特别是在公共安全受到威胁时，核酸序列是鉴别病毒的钥匙，核酸检测是排查和诊断的重要工具。

一方面，对于临床医院获得性感染（俗称"院感"）的控制。研究表明儿童肿瘤科 80% 的院内感染都是由院感引起。另外，对于传染无论是 2003 年的 SARS（非典病毒）、2013 年的致命性 H5N1（禽流感病毒），还是 2019 年的埃博拉病毒、猪瘟、鼠疫和新冠肺炎等，未知病毒的快速进化和传播，都需要核酸检测来鉴别物种和亚型，进而诊断和治疗。另一方面，对基于细菌培养技术的未知感染检测，在国内代表性三甲医院阳性率低于 20%，而基于数字 PCR、高通量测序的宏基因组能大幅提高这个数字。

长期来看，传感染检测仍需技术突破。高通量测序目前虽然相对数字 PCR 能检测未知病原，但成本、定量、周期仍需优化。在降低假阴性后，推广 POCT 以及家用设备有望成为一个成熟产品。

7. 其他

在微生物组领域，随着人类微生物组整合计划及更多科研成果的发展，微生物组可作为重要生物标记，核心是从定性到定量，从传统的科研服务转向临床（基于病原宏基因组检测助力感染性疾病精准诊疗）、健康预防（人体肠道微生物及肠道上皮脱落细胞应用肠癌早筛）以及肿瘤药物疗效监测（如肠道菌群与肝癌抗 PD-1 药物）。

在直接面向消费者的个人基因组领域，以祖源为主要服务的美国第三大个人基因组公司 MyHeritage 推出了 199 美元的健康基因检测项目。国内个人基因组公司 WeGene 开始建设临床基因检测实验室并将重点从 SNP 芯片偏向全基因组，并和多家科研机构展开群体基因组项目。23 魔方宣布"零元检测"服务，"砸钱"攒数据和流量，形成 DTC 领域纵向和横向两大不同的战略。贝瑞基因与阿里巴巴领投 2.8 亿元的香港公司 Prenetics 成立圆基因，将前谷歌中国、知名奢侈品企业 LVMH 集团以及前 23 魔方的高管招入麾下。通过流量明星站台，展开传统快消品的推广打法，在 23 魔方之后展开同样的"0 元检测"服务。

个人基因组赛道需"长期主义"的研发和投资。虽然祖源分析成熟但受众需市场教育周期，健康管理方面尚不明朗，在临床尚不规范同时很难预见政策引导，而单纯从快消品出发的娱乐消费需谨慎。在较长市场周期内，个人基因组最好在进一步融资积累表型和基因型结构化数据的同时，与下游合作开设有针对性的增值服务，同时结合算法及应用场景开发单品"爆款"。

（三）基因产业前沿方向

近年来在政策和资本的助推下，基因产业走过快速扩张期，技术工具快速迭代，政策窗口期延长，资本对企业硬实力的考量成为产业快速发展的缓冲。由于基础研究的长期积淀，临床应用仍有不凡突破。

1. 伴随诊断

伴随诊断目前已具备产品形态，但是仍有很多空间拓展。自 2018 年 5 月 1 日起，我国取消抗癌药等 28 种药品进口关税。2019 年 11 月 28 日，国家医保局公布了 2019 年国家医保谈判准入药品名单。其中新增 70 个品种，价格平均下降 60.7%，使患者负担减少 80%，涉及癌症、罕见病等 10 余个领域。

在国家降低抗癌药用药成本时，产业方也在合作降低抗癌药研发成本及精准用药。2019 年，包括吉因加、臻和基因、和瑞基因、鹍远基因、泛生子等肿瘤基因公司披露和阿斯利康的战略合作，结合基因数据和其他真实世界数据，推动新药的探索性研究、入组检测、审批和上市后的市场覆盖。同年 8 月，FDA 批准了第三款"不限癌种"的抗癌疗法 Rozlytrek，以靶向驱动癌症的特定基因特征，给新药研发及相应基因标记物挖掘带来新的思路。基于基因检测的伴随诊断（用药指导）在提高患者精准治疗效率的同时，一定程度上也通过合理用药降低了医保开支，同时也从另外的角度提高了临床试验的效率，特别是在目前跨国企业缩小海外研发中心的情况下。

在数据层面，2019 年 9 月，安进、阿斯利康、葛兰素史克以及强生等四大制药公司共投资 1 亿英镑到英国生物银行，用于开展 50 万人全基因组测序，从而将研究所得的数据应用于药物研发。这里放在国内环境仍需考虑政策监管和国内药企的研发体系跟进。

国产 PD-1/PD-L1 上市的君实生物、信达生物、恒瑞医药以及进入 Ⅱ 期和 Ⅲ 期临床试验的康宁杰瑞、基石药业等企业的新药在肿瘤免疫治疗方面的突破，或将带来伴随诊断的合作。同时，刚刚登陆科创板的微芯生物宣布和预备 IPO 的基因企业诺禾致源合作，基于诺禾致源的伴随诊断基因检测方法，可预测西奥罗尼针对小细胞肺癌的 Ⅱ 期临床试验的病人筛选分组以及药效。

2. 基因治疗

对于近几年火热的基因治疗，严格来说是一个集合的概念：基于基因靶点治疗疾病的技术，即将正常的遗传物质导入细胞以弥补基因异常导致的疾病。广义的基因治疗包括了基因重组技术、基因编辑技术和免疫治疗等。有时也涵盖基于基因靶点开发的孤儿药。

2019年2月，FDA官网发布《关于安全有效发展推进细胞和基因治疗开发的政策声明》，文中提出了对新疗法、新药物加速审批和小机构联合临床试验的一系列新政策，旨在从各个角度促进细胞和基因治疗的有序发展，并促进目前尚"无药可治"疾病的新药研发和快速上市。2019年6月，我国国家药典委员会公布了《关于人用基因治疗制品总论草案的公示》。

据Clinical Trials统计，目前注册的基因疗法临床试验超过460项，其中正在进行的超过200项。再生医学联盟（ARM）发布的"2019年再生医学全球数据报告"显示，仅第一季度，全球就有372项基因治疗临床试验正在进行，同比增长了17%，其中58%的临床试验在Ⅱ期阶段。近几年各大药企通过合作、收购或投资等形式布局基因治疗。国内基因治疗相关企业包括：苏州工业园区的圣诺生物（开发RNAi导入技术的核酸新药）、上海张江高科园区的斯微生物（开发mRNA疫苗）、上海邦耀生物（结合CRISPR技术构建动物模型用于细胞治疗）等。

除了以上常规的基因治疗方法外，近年来的mRNA疗法、RNA干涉也进入临床试验阶段。2018年8月10日，FDA批准首款RNAi药物Onpattro用于治疗遗传性转甲状腺素蛋白淀粉样变性（hATTR）引起的多发性神经病变的成年患者。2019年9月，Moderna报告全身性mRNA疗法首次临床试验成功。同年11月20日，FDA批准第二款RNA干扰药物Givosiran用于治疗成人急性肝性卟啉症（AHP），同时也有其他药物在临床试验阶段。

对于基因治疗，和基因编辑技术一样，由于基因治疗涉及改变人体的基因，在研究和应用中应首先考虑伦理和安全，如治疗基因的可持续性和可调控性的安全评估等。基因治疗的发展充满了争议，直到第一个人类基因疗法临床试验获得批准才出现转机。1990年，美国国家卫生研究院在W. French Anderson和Michael Blaese的不懈争取下，批准了首例基因治疗临床研究，四岁的Ashanti DeSilva因ADA基因缺乏导致严重的免疫系统缺陷而接受基因治疗，通过将基因修饰过的T细胞注入患者体内，从而获得治愈。这项具有里程碑意义的试验推动了基因治疗研究和产业化升温。

基因治疗在分子层面的精准治疗，为药物的新药研发开辟了新的路径，也给成人的遗传性疾病、罕见病治疗带来新的希望。但是，对基因治疗的生产成本和价格应予以考虑。

3. 基因区块链

区块链的本质是一个去中心化的数据库账本，帮助实现多个主体间的信任机制和共识，特别是在减小交易成本（智能合约）和数据安全可控共享方面起到变革性作用。我国每年产生的基因数据积累到 PB 级规模，但公共数据库建设和标准规范仍亟须建设，其中核心的痛点是数据确权及数据可控共享。而区块链技术带来了可能的解决路径，即通过去中心化的"账本"和数据库来实现个人生命数据资源的确权、保护、应用以及产生更大的价值。

知名遗传学家 George Church 和其学生在 2016 年共同以建立在 Blockstack（blockstack. org）平台上的以太坊衍生的 Nebula 区块链为基础，创立基因区块链公司 Nebula Genomics。在用户进行全基因组测序后，通过区块链技术将基因组数据加密分享给生物医药企业。该公司在 2018 年 8 月获得种子轮 430 万美元。2018 年 5 月，国家工业和信息化部信息中心正式发布《2018 年中国区块链产业发展白皮书》，指出医疗领域是区块链产业的重要应用场景。目前，以区块链业务为主营业务的国内区块链公司已超过 450 家。

几乎同时，2018 年 5 月，华大基因在中国国际大数据产业博览会现场正式发布华大区块链平台。在 2019 中国国际大数据产业博览会生命大数据高峰论坛上，由中国食品药品检定研究院牵头、中国电子技术标准化研究院提供区块链技术标准化指导、华大区块链 BaaS 平台提供 IT 基础设施和解决方案，联合泛生子基因、厦门艾德生物、北京吉因加等多家基因技术领域机构共同发布中国人群基因变异解读标准数据库。2018 年 7 月，药明康德明码发布了基于区块链技术的大健康数据银行 LifeCODE. ai。1 个月后，HGBC（人类基因组区块链）在迅雷链完成全链条部署。

目前"基因+区块链"技术仍处于研发探索中，未来有望被用于实现类似个人生命健康数据的信托管理，包括确权、授权使用、可控分享、数据传输全链条管理、定价等。

4. 遗传物质

从 2017 年开始，创新药的研发和应用在我国得到大力推动，已成为基本国策。例如，IND（新药临床试验申请）审批执行默认许可调整为 60 个工作日，审批时间从 10~16 个月缩减到最长 3 个月。同时，2019 年我国批准的肿瘤新药仅为 FDA 的 1/3；综观全球，临床试验的平均成功率仅为 10%。

从医保成本和普惠民生的角度出发，亟须从传统"10 年 10 亿美元"的成本预算中降低新药研发成本。其中，DNA 编码化合物库技术（DEL）可以将先导化合物筛选过程缩短 1/3。国内的药物 CRO 头部企业药明康德很早就布局 DEL。2018 年 10 月，药明康德基因编码化合物库平台宣布提供基于 DEL 技术的药物研发综合服务，已构建了近 250 个 DEL 库和超过 900 亿化合物用于化学小分子筛选服务，并公布一款专用于 DEL 领域的学术搜索引擎 DELFinder，为部分用户开放了用于追踪 DEL 技术发现的苗头化合物数据平台 DEL HitFinder。

单细胞测序目前尚没有被临床用作决策工具，但是在建立癌症免疫图谱中发挥着重要作用。另外，也包括监测疾病进展和研究治疗反应等。2019 年 6 月 21 日，扎克伯格夫妇基金会宣布资助 6800 万美元用于计划使用来自献血、器官捐献、外科手术等的样本，从细胞角度构建健康状态的人类参考图谱。与此同时，HCA 的共同发起人 Aviv Regevc 于 2018 年创立 Celsius Therapeutics，将单细胞 RNA 测序应用于寻找癌症和某些自身免疫性疾病治疗反应的生物标志物。一年后，宣布与强生合作使用单细胞测序来寻找可预测溃疡性结肠炎患者治疗反应的细胞程序，这些患者参与了Ⅱ期临床试验，该试验联合两种免疫抑制剂抗体药物 guselkumab 和 golimumab 进行治疗。国内相关企业包括新格元也获得近亿元 Pre-A 轮融资，百奥智汇获得 IDG 资本的 A 轮融资，上海伯豪生物携手 BD 成立 BD（中国）—伯豪生物单细胞研究联合实验室。

核酸质谱技术在 2019 年获得较大进展。2019 年 5 月，华大美国质谱中心正式成立并与 Thermo Fisher 合作发布新产品，提供蛋白质组学和药物表征等一系列质谱服务以及与测序数据的联合分析服务。同月，"临床质谱研究与产业联盟"在深圳正式成立。迪安诊断旗下的迪谱诊断与唯一获得 FDA 认可的核酸质谱技术开发生产厂商 Agena 合作建立核酸质谱应用示范中心，可以预见未来 NGS 与质谱的综合服务将陆续得到效仿。

5. "基因+"的跨界融合

基因产业的"热门赛道"与前沿技术领域远不只于以上内容，还具有更多想象空间，众多企业正在进行更宽广阔和更深入的跨界融合。

华大基因在 2018 年与树兰医疗合作"基因医生"项目后，和华为筹备在深圳建立医院，将基因等多组学诊疗结合医学影像等应用于现代新型医院。与此同时，药明康德在开设基因公司后，向临床端和健康端孵化出系列诊断和体检企业，将基因检测、免疫治疗、DEL 等结合，预计也会与实体医院结合。而传统的第三方检验机构，如金域医学、迪安诊断等，也纷纷投资基因企业。同时，复旦大学牵头的"国际人类表型组计划（一期）"项目启动，从科研端收集表型，并与基因型结合，为新药研发、健康管理、基因组合成等提供了坚实的数据基础。

而在合作生态上，除了产业内部的不同技术平台优势互补、头部企业与初创公司的生态合作外，健康管理机构、医药机构、保险公司等也纷纷拥抱基因技术的跨界环境，在大规模国家级基因大数据的支持下，有望开发出成熟爆款单品。具体内容限于篇幅不做展开。

三、产业投资分析

2019 年，资本进入相对冷静期，体外诊断头部企业垄断逐渐形成，寻找新的细分领域成为企业新的发展方向。综观 2019 年的融资情况，下半年的单笔投资额度较大，基本是进入成长期的企业获得较大的融资。因此，未来基因诊断领域竞争将更加激烈。随着国有资本尤其是华大等产业资本的加入，企业间的竞争将更加剧烈，并购整合也将成为产业趋势。

（一）投融资情况

截至 2019 年 12 月 31 日，2019 年国内基因产业共有 62 家企业获得总计约 80 亿元人民币的融资（注：部分融资因未披露金额则未计入）。融资次数和融资总额与 2018 年基本持平。不同的是，超亿元的融资有 24 家，占比 39%。头部效应明显，诺禾致源、泛生子、华大智造、世和基因、燃石医学、圣湘生物等正筹备上市（见表 2-8）。

表 2-8　2019 年国内基因产业投融资情况

月份	公司	轮次	资本	金额
1 月	医麦客	天使轮	衍禧堂基金、羽诺生物	数百万元
	宸安生物	A 轮	道康致和、晨兴资本、火山石资本	825 万美元
	吉凯基因	C 轮	谱润投资、金堤商业、澳洋科技	未披露
	赛乐基因	天使轮	梅花创投、新势能基金	近千万元
2 月	博雅辑因	pre-B 轮	松禾资本、IDG 资本、礼来亚洲基金	7000 万元
	燃石医学	C 轮	GIC、济峰资本、招银国际、礼来亚洲基金、红杉资本中国基金、太和资本	8.5 亿元
	旌准医疗	B 轮	动平衡资本、九仁资本、方和资本、华创资本、金谷资本、亦庄生物医药基金	1 亿元
	易得好康	天使轮	阿米巴资本	960 万元
	北恒生物	A 轮	德诚资本	1 亿元

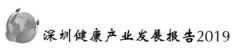

月份	公司	轮次	资本	金额
3月	华大吉诺因	A轮	广发信德	1.2亿元
	苏博医学	C轮	清科资管	5000万元
	万乘基因	天使轮	合力投资	500万元
	凡知医学	A轮	海容资本	未披露
	卡尤迪生物	战略投资	连力资本、万方资本等	未披露
	康录生物	B轮	国药资本	数千万元
	韦翰斯	A轮	经纬中国	未披露
	中因科技	战略投资	IDG资本	数千万元
4月	金匙基因	A轮	君联资本	数千万元
	康立明生物	B轮	鼎晖投资、IDG资本、辰德资本、金阖基金、金垣基金	3亿元
	锐翌生物	A+轮	鲁信创投、无锡金投、远毅资本	1亿元
	优迅医学	战略投资	华大基因	未披露
	海力特生物	A轮	华德资本	未披露
	安序源	A轮	华润创新基金、Tsingyuan Opportunity、力合泓鑫创投等	亿元级人民币
5月	嘉因生物	Pre-A轮	享象资本	数千万元
	百趣生物	Pre-A轮	深圳国中创业投资管理有限公司	数千万元
	华大智造	战略投资	金石投资、松禾资本、东方证券	超2亿美元
	诺辉健康	C轮	软银中国、君联资本、鼎珮集团	6600万美元
6月	安吉康尔	A轮	合创资本	3000万元
	新格元生物	Pre-A轮	夏尔巴投资、华创资本、元禾原点、峰瑞资本	1亿元
	百奥智汇	A轮	IDG资本	未披露
7月	吉因加	B轮	基石资本、火山石资本、德商资本、华大基因、荣之联、松禾资本	近2亿元
8月	艾吉泰康	B轮	联想之星、金科君创	5000万元
	齐碳科技	战略投资	雅惠精准医疗基金、中关村协同创新基金、百度投资部	4000万元
	百奥赛图	D轮	本草资本、国投创业、招银国际、国寿大健康	5.43亿元
	Exegenesis	A轮	凯泰资本、险峰旗云、联想之星	千万美元

续表

月份	公司	轮次	资本	金额
9月	恒润达生	B轮	上海雍润、前海资本、阳明康怡、君宸达资本、择遇基金、深创投、漳龙海发	2亿元
	锐讯生物	A轮	火山石资本、明势资本、元生创投	数千万元
	启函生物	A+轮	鑫易生物、招银国际、联想之星、拔萃资本	2550万美元
	博雅辑因	pre-B2轮	IDG资本、礼来亚洲基金	8150万元
	宠耀基因	天使轮	嘉远资本	500万元
	微远基因	A轮	火山石资本、国科嘉和	亿元级人民币
	宸安生物	A+轮	BV百度风投	数千万元
	蓝晶微生物	A轮	中关村发展启航基金、中关村发展前沿基金、深圳前海母基金，峰瑞资本	4000万元
10月	臻和科技	D轮	雅惠精准医疗基金、中金资本、经纬中国、凯风创投	3亿元
	寻因生物	Pre-A轮	德联资本	数千万元
	一分生物	天使轮	未知	数千万元
	Genebox	A轮	大钲资本	近亿元
11月	金匙基因	B轮	软银中国资本、临创投资、元聚资本	亿元级人民币
	承葛生物	Pre-A轮	三泽创投、广华创投	数千万元
	亿康基因	C轮	金阖资本、中元九派基金、越秀产业基金、交银科创股权投资基金	2.2亿元
	古奥基因	Pre-A轮	华大基因、鼎兴量子	数千万元
	泛生子	D轮	VIVO Capital、CICC Healthcare Investment Fund、Alexandria Venture Investments、弘晖资本	5亿元
	和度生物	天使轮	幂方资本	数千万元
	志诺维思	B轮	华盖资本、复容投资、君联资本、梧桐树资本、清控金信蓝色微生物基金	6000万元
12月	微岩医学	天使轮	幂方资本	数千万元
	和卓生物	A轮	中金资本	数千万元
	辉大基因	A轮	药明康德、雅惠资本、辰德资本、惠每资本、夏尔巴投资	亿元级人民币
	瑞博生物	C轮	蓝海资本、瀚漾资本、国投创新、磐霖资本、君联资本、众汇创投等	2.03亿元
	高盛生物	并购	北海国发海洋生物	未知

月份	公司	轮次	资本	金额
	同创智检	A+轮	树兰医疗	未知
12月	世和基因	D轮	瑞华控股、易方达基金、软银中国、中国国新、礼来亚洲基金、朗玛峰创投等	8亿元
	迈景基因	B轮	深创投、国科嘉和、福建漳龙三君、前海长城基金	亿元级人民币

2019年，融资轮次集中在A轮（含Pre-A、A和A+轮），数量占比44%；其次是B轮（含Pre-B和B轮），数量占比18%。一方面，说明基因产业仍处于早期阶段，相对于其他产业，原始技术积累和市场周期较长；另一方面，如果综合全球竞争格局、国家战略和我国基因产业的领跑潜力，说明真正理解基因产业的资本乏善可陈。同时，C轮及以后的融资轮次增多，且金额较大，这些企业成立时间大多超过5年，如燃石医学、华大智造、诺辉健康等，早一步完成了原始技术积累和渠道建设。而世和基因、泛生子、臻和科技、亿康基因则在不到5年时间就迈入C+轮融资阶段，得益于资本对肿瘤基因组"赛道"的偏好和Pre-IPO。

目前，大额投资集中在B轮和D轮，可以看到资本仍相对保守。对照其他产业，基因产业相对稳定地在完成技术、产品、市场等生态元素积累，头部企业在成立18年才上市，同时意味着不久的将来，集团化横向拓展具备更大的想象空间。

当前，基因产业融资的"热门赛道"包括肿瘤基因组、生产平台、基因编辑/基因治疗。其中，肿瘤基因组"赛道"最受投资者青睐（见图2-29）。截至2019年12月，肿瘤基因组共有17家企业融资，募资金额达36.6亿元。燃石医学、世和基因和泛生子基因分别获得8.5亿元、8亿元和5亿多元融资。主打生育健康赛道的贝瑞基因上市后，将肿瘤诊断和筛查打造为下一个产品热点，抓手包括大样本量以及新药伴随诊断等。肿瘤企业在运营成本和筛查产品化方面仍有挑战。以华大智造为首的生产平台领域，共募资约15.6亿元，仅华大智造一家就获得战略融资超2亿美元，为其平台研发储备资本力量，同时也加速全球市场的开拓速度。另外，受药企推动，2019年的基因编辑/基因治疗赛道同样受到投资者的关注，共9家相关企业获得融资，募资金额达13.56亿元。

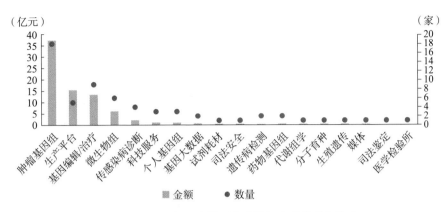

图 2-29　2019 年国内基因产业热门赛道投融资热度

总体上，从投融资数据看，头部效应越来越明显，资本回归理性后倾向于大样本、高壁垒赛道的保守性投资。这将助力头部企业通过并购或上市形成寡头局面后重构市场秩序，但同时也存在垄断风险。对于具备长期社会价值的遗传病诊断、生殖遗传及司法鉴定等领域受到一定忽视，包括需要长期和高投入的微生物组和代谢组企业融资业绩平平，亟须"长期主义"投资，孵化生命健康生态将延迟获得超高回报。

单细胞技术和基因编辑/基因治疗领域得到加速培育。例如，以北京大学谢晓亮教授为主导的亿康基因，作为国内单细胞的头部企业之一，专注辅助生殖和肿瘤检测应用，继 2016 年融资 1.4 亿元后，2019 年融资 2.2 亿元，估值超 10 亿元。张泽民教授团队通过单细胞免疫图谱在结直肠癌、肝癌等方面的研发突破，孵化出百奥智汇并获得 IDG 资本的青睐。

基因编辑虽在我国产业化尚早，但启函生物在异体器官移植方向的应用突破吸引了资本的关注；应用基因编辑开展模式动物等综合性的生物医药研发 CRO 百奥赛图也顺势完成 D 轮融资。2019 年的融资新贵还包括传感染检测"赛道"。未知病原的检测对公共卫生的压力，以及 mNGS 等技术的成熟，未来几年时间发展速度强劲。

从投资的资本主体来看，参与基因产业亿元级投资的资本无明显聚集，但比较明显的是，国有资本占据不小的比例。从火山石资本等专业投资机构参与来看，短短 3 个月内先后投资了肿瘤赛道的吉因加和传感染赛道的微远基因，可见投资方对基因产业的发展仍保有信心。软银资本也在这两个赛道分别投资了海普洛斯和金匙基因。虽然各个赛道均在早期产品开发期，但部分资本的投资图谱已基本布局完全。

此外，可以看到华大基因等产业资本加大了战略投资步伐，以弥补自身运营的效率问题，投资了包括优迅医学、吉因加、古奥基因、菁良基因等。在未来集团并购、子公司上市和集群作战进程中将发挥反哺作用。同时对照互联网产业，最早期的头部企业享受先发红利的同时也承担着高试错成本的风险。因此，可以看到华大等头部企业在2019年精简战略目标取得了一定成效，在自我战略集中的同时，未来仍需进一步投入产业生态建设。

（二）并购情况

基因产业头部企业的高速发展史实际是一部并购史。产业巨头具有明确的并购整合趋势，包括"产品+服务的延伸（伴随诊断，POCT）""渠道+产品的组合（第三方检验诊断，POCT）""诊断+治疗的一体化（基因治疗，伴随诊断）"以及"产业链上下游的自然整合（基因检测）"。在巨头高举高打的策略下，专注在明确的差异化新场景下，具备新技术先发优势的创新公司，如果能够快速完成产品的场景化验证，就能够持续发展。

1998年创立的Illumina，从默默无闻的芯片机构，跻身"一线"测序明星龙头企业并形成近10年的垄断，转折点的操作是2006年以6亿美元收购Solexa，完成从芯片到测序技术的切换，并以敏锐的嗅觉推出系列测序仪，将测序应用从科研拓展到临床市场。

成立于1999年的华大集团，近几年的品牌和市场崛起，除了战略先发优势外，很大程度上依赖于快速市场化的国产测序仪平台。这起源于2013年以1.18亿美元收购Complete Genomics，不仅摆脱了上游设备和试剂的垄断，还以新构建的研发体系和快速产品化的速度，培育出第二个即将上市的子公司华大智造（MGI）。

继2014年2月以176亿美元收购Life Technologies Corporation后，2020年3月3日，Thermo Fisher以115亿美元收购Qiagen，预计将在2021年上半年完成，摩根大通和摩根士丹利担任投资顾问。2019年，Thermo Fisher全年营收同比增长5%，增速为2016年来最低；在解剖病理学业务剥离后以收购Qiagen弥补临床诊断的短板，尤其是拓宽传感染检测市场。

以2019年的并购事件为例，中国生物科技服务控股有限公司收购中科普瑞，Biogen 8.77亿美元收购基因疗法公司Nightstar，Exact Sciences和Genomic Health以28亿美元合并为新的癌症诊断公司，NuProbe Global与阅尔基因合并。整体上是趋同于渠道性公司与产品公司的并购。两家公司整合并购下渠道的共有性以及产品的横向拓展将突破原有的天花板限制，在严峻的市场环境下提升竞争力。

另外，类似华大集团等头部企业在收购青兰生物、控股菁良基因后，正谋求进一步的海外收购，Illumina 意图并购 Pacbio。头部企业在发展过程中，仍需嫁接细分领域内深耕企业的优势资源；同时，国外设备生产企业、产品类企业也有意收购国内基因大数据企业，考虑更多的是生命健康领域的本土政策资源。除了资源互补外，部分企业通过并购形成了局部赛道和地区的垄断。但从 Illumina 并购 Pacbio 遭到英美两国政府反对可以看出，不同技术平台之间的优势互补、生态共存是监管层追求的稳定。

第三节　健康养老拥抱产业蓝海

健康养老产业涉及长期照料、医疗康复、居家支持、精神慰藉乃至饮食服装、营养保健、休闲旅游、康养、文化传媒、金融地产等，老年消费市场巨大。国家正在打造以居家养老为基础、以社区养老为依托、以机构养老为补充、医养结合的服务体系，把服务亿万老年人的"夕阳红"事业打造成蓬勃发展的朝阳产业，促进养老事业与养老产业协调发展。党的十九大报告指出，"积极应对老龄化，构建养老、孝老、敬老政策体系和社会环境，加快老龄事业和产业发展"，老龄服务业和产业已经被纳入"十三五"规划纲要，是建设健康中国的重要内容。

一、发展情况

（一）全球及全国健康养老产业发展情况

随着老龄化社会的加速，养老产业也随之不断发展，2018 年全球养老产业市场规模为 10 万亿美元，同比增长 17.6%；2019 年全球养老产业市场规模近 11.6 万亿美元（见图 2-30）。

我国的老龄化进程正以每年新增 1000 万人的速度快速发展，预计 2020年 65 岁及以上老年人口的占比将达 14%，整体步入深度老龄化社会。据世界卫生组织预测，到 2050 年，中国将有 35% 的人口超过 60 岁，成为世界上老龄化最严重的国家。根据美国、日本等发达国家的发展经验，人口的深度老龄化是健康养老产业化进程由初期步入成熟期的必要因素。因此，预计 2020年，我国人口的深度老龄化，以及基数大、增长快等明显特征，将使我国的健康养老产业化进程加快，产业规模空间加大。根据国家社科基金《养老消

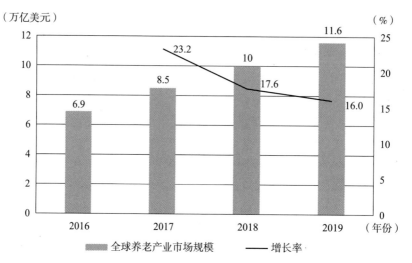

图 2-30 2016—2019 年全球养老产业市场规模及增长率

资料来源：前瞻产业研究院。

费与养老产业发展研究》课题组测算，2020 年，我国的老年市场规模将达到 2.98 万亿元，2050 年将达到 48.52 万亿元，市场规模以每年 9.074% 的增长率高速发展，产业化进程逐渐加速（见图 2-31）。

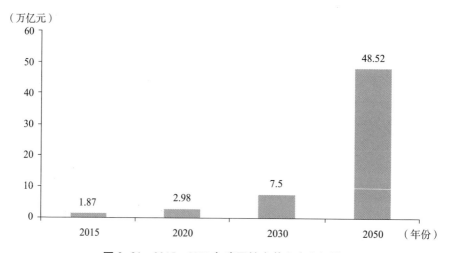

图 2-31 2015—2050 年我国健康养老产业规模

资料来源：国家社科基金 2016 年《养老消费与养老产业发展研究》。

（二）深圳健康养老产业调研情况

随着经济社会的发展，深圳户籍人口不断增加，再加上早期来深圳工作的创业者现在逐渐退休，以及很多年轻人接父母来深圳共同生活，深圳老年人数逐年增多，深圳健康养老服务需求日益凸显。在 2018 年的《深圳健康产业发展报告》中，编者已经对深圳的养老产业进行了初步的调研。2019 年，为进一步了解深圳市养老服务水平，建立和完善"以居家养老为基础，以社区养老为依托，以机构养老为补充"的社会化养老服务体系，满足老年人不断增长的多元化养老服务需求，深圳市健康产业发展促进会继续联合越健集团有限公司，在全市范围更全面、更深入地进行深圳市社区居家养老情况调查工作。全面调查了解深圳健康养老产业的发展，形成了关于深圳健康养老现状更为全面的调查分析成果，旨在为政府部门构建以需求为导向、具有针对性的社会化养老服务体系提供决策参考。

1. 基本情况

深圳居住人口平均年龄整体偏低，在深圳就业、创业的以年轻人居多。近年来，随着大量外来人口迁入，深圳老年人口也随之增长。截至 2018 年 11 月，深圳实际居住的 60 岁以上年长者超过 120 万人，其中户籍人口 32 万人。依据现有人口结构和户籍制度改革趋势，2020 年健康养老服务需求将会日益凸显。本次参与调研的老年人，69% 为女性、31% 为男性；年龄范围是 50~85 岁，45% 的老年人集中在 61~70 岁。

随着人均预期寿命的提升，老年人身体功能随年龄增长退化，高血压、心脏病、脑卒中、癌症等慢性非传染性疾病也成为老年人健康面临的主要问题。调查显示，有 29% 的老年人患有高血压、14% 的老年人患有心脑血管疾病、13% 的老年人患有糖尿病（见图 2-32）。

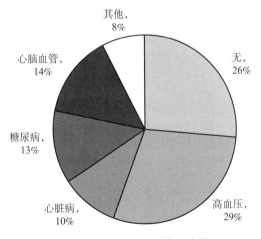

图 2-32 深圳市老年群体患病情况

在支付医疗费用方式的调研中，大部分深圳老年人更倾向于用基本医疗保险支付医疗费用。其中，有57.93%的老年人选择用基本医疗保险支付医疗费用，17.7%的老年人选择用公费、合作医疗等方式支付医疗费用，而自付、商业保险等支付方式被选择的比较少，分别有13.36%、2.84%（见图2-33）。

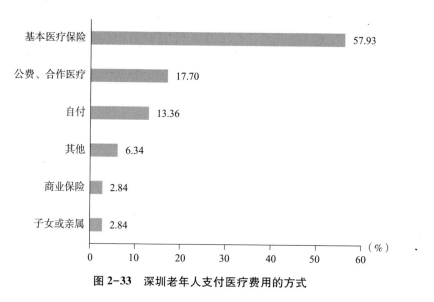

图2-33 深圳老年人支付医疗费用的方式

调研数据显示，深圳34%的老年人平均每个月医疗费用支出集中在200~500元，27%的老年人每月医疗费用支出在200元以下，16%的老年人每月医疗费用支出在501~800元（见图2-34）。

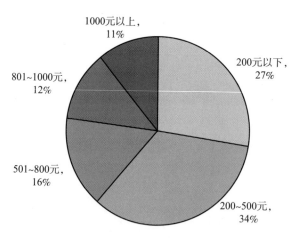

图2-34 深圳市老年人每月医疗费支出情况

深圳是全国城镇化率比较高的城市，不同于农村的老年群体，深圳的老年群体靠退休金生活是普遍的现象。调研数据显示，71.29%的老年人生活经济来源是退休金（养老保险金）；23.54%的老年人生活经济来源是在职工资，这部分老年人主要是退休后继续工作或退休返聘；13.36%的老年人生活经济来源是存款、红利或租金等；仅有13.35%的老年人是靠子女赡养、亲友资助、政府低保维持生活（见图2-35）。

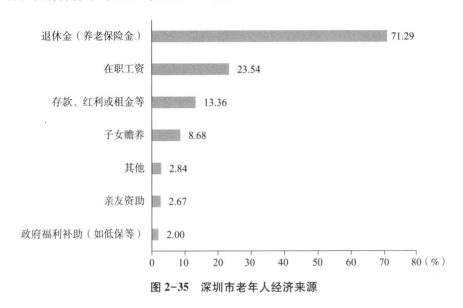

图 2-35 深圳市老年人经济来源

深圳作为国内一线城市，经济发展水平较高，全市退休人员基本养老金也位居全国前列，据《2019年度深圳市社会保险信息披露通告》，年末基金滚存结余共计5921.648亿元，其中企业职工基本养老保险基金"家底最丰厚"，滚存结余最多，达到5338.525亿元。而全市企业退休人员月人均基本养老金3876元。对深圳老年人每月退休金收入的调研显示，43%的老年人退休金月收入主要集中在4000元以下，27%的老年人退休金月收入在4000~6000元，退休金月收入在6001~8000元的老年人占比16%，退休金月收入在8000元以上的老年人较少，占比14%（见图2-36）。

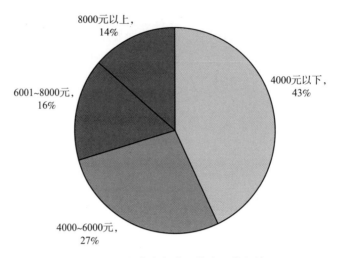

图 2-36 深圳市老年人退休金月收入情况

深圳老年人每月能承受的养老支出费用主要集中在 5000 元以下。其中，45% 的老年人可以承受每月 2200 元以下的养老费用，42% 的老年人可以承受每月 2200~5000 元的养老费用，仅有 13% 的老年人能够支持每月 5000 元以上的养老费用支出（见图 2-37）。

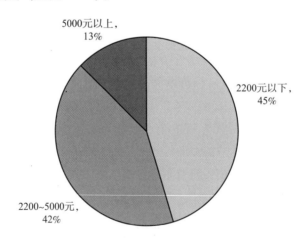

图 2-37 深圳市老年人每月能承受的养老支出情况

深圳是移民城市，随子女将户口迁至深圳的老年人也会越来越多，大部分老年人与子女居住在一起。在接受调研的人群中，独居或跟自己配偶居住的老年人比例仅为 33%，约 67% 的老年人与子女一起居住（见图 2-38）。

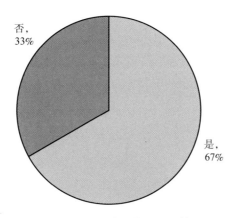

图 2-38 深圳市老年人居住情况

"空巢老人"是当下社会面临的一个新问题,深圳也有部分老年人独居。"空巢老人"比其他与子女居住的老年人更渴望精神慰藉,需要家庭成员的关怀与陪伴。儿女常回家看看成为众多"空巢老人"的首要情感寄托。调研数据显示,37.86%的深圳老年人希望子女能每周探望一次,29.41%的老年人希望子女能一两天探望一次,15.93%的老年人希望子女能两周探望一次,15.4%的老年人希望子女能每个月探望一次(见图 2-39)。

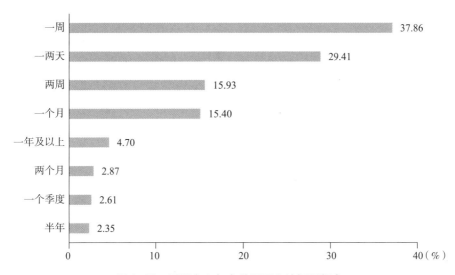

图 2-39 深圳市老年人希望子女的探望频次

2. 社区服务

中国养老"9073"模式,是指老年人有90%由家庭自我照顾,7%享受社区居家养老服务,3%由机构代为照顾养老。这一模式是中国"十一五"规划过程中由上海率先提出。接受调研的老年人,有44%表示对这一模式有所耳闻,比较了解;20%的老年人表示一直关注,很了解;36%的老年人表示没兴趣,不怎么了解(见图2-40)。

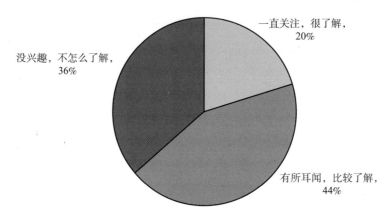

图2-40 深圳老年人对中国养老"9073"模式的了解程度

养老分为居家、社区和机构养老三种情况,66%的受访老年人选择居家养老、22%的老年人选择社区居家养老、12%的老年人选择机构养老(见图2-41)。为规范社区居家养老的健康管理服务,深圳市健康产业发展促进会牵头制定了《社区居家养老健康管理服务规范》团体标准,对开展社区居家养老健康管理服务的术语与定义、产品分类、企业要求、人员要求、活动要求、服务质量等方面进行了规范,助力健康养老产业健康发展。该标准属于国内首创,填补了国内社区居家健康管理服务领域标准的空白,为全面规范深圳市社区居家养老健康管理服务提供了技术依据,对引导产业健康、有序的发展具有重大意义。深圳市恒康泰医疗科技有限公司、深圳市越健管理咨询有限公司、深圳市艾尔曼医疗电子仪器有限公司等,积极采标并且认真贯标,为广大老年人提供规范优质的社区居家养老健康管理服务。

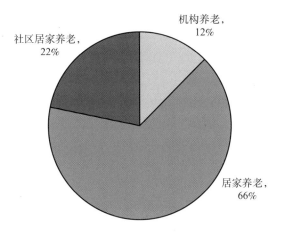

图 2-41 深圳市老年人选择的养老模式

社区养老是目前常见的养老方式之一，主要是指以家庭为核心，以社区为依托，以老年人日间照料、生活护理、家政服务和精神慰藉为主要内容，以上门服务和社区日托为主要形式，并引入养老机构专业化服务方式的居家养老服务体系。社区养老机构可为老年人在熟悉的生活环境里提供集中居住、生活照料、康复护理等专业养老服务，15 分钟的服务半径，正是社区养老的意义所在。然而，在接受调研的老年人中，仅有 31% 的老年人在居住的社区内体验到社区养老服务（见图 2-42）。

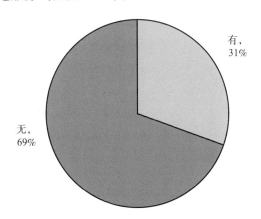

图 2-42 是否体验到社区养老服务

老年人普遍对现住社区居家养老的现状满意度比较低。对其满意度调研显示，有 54% 的老年人选择了"一般"，15% 的老年人选择了"比较满意"，11% 的老年人选择了"较不满意"，11% 的老年人选择了"很不满意"，仅有 9% 的老年人选择了"满意"（见图 2-43）。

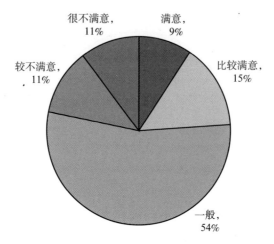

图2-43　社区居家养老现状满意度

社区养老服务是社区居家养老的重要组成部分，老年人对养老服务人员的满意度调研显示，大部分老年人对养老服务人员提供的服务表示一般满意。其中，41%的老年人对养老服务人员的满意度为"一般，不是很及时很到位，但总体还过得去"，22%的老年人对养老服务人员的满意度为"服务很好，很贴心"，仅有3%的老年人认为养老服务人员"工作十分不负责任"，而有34%的老年人尚未体验到养老服务人员提供的服务（见图2-44）。

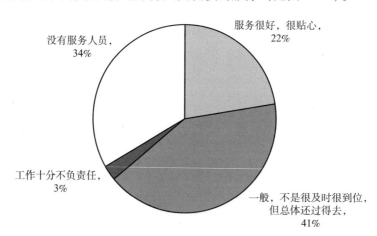

图2-44　对社区养老服务人员的满意度

老年人希望提供居家养老服务的人员可以具备专业的素质。46.08%的老年人希望服务人员可以进行医疗保健指导，44.74%的老年人希望服务人员可以进行健康指导，41.07%的老年人希望服务人员可以提供家政服务，36.23%

的老年人希望服务人员可以进行心理护理，35.39%、26.88%、14.52%的老年人还有健康教育、康复护理、日常生活理财的需求，希望服务人员也可以提供（见图2-45）。

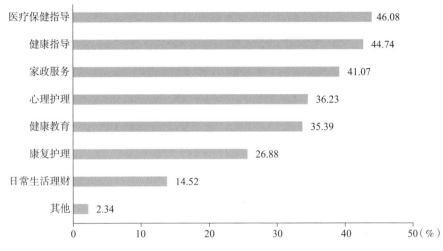

图 2-45 深圳老年人希望居家养老服务人员具备的基本技能

3. 养老需求

老年人随着年龄的增长，各个器官的功能都在下降，重视体检能做到疾病早发现、早治疗、早预防，所以健康体检对老年人来说非常重要。调查数据显示，深圳的老年人非常重视体检，79%的老年人每年体检一次，9%的老年人半年体检一次，7%的老年人2~3年体检一次，仅有5%的老年人从不体检（见图2-46）。

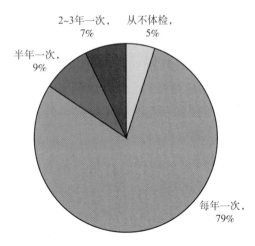

图 2-46 深圳老年人体检情况

随着年龄的增加，老年人的生活圈子会变小，沟通的渠道也变得不再通畅，甚至照顾自己健康的能力都可能不具备，这时的老年人不仅需要生活上的照料，更需要精神上的安慰与寄托。调研数据显示，33.72%的老年人认为生活的困难在于健康状况，26.21%的老年人认为生活的困难缘于经济条件，17.36%的老年人觉得受到了社会的忽视，还有11.52%的老年人觉得自己孤单（见图2-47）。

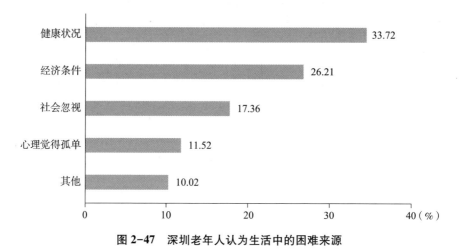

图 2-47　深圳老年人认为生活中的困难来源

在解决生活中遇到的问题和困难时，绝大部分老年人首先想到的是子女和配偶，分别占比66.28%和50.08%。社区工作人员排在第三位，占比19.53%，亲友、邻居、社工或义工、保姆或护工、钟点工也在老年人需求帮助的人群范围，分别占比为14.19%、13.02%、12.52%、10.68%和4.84%（见图2-48）。

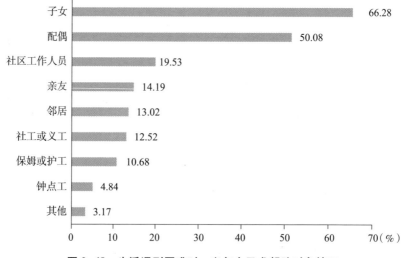

图 2-48　生活遇到困难时，老年人寻求帮助对象情况

对于深圳的老年人，用多彩的精神文化生活去充实闲暇时间，提升生命的质量，已成为越来越多老年人的向往。调查数据显示，49%的老年人认为娱乐在生活中非常重要，37%的老年人认为娱乐在生活中比较重要，8%的老年人持有无所谓的态度，仅有6%的老年人认为娱乐在生活中不太重要（见图2-49）。

由于身体的衰老，老年人的生活质量及健康状况受到很大的影响，而运动锻炼可以从多方面改善身体机能，延缓衰老。对老年人的运动场所进行调研显示，54.59%的老年人选择在公园活动，26.38%的老年人选择在小区健身区域活动，24.37%的老年人选择去社区老年活动中心活动，还有15.69%的老年人待在家中（见图2-50）。

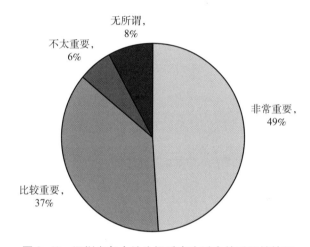

图2-49 深圳老年人认为娱乐在生活中的重要性情况

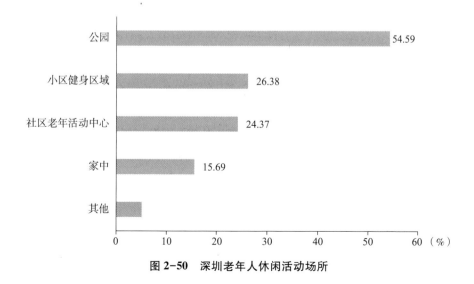

图2-50 深圳老年人休闲活动场所

建设老年人活动场所、完善老年人活动设施、丰富老年人精神文化生活，并以此为载体，宣传党的路线、方针、政策，发挥文化教育、健康小屋、健康科普等功能，提高全民觉悟和思想文化素质，不仅能提高老年人的生活质量，更对加强社会和谐和政治稳定具有重要意义。调查显示，56.09%的老年人希望社区专设老年活动室，31.22%的老年人希望社区可以举办兴趣班、培训班等，还有16.53%的老年人对社区可以提供的精神文化生活服务不清楚（见图2-51）。

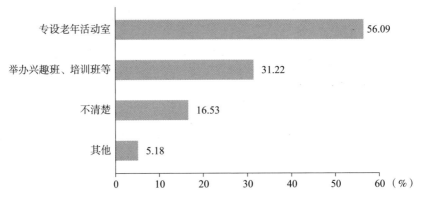

图 2-51 深圳老年人希望社区提供精神文化生活服务情况

二、产业特点

（一）人口老龄化使健康养老产业成为朝阳产业

近十年来，我国人口老龄化程度快速上升。国家统计局发布的《2019年国民经济和社会发展统计公报》显示，截至2019年底，全国60周岁及以上老年人口有25388万人，占总人口的18.1%，其中65周岁及以上老年人口有17603万人，占总人口的12.6%（见图2-52）。人口老龄化程度的逐年增加，使养老产业快速布局，伴随着人工智能以及互联网等科技的发展，智慧健康养老的市场需求也开始逐渐增加。

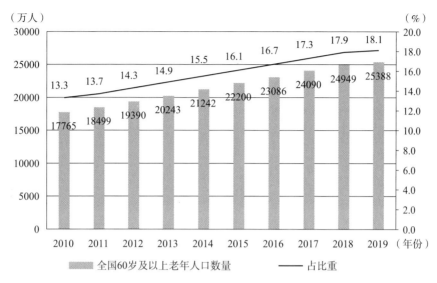

图 2-52 2010—2019 年我国 60 岁及以上老年人口数量及其占比

资料来源：国家统计局。

（二）"医养结合"是中国养老产业的重点

医养结合，就是将医疗资源和养老资源有机结合起来，把生活照料和康复关怀融为一体。虽然现在也有一些针对失能、半失能老人的养老产品和服务，但这样的产品不管在数量和质量上都难以满足中国数量巨大的缺乏自我生活能力的老年人群的需求。另外，许多养老机构采用的是医养分离的模式，也就是虽然配备有医疗设施，但独立于养老住宅之外，之间有一定距离。由于绝大部分老年人都或多或少的有慢性病等需要反复治疗，他们不得不来回奔波于养老机构和医疗机构之间，非常不方便。

根据全国老龄办预测，到 2020 年，中国将有超过 4200 万失能老人和超过 2900 万 80 岁以上老人，合计占到总老年人口的 30%。如何通过提高医疗服务能力让这些老年人实现"老有尊严"是中国养老产业接下来的重点。因此，医养结合既是中国养老产业未来一段时间的重中之重，也是市场参与者脱颖而出的机会。根据国家卫生健康委数据，截至 2017 年 7 月，全国共有医养结合机构 5814 家，大约仅占总养老机构数量的 4%，而且其中大部分是公立机构，民营机构占比更低。可以看出，相对需求端，供给空间依然巨大。

（三）政策力推产业发展

2019 年，中国智慧健康养老产业的国家级政策频发，地方级政府也陆续快速响应。2017年发布的《智慧健康养老产业发展行动计划（2017—2020年）》提出，要加快智慧健康养老产业发展。到2020年，基本形成覆盖全生命周期的智慧健康养老产业体系，建立100个以上智慧健康养老应用示范基地，培育100家以上具有示范引领作用的领军企业，打造一批智慧健康养老服务品牌。这些利好政策与信息，意味着智能养老已经开始上升到国家战略层面。2019年4月，国务院发布《国务院办公厅关于推进养老服务发展的意见》，明确"互联网+养老"和"智慧养老院"的核心方针；2019年12月，又先后公布《养老机构服务安全基本规范》《关于促进老年用品产业发展的指导意见》。2015—2019年，国家级健康养老产业重点支持政策如表2-9所示。

表2-9 2015—2019年国家级健康养老产业重点支持政策汇总

时间	颁布单位	政策名称	主要内容
2015	国务院	《关于积极推进"互联网+"行动的指导意见》	明确提出了"促进智慧健康养老产业发展"的目标任务
2015	国家发展改革委、民政部	《关于鼓励民间资本参与养老服务业发展的实施意见》	鼓励民间资本参与居家和社区养老服务，推进养老服务信息化建设
2016	国务院	《国务院办公厅关于促进和规范健康医疗大数据应用发展的指导意见》	推动健康医疗大数据融合共享、开放应用
2017.03	国务院	《"十三五"国家老龄事业发展和养老体系建设规划》	健全养老服务体系
2017.02	工业和信息化部、民政部、国家卫生计生委	《智慧健康养老产业发展行动计划（2017—2020年）》	建立智慧健康养老应用示范基地、领军企业、产品和服务标准
2017.07	工业和信息化部、民政部、国家卫生计生委	《关于开展智慧健康养老应用试点示范的通知》	支持建设一批示范企业、示范街道（乡镇）、示范基地
2017.08	工业和信息化部、民政部、国家卫生计生委	《智慧健康养老产品及服务推广目录（2018年版）》	智能养老产品和服务类别
2018.04	国务院	《国务院办公厅关于促进"互联网+医疗健康"发展的意见》	开展第二批智慧健康养老应用试点示范工作

续表

时间	颁布单位	政策名称	主要内容
2018.09	工业和信息化部、民政部、国家卫生计生委	《关于开展第二批智慧健康养老应用试点示范的通知》	企业申请智能养老示范点工作通知安排
2019.04	国务院	《国务院办公厅关于推进养老服务发展的意见》	实施"互联网+养老"行动,在全国建设一批"智慧养老院",推广物联网和远程智能安防监控技术,运用互联网和生物识别技术。探索建立老年人补贴远程申报审核机制
2019.12	国家市场监督总局	《养老机构服务安全基本规范》	我国养老服务领域第一项强制性国家标准,明确了养老机构服务安全"红线"
2019.12	工业和信息化部、民政部、国家卫生计生委	《关于促进老年用品产业发展的指导意见》	到2025年,老年用品产业总体规模超过5万亿元,产业体系基本建立,市场环境持续优化,形成技术、产品、服务和应用协调发展的良好格局
2019.12	工业和信息化部、民政部、国家卫生计生委	《关于开展第三批智慧健康养老应用试点示范的通知》	对智慧养老示范企业、示范基地、示范乡镇(街道)进行公示

资料来源:根据公开资料整理。

近年来,深圳构建起以《深圳市人民政府关于加快发展老龄服务事业和产业的意见》为基础,以三个规划为支撑,以20余个文件为配套的"1+3+N"养老政策体系。为补齐居家社区养老服务短板,解决老年人就餐难的问题,市民政局将"构建长者助餐体系"纳入2019年度重点工作,建立完善的长者饭堂及助餐服务工作制度,探索"老人支付一点、政府补贴一点、企业让利一点"的方式,确保长者食堂持续化、专业化、市场化发展。市民政局还联同市场监管部门及相关部门建立联合巡查机制,加强对长者食堂食品生产、配送等环节的安全监管,严把食品安全质量关,坚决守好老年人"舌尖上的安全",让老人吃得放心,吃得开心。

目前,深圳的养老服务格局初步建立,截至2019年6月底,全市共有养老机构46家,社区老年人日间照料中心97家,养老床位11197张。长者食堂141家,助餐配餐服务点119个,星光老年之家600个,社区党群服务中心

662个，居家养老服务网点200多家。初步形成了政府主导、市场运作、社会支持、上下联动、服务多样、运行规范的社区居家养老服务格局。在养老服务领域以往的提法是"老有所养"，保障老年人的晚年生活得到照顾。深圳提的是"老有颐养"，所谓"颐养天年"的"颐"字，指向的就是养老服务还必须有好的质量。值得肯定的是，如此提炼在主旨上准确地呼应了深圳作为先行示范区所应有的责任担当。

三、发展趋势

从技术角度看，随着人口老龄化的日益深化，物联网、大数据、人工智能等新一代信息技术与养老产业的融合程度将不断加深，技术的适老化水平将不断提升。穿戴式血糖及心脏监测技术、穿戴式睡眠监测与精神状态调控技术、大数据疾病预测与干预技术、老年人跌倒预警防护技术、人工智能视觉增强技术、人工智能听力康复训练技术、虚拟现实康复训练技术、智能假肢及适配技术等智慧健康养老相关技术将不断得到突破。另外，尽管我国在智慧健康养老领域已经取得了一定成绩，但核心关键技术不足仍是制约我国智慧健康养老产业发展的重要原因。因此，关键核心技术的国产化也将成为我国智慧健康养老产业发展的重要趋势。

在传统养老模式中，大部分老年人家中没有医疗健康便捷设备，而且老年人普遍没有定期体检意识。因此，老年人及其儿女很难随时正确了解其身体健康状况，导致无法及时发现老年人的健康问题。特别对于独居老人，很容易在无人关注的情况下出现意外和事故。然而，新兴的移动物联网、人工智能以及信息化技术革新了健康养老模式，这些技术的应用使医疗健康产品朝智能化、联网化及语音化趋势发展。其中，具有代表性的智能便捷健康设备包括智能腕带、智能药盒、智能血糖仪等，同时智能健康产品再结合社区网络平台服务，将会形成一套全新的信息化、智能化和多层次的居家养老家庭服务体系，在适用于老年群体的智能医疗设备、智能穿戴设备和应用系统的辅助下，把日常监护、健康监测、医疗护理、康复治疗、家居陪护等功能都集成到一起，让在家庭和社区中养老的老年人在日常起居、医疗保健以及情感上都能够得到满足，帮助老年人更好地融入社会生活，提高老年人的幸福感，从而让养老服务更智慧、更健康。

从产品维度看，随着物联网、大数据、云计算、人工智能等新一代信息技术的快速发展，智慧健康养老产品种类将日益丰富，健康管理可穿戴设备、自助式健康检测设备、智能养老监护设备、基于虚拟现实的智能康复辅具、老年照护服务机器人等智慧健康养老产品将广泛进入老年人生活，成为辅助老年人生活的重要工具。同时，随着技术的发展进步，智慧健康养老产品的智能化水平、集成度、准确性都将有大幅的提升。老年人可以摆脱多个不同功能的智能设备为其带来的困扰，仅使用一个或很少几个智能设备便完成对血压、血氧、血糖、心率、运动、睡眠等健康指标的监测，或对衣、食、住、行等生活的辅助。

从服务维度看，随着智能居家养老模式的普及，以往我国智慧健康养老"重技术、轻服务"的特征将发生根本的转变，智慧健康养老服务将受到高度重视。众所周知，老年人的养老需求具有明显的差异性和多层次性，因此养老服务也应具有相应的特征。在未来，智慧健康养老服务企业将基于智能硬件收集的数据，探索新的服务模式，开发更多人性化的养老服务，以满足不同老年人多层次的养老需求。此外，伴随新一代信息技术的发展，线上与线下、医疗和养老资源将进一步整合优化，通过不同的组合方式，可以为老年人提供更及时、便利、精准的服务。

第三章 健康产业热点

第一节 卫生健康领域政策高屋建瓴

我国 70 年来健康事业发展成绩斐然，开展"不忘初心、牢记使命"主题教育，脱贫攻坚力度持续加大，卫生健康领域的"基本法"出台……2019 年，卫生健康领域的新动向层出不穷，"用汗水浇灌收获，以实干笃定前行"，健康中国事业高质量发展平稳推进，一系列新成就、新进展鼓舞人心，催人奋进。

一、卫生健康领域"基本法"出台，完善法治化建设

2019 年 12 月 28 日，第十三届全国人大常委会第十五次会议表决通过了《中华人民共和国基本医疗卫生与健康促进法》，将于 2020 年 6 月 1 日起实施。这是我国卫生与健康领域第一部基础性、综合性的法律，人民的健康权力从此有了立法保障。该法共分十章 110 条，涵盖基本医疗卫生服务、医疗卫生机构和人员、药品供应保障、健康促进、资金保障等方面的内容，坚持"保基本"的定位，落实"强基层"的举措，强化"促健康"的导向，从顶层设计完善法治化建设。

"保基本"方面，该法明确了"基本医疗卫生服务，是指维护人体健康所必需、与经济社会发展水平相适应、公民可公平获得的，采用适宜药物、适宜技术、适宜设备提供的疾病预防、诊断、治疗、护理和康复等服务"，并规定"公民依法享有从国家和社会获得基本医疗卫生服务的权利""国家建立基本医疗卫生制度，建立健全医疗卫生服务体系，保护和实现公民获得基本医疗卫生服务的权利"等。

"强基层"方面，该法规定了"国家推进基本医疗服务实行分级诊疗制度，引导非急诊患者首先到基层医疗卫生机构就诊""国家加强县级医院、乡镇卫生院、村卫生室、社区卫生服务中心（站）和专业公共卫生机构等的建

设，建立健全农村医疗卫生服务网络和城市社区卫生服务网络""国家加强乡村医疗卫生队伍建设，建立县乡村上下贯通的职业发展机制，完善对乡村医疗卫生人员的服务收入多渠道补助机制和养老政策"等。

"促健康"方面，该法规定了"各级人民政府应当把人民健康放在优先发展的战略地位，将健康理念融入各项政策""国家将健康教育纳入国民教育体系""公民是自己健康的第一责任人"等。针对"医闹"事件屡禁不止，该法做出明确规定：全社会应当关心、尊重医疗卫生人员，维护良好安全的医疗卫生服务秩序，共同构建和谐医患关系。医疗卫生人员的人身安全、人格尊严不受侵犯，其合法权益受法律保护。禁止任何组织和个人威胁、危害医疗卫生人员人身安全，侵犯医疗卫生人员人格尊严。

《中华人民共和国基本医疗卫生与健康促进法》是我国卫生健康领域第一部基础性、综合性的法律，也被业界称为"我国卫生健康领域的基本法"，规定了医疗卫生与健康事业各个领域发展应当遵循的基本原则。该法的通过，是我国卫生健康领域的里程碑事件，为依法保障人人享有基本医疗卫生服务、深化医疗卫生体制改革、全面实施健康中国战略、做好新时期卫生健康工作提供法治基础和法律保障都具有重要意义。

该法的贯彻实施，还需要进一步加强相关专业领域的立法和配套制度建设。此前，构成我国卫生行政法律法规体系的法律主要包括执业医师法、药品管理法、传染病防治法等十几部单行法律，都对相关领域的工作进行了比较明确、具体的规定。随着我国进入社会主义新时代，部分单行法律的内容需要根据时代要求进行调整。对此，还应加快相关领域法律法规和配套政策制度的研究制定和修改工作，确保各项规定能够落地实施。

二、首部疫苗管理法实施，落实最严格管理制度

2019 年 6 月 29 日，第十三届全国人大常委会第十一次会议表决通过了我国首部《中华人民共和国疫苗管理法》，将从 2019 年 12 月 1 日开始施行。制定和实施这部法律，是贯彻落实习近平总书记坚持以人民为中心的发展思想、改革和完善我国疫苗管理体制的重要举措，为促进我国疫苗事业的健康发展、切实维护人民群众的身体健康提供了坚强有力的法治保障。该法共分十一章，除总则和附则外，详细规定了疫苗研制和注册、疫苗生产和批签发、疫苗流通、预防接种、异常反应监测和处理、疫苗上市后管理、保障措施、监督管理和法律责任。

作为中国首部疫苗管理的专门立法，该法坚持以"最严谨的标准、最严格的监管、最严厉的处罚、最严肃的问责"四个"最严"为立法宗旨，加强疫苗管理，保证疫苗质量和供应，规范预防接种，促进疫苗产业发展，保障公众健康，维护公共卫生安全。制定疫苗管理法，实行最严格的疫苗管理制度，对于坚决守住疫苗质量安全底线、维护最广大人民群众身体健康，具有非同寻常的重要意义。

第一，这是贯彻党中央决策部署、推动疫苗管理体制改革和完善的需要。党的十八大以来，以习近平同志为核心的党中央高度重视人民群众的用药安全，要求用最严谨的标准、最严格的监管、最严厉的处罚、最严肃的问责加快建立科学完善的食品药品安全治理体系。习近平总书记明确指出，要始终把人民群众的身体健康放在首位，以猛药去疴、刮骨疗毒的决心，完善我国疫苗管理体制，坚决守住安全底线，全力保障群众切身利益和社会安全稳定的大局。2018年9月，中央全面深化改革委员会第四次会议审议通过《关于改革和完善疫苗管理体制的意见》，要求抓紧完善相关法律法规。贯彻党中央决策部署，制定专门的疫苗管理法，加强和完善疫苗全过程全链条管理，保障和促进公众健康，维护公共卫生安全，不仅非常必要，而且十分急迫、刻不容缓。

第二，这是积极回应人民群众期待、重塑全社会疫苗安全信心的需要。人民健康是民族昌盛和国家富强的重要标志。预防接种作为防控疾病的有效措施，对于保障人民群众身体健康意义重大。我国是疫苗生产大国，是世界上为数不多的能够以自身能力提供全部免疫规划疫苗的国家之一。新中国成立以来尤其是改革开放以来，我国免疫规划事业成效显著，为疾病防控做出巨大贡献，创造了良好的社会效益。同时也要清醒地看到，近年来问题疫苗事件时有发生，一段时间相当集中，特别是长春长生公司问题疫苗案件发生以后，引发社会上一些群众对我国疫苗管理的质疑，一些群众对我国疫苗质量心存疑虑、担忧甚至恐慌，有的甚至拒绝接种疫苗。制定和实施疫苗管理法，依法加强对疫苗的严格科学管理，正是对社会关切和人民群众期待的积极回应，正是重塑全社会对我国疫苗安全信心的实际行动。

第三，这是为疫苗管理提供全面系统法治支撑的需要。我国以往在疫苗管理方面的法律规范分散在药品管理法、传染病防治法、疫苗流通和预防接种管理条例等法律、行政法规中，缺少一部专门的法律。近几年发生的问题疫苗案件，暴露出主体责任不落实、预防接种不规范、异常反应补偿纠纷频发、创新动力不足、保障力度不够、监管不到位、监管能力薄弱、违法成本低等突出问题。疫苗管理法在整合现行有关规定的基础上，针对疫苗管理特点和存在的突出问题，充分发挥立法的引领、推动、规范和保障作用，对疫苗管理做出了针对性、时效性和可操作性都很强的规定，为疫苗管理提供了全面系统的法治支撑。

三、健康中国行动启动，凝聚力量共建共享

2019 年 6 月 24 日，国务院印发了《关于实施健康中国行动的意见》，并发布《健康中国行动（2019—2030 年）》，国务院办公厅印发了《健康中国行动组织实施和考核方案》。《关于实施健康中国行动的意见》纲举目张，明确实施 15 项专项行动；《健康中国行动（2019—2030 年）》细化落实了 15 项专项行动，提出了每项行动的目标、指标和具体任务及职责分工；《健康中国行动组织实施和考核方案》是针对《关于实施健康中国行动的意见》和《健康中国行动（2019—2030 年）》实施的有效保障。

健康中国行动的一系列文件是未来十余年疾病预防和健康促进的重要指导文件，聚焦当前人民群众面临的主要健康问题和影响因素，从政府、社会、个人（家庭）三个层面协同推进，通过普及健康知识、参与健康行动、提供健康服务，实现促进全民健康的目标，具有以下四个特点。

一是体现了定位的转变：从以"疾病"为中心向以"健康"为中心转变。聚焦每个人关心、关注的生活行为方式、生产生活环境和医疗卫生服务问题，针对每个人在不同生命周期所面临的突出健康问题，做出系统、细致的安排和建议。

二是策略的转变：从注重"治已病"向注重"治未病"转变。根据不同人群的特点有针对性地做好健康促进和教育，努力使公众了解必备的核心健康知识与信息，掌握获取有关知识与信息的渠道与方式，让健康知识、行为和技能成为全民普遍具备的素质和能力，形成自主自律的健康生活方式，把"每个人是自己健康第一责任人"的理念落到实处，努力使群众不得病、少得病，提高生活质量。

三是主体的转变：从依靠卫生健康系统向社会整体联动转变。坚持"大卫生、大健康"理念，从供给侧和需求侧两端发力。个人、家庭、社会、政府多方面展开工作，做到任务举措明确、责任清晰，调动全社会的积极性和创造性，实现政府牵头负责、社会积极参与、个人体现健康责任，把健康中

国"共建共享"的基本路径落到实处。

四是在文风上，努力从文件向社会倡议转变。《健康中国行动（2019—2030年）》以社会公众为主要阅读对象，在充分吸收已有专项文件、规范、指南等的基础上，把专业术语转化成通俗易懂的语言，将科学性与普及性有机结合，努力做好健康科普，让老百姓能看得懂、记得住、做得到。

2019年7月18日，《健康中国行动（2019—2030年）》启动仪式在北京举行。"中国人健康，中国才健康"成为启动仪式上出现频率最高的一句话。启动仪式上，来自各方的代表向公民发出了健康倡议，要深入贯彻习近平总书记关于健康中国建设的重要指示精神，动员全社会力量，加强健康促进和干预，推动卫生健康工作理念从以治病为中心转变为以人民健康为中心，不断提升人民的健康水平，凝聚各方力量共建共享健康中国。

健康中国行动是实施健康中国战略的"路线图"和"施工图"。健康中国行动坚持预防为主，把预防摆在更加突出的位置，按照普及知识、提升素养、自主自律、健康生活、早期干预、完善服务、全民参与、共建共享的基本原则，聚焦当前影响人民群众健康的主要问题和重点疾病。

健康中国行动为加快健康中国战略落地提供了有力抓手，让健康中国建设又向前迈出一大步。15项行动指明了未来的措施路径，30多个政府部门汇聚起促进健康的强大合力，再次展示出党和国家推进健康中国建设的决心和信心。实施健康中国行动，既是落实健康中国战略的重要任务，也是践行我党为人民谋幸福、为民族谋复兴这一初心使命的具体举措。

健康中国行动是一个长期的任务，是一项系统工程，需要政府、社会、家庭、个人共同努力。要常抓不懈，久久为功，需要每个人从现在做起，从自我做起。深入推进健康中国行动，离不开社会各界的共同努力，带着蓬勃的希望出发，共同推进健康中国。

四、全国中医药大会召开，中医药事业发展迎来春天

中医药学既是中国古代科学的瑰宝，也是打开中华文明宝库的钥匙。传承创新发展中医药，是新时代中国特色社会主义事业的重要内容，是中华民族伟大复兴的大事。2019年10月25日，全国中医药大会在北京召开，这是新中国成立以来第一次以国务院名义召开的全国中医药大会，吹响了新时代中医药传承创新发展的号角，为中医药振兴发展迎来大好时机。中共中央总书记习近平对中医药工作做出重要指示。他指出，中医药学包含着中华民族

几千年的健康养生理念及其实践经验，是中华文明的一个瑰宝，凝聚着中国人民和中华民族的博大智慧。要遵循中医药发展规律，传承精华，守正创新，加快推进中医药现代化、产业化，坚持中西医并重，推动中医药和西医药相互补充、协调发展，推动中医药事业和产业高质量发展，推动中医药走向世界，充分发挥中医药防病治病的独特优势和作用，为建设健康中国、实现中华民族伟大复兴的中国梦贡献力量。

国务院总理李克强批示指出，中医药学是中华民族的伟大创造。在推进健康中国建设的进程中，要大力推动中医药人才培养、科技创新和药品研发，充分发挥中医药在疾病预防、治疗、康复中的独特优势，坚持中西医并重，推动中医药在传承创新中的高质量发展。国务院副总理孙春兰出席大会并讲话。她表示，要深入贯彻习近平总书记关于中医药的重要指示，认真落实李克强总理的批示要求，遵循中医药发展规律，坚定文化自信，深化改革创新，走符合中医药特点的发展路子，推动中医药高质量发展。

《中共中央、国务院关于促进中医药传承创新发展的意见》于会后发布，这是以中共中央、国务院名义发布的第一个中医药文件。该意见从健全中医药服务体系、发挥中医药在维护和促进人民健康中的独特作用、大力推动中药质量提升和产业高质量发展、加强中医药人才队伍建设、促进中医药传承与开放创新发展、改革完善中医药管理体制机制六个方面，对中医药事业全面健康发展提出一揽子解决方案。

中医药学独特的生命观、健康观、疾病观、防治观，蕴含着深邃的哲学思想，凝聚着中国人民和中华民族的博大智慧。中医药即将在中华民族历史长河中再绽光芒，产业重振发展之新契机也已明朗。

首先，新机的动力在创新。我国中医药源于自然、生物、心理、社会的"整体医学模式"，决定了其传承与发展需要建立在社会、科学、哲学等多学科与产业角度，需全面构思创新与推动。而且对应的产业培育、重构、发展，也需以守精固本为基础，"传承不泥古、创新不离宗"，在遵从传统医方医理的前提下，结合现代社会生活习惯及科技手段，予以方式创新、模式创新、产品与技术创新。方式上，目前中医药诊疗仍在以传统的单一线下诊疗方式为主，"互联网+"、信息化、大数据等新科技手段在此领域应用尚少。可以预见，现代西医诊疗数据及信息系统化优势如果能有针对性地融入与结合，将不仅为中医专家提供更为丰富翔实的诊疗数据参考，也将极大地提升中医诊疗效率。模式上，中医药作为覆盖第一、第二、第三产业的综合产业，各链条之间的优化与联动尤为重要。如订单生产、合作开发、专家资源共享、诊疗机构联动、医养联动等更多新模式的应用，也将更好地促进中医药规模化、产业化联动发展。产品与技术创新可给中医药产品与设备领域带来双重机会，如同青蒿素的提取，更多新科学技术的结合应用，使中医药产品与设备也将面临新的成长换代。

其次，新机的重点在融合。2019年8月，《促进健康产业高质量发展行动纲要（2019—2022年）》出台，旨在促进形成我国内涵丰富、结构合理的健康产业体系。而且中医药作为健康产业的重要一环，本身即蕴含了丰富的内涵与外延。中医药在过去多年的发展中更多地被视为医疗卫生产业，而无论从其核心理念，还是从其应用范围，其在治已病之外的养生以及保健作用尤甚。无论是中医药的经典医理、医方，还是依托于五运六气等核心理念而成的太极、健身气功等，中医药传统理念与产品形态其实可以融入人们日常起居生活的每一个环节、每一种生活习惯与方式，而非仅在病症之治上。因而也可以说，现代化的健康生活方式离不开中医理念。也正因如此，中医药已成为中华传统文化中不可或缺的内容。中医药与饮食、保健、体育、文化的结合，随着中医理念的深入和更多新信息技术的开发与应用，必将带来大量产业融合的新机会。

最后，新机的布局在补缺。如《中共中央、国务院关于促进中医药传承创新发展的意见》中提及，在医疗领域，中医诊所、特殊门诊部或专科医院，目前在国内均属较为不足的状态，随之配套的中医药人才以及人才教育与培训更是捉襟见肘；在未病及康复领域，国内规范化、专业化的养生保健机构和康复中心甚少；在传统典籍研究利用以及民间秘方与技法方面，也难见具有公信力的平台或成果……诸多产业格局现状的短板或不足尚存，查漏补缺中必然存在着商机。

发展是中医药的希望所在。新中国成立以来，首次以国务院名义召开全国中医药大会，国家最高领导人做重要指示，首次由中共中央、国务院共同发布最高规格的中医药文件……这些标志性的事件既是对中医药事业取得的历史性成就的高度肯定，也是对中医药工作当代价值的充分认定，更是对中医药未来发展方向的明确指引和发展成效的深切期待。可见，中医药迎来天时、地利、人和的大好时机，将开启传承创新发展的新征程。中医药只有发展，才能保持旺盛的生命力。"执古之道，以御今之有"，《中共中央、国务院关于促进中医药传承创新发展的意见》的发布，为我国中医药健康可持续发展提供了政策保障，指明了工作方向，也必将带动和引领举国上下齐心协力，将中医药这一中国传统文化瑰宝加以传承、创新、发展，使其守护华夏文明、守护人类健康。

五、构建全生命周期健康服务体系，深入推进医养结合

2019 年是新中国成立 70 周年，是决胜全面建成小康社会第一个百年奋斗目标的关键一年。在党中央、国务院的坚强领导下，我国医疗卫生改革不断深化，逐步构建起覆盖妊娠期、新生儿期、学龄前和学龄期、青春期、中年期、老年期直到生命终点的全生命周期，面向妇女、儿童、学生、老年人、残疾人、流动人口和低收入人群等在内的全人群卫生健康服务新体系。

3 岁以下婴幼儿照护服务是全生命周期服务管理的重要内容。当前，我国有 3 岁以下婴幼儿（不含 3 岁）5000 万人左右。有调查显示，目前我国婴幼儿在各类照护服务机构的入托率仅为 4.1%。为了促进解决"幼有所育"问题，5 月 9 日，国务院办公厅印发了《关于促进 3 岁以下婴幼儿照护服务发展的指导意见》，举全社会之力共同推进婴幼儿照护，同时明确了婴幼儿照护服务发展工作由国家卫生健康部门牵头。10 月 8 日，国家卫生健康委印发《托育机构设置标准（试行）》和《托育机构管理规范（试行）》。12 月 19 日，国家卫生健康委在上海市召开全国托育服务工作现场推进会，总结推广好经验、好做法，研究部署下一阶段工作，加快推动托育服务高质量发展。

婴幼儿照护服务，事关婴幼儿的健康成长，事关千家万户的幸福。要想做好托育服务，就需要推动各级政府将婴幼儿照护服务纳入社会经济发展的相关规划中，结合各地实际制定切实管用的政策措施；同时，要建设一支品德高尚、富有爱心、敬业奉献、素质优良的婴幼儿照护服务队伍等。

生命两头需要同等关怀。有效应对人口老龄化，事关国家发展全局，事关亿万百姓福祉。当前，我国已进入人口老龄化快速发展阶段。截至 2018 年底，60 岁及以上老年人口达 2.5 亿，其中失能和部分失能老年人超过 4000 万人。2019 年 10 月 25 日，国家卫生健康委、民政部、国家发展改革委、教育部、财政部、人力资源和社会保障部、自然资源部、住房和城乡建设部、国家市场监管总局、国家医保局、国家中医药管理局和全国老龄办 12 个部门联合印发《关于深入推进医养结合发展的若干意见》，从 5 个角度、15 个政策措施将医养结合推至新高度，包括支持社会办医连锁化发展、基层医疗机构康养床位设置、医养信息产业发展、康复入医保、拓展投融资渠道等重磅举

措信息，业界认为中国医养结合事业更快发展的大幕已经拉起。10月28日，国家卫生健康委、国家发展改革委等8部委印发《关于建立完善老年健康服务体系的指导意见》，这是我国首个关于老年健康服务体系的指导性文件。该指导意见提出要构建综合连续、覆盖城乡的老年健康服务体系。11月中下旬，中共中央、国务院印发了《国家积极应对人口老龄化中长期规划》，详细部署了到21世纪中叶，我国应对人口老龄化的具体工作任务。

医养结合是如今的发展大势，深入推进医养结合，要实现"老有所养、老有所医"相关政策落地，要从推进"放管服"改革、加强医养结合服务监管、加快医养结合人才队伍建设三大方面着力。

一是要行政简化审批。养老机构举办二级及以下医疗机构的，设置审批与执业登记"两证合一"。医疗机构利用现有资源提供养老服务的，其建设、消防等条件可依据医疗机构已具备的资质直接备案。二是通过完善价格机制、取消不合理审批、实行"一窗办理"等，鼓励社会力量举办医养结合机构。三是鼓励养老机构与医疗、康复、护理等机构合作，支持上门服务，大规模培养养老护理等专业人才队伍。四是落实对医养结合机构的税费、用地等优惠政策。符合基本医保范围的医疗服务费用由基本医保基金支付。鼓励有条件的地方按规定增加纳入基本医保支付范围的医疗康复项目。五是发展医养保险，增加老年人可选择的商业保险品种，加快推进长期护理保险试点。

医养结合离不了"以医补养""以医促养"。各地政府及相关部门应完善公立医疗机构开展养老服务的价格政策，研究出台上门医疗卫生服务的内容、标准、规范，完善上门医疗服务的收费政策等。为医养结合机构中的医务人员提供与其他医疗卫生机构医务人员同等的继续教育、职称评定等待遇保障，鼓励引导更多医务人员从事医养结合服务。建立完善老年健康服务体系政策落地，还应强化标准建设、政策支持、学科发展、信息支撑等。

第二节　保健市场整顿风波

对于我国保健市场，2019年注定是不平凡的一年。在"权健事件"发酵以后的一年里，国内的保健食品市场也迎来了前所未有的严厉监管。百日行动、反不正当竞争执法、联合打击欺诈销售，监管部门的重拳出击形成高压态势，商务部备案的直销产品经复核后被砍掉近一半，同时相关产业改革政策也密集出台。在政策影响和信任危机之下，市场整体萎靡不振，甚至一向

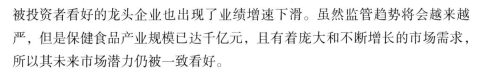

被投资者看好的龙头企业也出现了业绩增速下滑。虽然监管趋势将会越来越严，但是保健食品产业规模已达千亿元，且有着庞大和不断增长的市场需求，所以其未来市场潜力仍被一致看好。

保健食品市场未来首要解决的是发展方向问题，目前国内的多数企业走的是功能性方向，实际上疾病预防、慢病康养、中药调理、膳食或营养补充等才是未来企业发展和产品结构的合理方向。

一、十三部委联合开展"百日行动"

2019年1月8日，国家市场监管总局、工业和信息化部、公安部等13个部委在全国开展联合整治保健市场乱象的百日行动。此次专项行动重点围绕与人民群众日常消费密切相关的领域，集中整治社会关注度高、反映强烈的食品（保健食品），宣称具有"保健"功能的器材、用品、用具，日用消费品，净水器、空气净化器等小家电，玉石器等穿戴用品，声称具有"保健"功效的服务等重点产业及领域中存在的虚假宣传、虚假广告、制售假冒伪劣产品、违规直销和传销，以及以"保健"为名开展的各类违法违规行为，切实保护广大人民群众的合法权益。截至4月18日，全国共立案21152件，案值130.02亿元，已结案9505件，罚没6.64亿元，移送司法机关案件446件，为消费者挽回经济损失1.24亿元。百日行动期间，国家市场监管总局先后5次曝光了100个典型案例，海关总署共梳理进口食品保健食品备案标签14万个，废止近5000个涉嫌虚假宣传的标签。国家广播电视总局共向有关省局下发整改通知单200余份，查处存在违法违规问题的120余个频率频道和600余条违法违规广告。工业和信息化部省两级电信主管部门共处置违法违规网站138个。商务部通过直销管理信息系统跟踪了解从事保健食品直销企业的经营管理情况，与国家市场监管总局集中约谈直销企业，及时发现异常经营行为并加以处置。

"百日行动"以上下联动的形式，形成"全国一盘棋"，并在全国撒网，使保健乱象得到进一步严查严惩，不合规的企业被拉入"黑名单"，产业也进一步得到整治。虽然当前保健食品市场的确有乱象，但也要看到保健食品有其特定的市场需求和存在的合理性，经过近20年的发展，保健食品的质量日趋稳定，近几年的抽检合格率一直在97%以上。如果能够通过联合整治"保健"市场乱象百日行动，大面积清除保健市场存在的"顽疾"，达到查处一批案件、规范一个产业的目的，这对产业大局无疑是利好的。

二、官方调查华林酸碱平传销事件

2019年1月13日，针对媒体报道的河北华林酸碱平生物技术有限公司涉嫌传销等问题，黄骅市委、市政府给予回应，称正在开展全面调查。1月15日晚，沧州发布情况通报，称自联合调查组进驻华林公司以来，经过紧张的工作，初步查明，该公司涉嫌组织领导传销活动。至案发，该传销组织以直销为名，在全国发展37万余人，收取会员费高达127亿余元。目前，公司主要负责人和相关人员已被警方控制，该案将依法依规，彻查严办。早在此次媒体曝光之前，华林酸碱平公司就曾陷入"传销"风波。2017年9月，有媒体报道华林酸碱平公司在陕西西安涉嫌传销被公安机关查处。据民警介绍，当事人以生物理疗为掩饰，发展下线拉人头，实为变相的新型传销模式。

直销和传销是两种不同的商品销售模式，但在过去20年，两者相互交错，不少企业都游走在二者之间的灰色地带。如一个企业内部同时存在直销和传销两种行为，一般只能根据企业利润与实际的销售量之间的差距来做具体判断，而不是简单以售卖形式为依据。华林酸碱平的奖金制度分C、B、A、W四个级别，实行周薪、双轨制奖金制度，而双轨制是传销体系中典型的计酬模式，其操作明显违规，符合传销"缴纳入门费取得入会资格、团队计酬、发展下线"的三大特征。

多年来，我国保健市场乱象情况频发，严重扰乱了保健产业的科学发展，更危害了人们的健康安全和权益，影响社会的和谐稳定。监管部门应围绕建立健全直销产业长效机制、监管机制，做好以下三个方面的工作：一是进一步完善直销管理的法规，固化各部门联合查处吊销直销企业经营许可资格的做法，建立严重违规违法直销企业退出长效机制，加大违法成本。二是加快产业信用体系建设，建立直销企业和直销从业人员信用档案，形成以"双随机一公开"为基本手段、以重点监管为补充、以信用监管为基础的新型的监管机制。加快建立信用黑名单制度，将严重违法失信企业和相关从业人员列入黑名单，依法实施联合惩戒，使之一处失信，处处失信。三是加强宣传教育，会同相关部门利用多种形式加强直销法规政策宣传教育，不断提高广大群众的防范意识和辨别能力。

三、商务部进行直销企业复核

2019年6月4日，商务部发布《关于发布直销备案产品、直销培训员和直销员复核登记结果的公告》（下称《公告》）显示，此次完成复核登记的共有89家直销企业，直销备案产品复核前（2018年12月底）数量4304种，复核后减少1917种，减少44.5%；直销培训员复核前数量为2935人，复核后减少478人，减少率为16.3%；直销员复核前数量为391.8万人，复核后减少65.1万人，减少率为16.6%。此前，2019年4月，商务部办公厅印发《关于对直销备案产品、直销培训员和直销员开展复核登记工作的通知》（商办秩函〔2019〕121号），按照依法依规、问题导向、只减不增三项原则，通过企业自查、地方核查、汇总梳理三个步骤，组织开展了直销备案产品、直销培训员和直销员复核登记工作。

按照相关法规政策规定，上述直销产品和直销培训员复核登记信息于2019年6月11日零点后在商务部网站公布；直销员相关信息由直销企业在其中文网站公布。同时《公告》特别注明，"权健自然医学科技发展有限公司、河北华林酸碱平生物技术有限公司涉嫌传销犯罪且未按程序进行复核登记"。这意味着这两家企业已被主管部门从直销企业名单中剔除。

这项工作是商务部贯彻落实13个部门《联合整治"保健"市场乱象百日行动方案》、开展直销产业清理整顿的一项重要举措，旨在解决一些直销企业、直销产品、直销培训员备案信息与实际不符，披露招募直销员信息不规范，导致消费者真假难辨、监管部门难以监督等突出问题。依法开展复核登记并披露相关信息将有效净化直销市场环境，有利于压缩不法企业违规"打擦边球"的空间，倒逼企业强化主体责任、规范从业人员管理、诚信守法经营，促进直销市场健康有序发展；有利于为政府监管提供准确信息，降低监管成本，提升监管效能；有利于消费者查询了解真实信息，社会各方面监督，维护消费者合法权益。

四、市场监管总局严打产业不正当竞争

2019年7月31日，国家市场监管总局下发《关于防范和制止借"不忘初心、牢记使命"主题教育搞不当营商活动的通知》，8—12月在全国范围内开展重点领域反不正当竞争执法行动。根据国家市场监管总局要求，执法行动将突出重点产业、重点领域，重点查处借"不忘初心、牢记使命"主题教育虚假宣传、虚假评奖评优、在互联网销售"心得体会"、以盈利为目的的商业化培训、违法违规制作使用党旗党徽等不当营商活动。同时，严查"保健"市场、互联网、医药等领域的仿冒混淆、商业贿赂、虚假宣传、商业诋毁等

不正当竞争行为。在国家市场监管总局出手之前，国家卫生健康委、国家医保局甚至财政部，针对医药领域长期存在的垄断、商业贿赂等不正当竞争行为也已着手整治。2019年以来，除了常规的反腐行动，以国家卫生健康委叫停药房托管、财政部联合国家医保局对药企查账为主体，各相关部门对医药产业的反不正当竞争风暴持续升级。

垄断、商业贿赂、虚假宣传是医药产业中不正当竞争行为的典型方面。在医药产业，垄断一直被认为是药价居高不下的重要推手之一，不仅严重阻碍医药产业的平稳有序发展，更影响着百姓对医药服务的满意度乃至生活的幸福感。例如，原料药的垄断导致药品价格离奇大幅度上涨，很多普通药品因为市场断供；医疗器械垄断，出现价格虚高，腐败横生；在药品集中招标采购中，一些地方政府部门滥用行政权力排除限制竞争，导致药品价格虚高、供应短缺等。而反垄断的重点就在于打击原料药垄断、医疗器械垄断和药品集中招标采购中的不合法规定，通过专项执法行动，进一步促进形成与改善公平竞争的环境，促进医药、器械交易回归公平有序、价格合理。

在医药购销领域，商业贿赂是一个严重的社会问题，几乎遍及医药采购、流通、使用的方方面面。来自商务部的统计资料显示，医药产业内的商业贿赂每年侵吞国家资产约7.72亿元，约占该产业全年税收收入的16%。由于医院、医生、药品、医疗设备等诸多环节利益交织，使医药产业反腐形势极为严峻。《中华人民共和国反不正当竞争法》规定，经营者不得采用财物或者其他手段贿赂交易相对方的工作人员、受交易相对方委托办理相关事务的单位或者个人、利用职权或者影响力影响交易的单位或者个人，以谋取交易机会或者竞争优势。但规定难以根除整个医药产业的行贿土壤。要根本解决医药行贿的不正之风，进一步遏制医药购销领域的商业贿赂现象，就需要对医疗体系、医生收入分配体系和医生从业管理等方面进行制度性的变革。控制医药费用不合理上涨，促进医疗机构合理用药、合理诊疗、合理收费，有效减轻群众医药费用负担和医疗保险基金支付压力，为建立符合医疗产业特点的薪酬制度争取一个良好的环境。

在反不正当竞争方面，虚假宣传的重点在保健食品市场、社会办医和医药广告方面。一直以来，通过扩大功效式的宣传方式，一批不具备治疗功效的保健食品被包装成可以治疗糖尿病、高血压等多种疾病的特效药，而且多数价格高昂，侵害公民人身及财产安全，严重影响市场公平竞争，造成十分巨大的危害。2019年7月，国家市场监管总局召开保健食品监管工作座谈会，两院院士、专家学者、全国人大代表、全国政协委员、消费者代表参会。针对保健食品市场低水平重复、虚假夸大宣传等突出问题，围绕保健食品的正确定位、功能声称评价方法、注册备案制度改革、产业清理整治等方面，开门问计。国家监管部门如此严厉打击虚假医疗和药品保健食品广告，将给医药市场一个清爽、干净的环境，也助力社会办医健康规范发展，加速实现医院回归公益、医生回归看病、药品回归治病。

五、《保健食品标注警示用语指南》和《保健食品原料目录与保健功能目录管理办法》同期发布

2019 年 8 月 20 日，国家市场监管总局在深入调查研究、广泛征求意见的基础上，制定了《保健食品标注警示用语指南》，会同国家卫生健康委制定了《保健食品原料目录与保健功能目录管理办法》，并予以正式发布。前者涉及产品上市后的监管，后者涉及产品市场准入。

此次发布的《保健食品标注警示用语指南》对企业标签标识内容进行规范指导，特别是对标注警示用语提出明确意见，让企业郑重声明，让公众明白消费。一是设置警示区，提高关注度；二是标注警示语，提高认知度；三是规定面积大小，提高辨识度；四是规定印刷字体，提高清晰度。让保健食品标签带上警示语，有利于强化企业主体责任，体现对消费者负责的态度；有利于约束商家营销行为，诚信不欺、生财有道；有利于保护消费者的知情权，让"保健食品不是药"深入人心，消费选择更加理性。

现行《中华人民共和国食品安全法》规定，对保健食品实行备案和注册审批。对保健食品原料和保健功能实行目录管理，是实现备案和注册"双轨制"的重要基础。《保健食品原料目录与保健功能目录管理办法》通过对"两个目录"的管理，为保健食品"管住、管活、管优"提供制度保障。一是严格质量标准，保健功能目录规定了允许保健食品声称的保健功能范围，原料目录界定了注册与备案的通道，被纳入原料目录的可以直接备案。二是强化社会共治，任何个人、企业、科研机构和社会团体在科学研究论证的基础上，均可提出纳入保健食品原料目录和功能目录的建议。三是鼓励研发创新，鼓励多元市场主体参与目录制定，打通了新的保健功能研究开发路径。

食品安全没有"零风险"，但监管必须"零容忍"。《保健食品标注警示用语指南》和《保健食品原料目录与保健功能目录管理办法》的发布只是加强保健食品监管工作的一些新举措。治理保健食品虚假宣传、维护人民群众

身体健康，需要企业自律、恪守底线，需要监管部门持续发力、久久为功，以"零容忍"的态度打击各类违法犯罪行为，以"钉钉子"的精神落实党中央、国务院关于食品安全的决策部署。

六、新版《中华人民共和国食品安全法实施条例》出台

2019年10月，国务院公布修订后的《中华人民共和国食品安全法实施条例》（以下简称《食品安全法实施案例》）自2019年12月1日起施行，被称为"史上最严食品安全法的配套法规"。此次《食品安全法实施条例》的修订，是坚持以人民为中心，坚持"四个最严"要求，在食品安全法的基础上，补短板、强弱项，以良法善治，为人民群众"舌尖上的安全"保驾护航。

处罚明确到"人"，强调"从重处罚"，是此次《食品安全法实施条例》传递出的一个重要信号，这主要体现在三个方面：一是处罚到"人"，规定了对于严重的违法行为，除了对企业进行处罚以外，还要对企业的法定代表人和直接责任人，最高处以年收入十倍的罚款。二是加强了一般行政处罚和行政拘留之间的衔接，把涉及严重违法行为的，予以罚款、吊证、行政拘留很好地进行了衔接。三是落实信用监管，对于严重的违法行为，将食品安全的信用状况和这个企业的征信、贷款等有关情况做了很好的衔接，让失信者寸步难行。

除此以外，《食品安全法实施条例》还对保健食品、婴幼儿配方食品、网购食品的监管要求进行了细化、强调和补充，使标准更加清晰。其中，第十二条指出，保健食品、特殊医学用途配方食品、婴幼儿配方食品等特殊食品不属于地方特色食品，不得对其制定食品安全地方标准；第三十八条规定，对保健食品之外的其他食品，不得声称具有保健功能。此外，还强调禁止利用包括会议、讲座、健康咨询在内的任何方式对食品进行虚假宣传。不法企业往往通过举办讲座、派发赠品、免费咨询等手段欺骗消费者，对食品的功效成分等进行虚假宣传，将普通食品标上昂贵价格，使消费者的财产蒙受损失。新条例明确了食品虚假宣传的处罚问题，进一步保障了消费者的人身及财产安全，有利于遏制此类食品的违法行为。

新版《食品安全法实施条例》的发布，是对旧版的补充与完善，使食品安全法在日常生产经营环节得到贯彻实施，充分落实企业食品安全主体责任，进一步降低食品安全风险。相信新条例的推行，将有效加强食品安全监管能

力，推动食品安全工作的科学发展，有力打击食品安全违法行为，充分保障人民群众"舌尖上"的安全与健康。

第三节 健康养老产业百花齐放

2019 年，健康养老产业从过去的高举高打走向踏实落地，政策频频出台落地、龙头企业更新换代、资本市场越发谨慎，无一不体现出正在悄然发生的转变。不同于前两年多种龙头企业百花齐放的现象，2019 年养老企业发展集中在国企央企、保险和地产三类。国企央企多公司之间进行强强联合，发挥各自优势，共同促进发展康养事业，进一步深化产业布局；险资企业在经过多年的市场培育之后逐渐形成了较为成熟的商业模式；地产企业从大肆圈地转变为精准布局、深耕运营。养老企业整体呈现出"国企央企合纵连横、保险公司大举推进、地产企业精准聚焦"的态势。

一、国企央企合纵连横，大力挺进康养产业

2019 年 2 月 20 日，国家发展改革委会同民政部、国家卫生健康委为深入贯彻党中央的重要指示精神，加强城市养老院建设，持续扩大普惠养老服务有效供给，充分发挥中央预算内投资示范带动作用和地方政府引导作用，进一步激发社会资本参与养老服务的积极性，推动养老产业高质量发展，印发了《城企联动普惠养老专项行动实施方案》，并启动"城企联动普惠养老专项行动"。该行动的目标是力争到 2022 年，参加城市每千名老年人养老床位数达到 40 张，护理型床位占比超过 60%。

2 月 25 日，由上海虹口区民政局投资建设、国投沪康养老服务有限公司运营的上海市虹口区彩虹湾老年福利院正式投入运营。本次投入运营的虹口区彩虹湾老年福利院是集医疗、养老、日间照料、居家养老等功能于一体的综合性、普惠性的社会福利机构。客户主要定位为虹口区失能失智及长护险 4 级以上老人，以保基本床位为主，根据不同的照护情况，每月收费价格（含床位费、餐费、护理费）从 3000 元到 7000 元不等。这是继 2018 年北京国投健康长者公寓、广州国投健康嘉栖长者公寓投入运行之后，国家开发投资集团旗下国投健康公司参与落地的第 3 个养老项目，实现了养老产业在北京、上海、广州三地的布局。三个项目均位于城市中心位置，重点解决失能失智高龄老人的养老服务刚需，为有不同养老服务需求的老人提供个性化的养老

服务。国投健康瞄准市场空白，引入日欧标准，建立多层次医疗体系，聚焦解决失能失智高龄老人养老刚需问题；同时在不以"盈利"为唯一目的前提下，发挥国有资本政府资源、低资金成本与品牌效力的优势，在微利基础上逐步探索建立养老产业的盈利模式，为社会资本进入养老产业铺路造桥，促进规模化和连锁化养老产业盈利模式的形成与发展。

12月18日，中国铁建集团第四届董事会第三十一次会议召开，审议通过《关于设立中铁建康养投资有限公司的议案》，同意在山东省青岛市注册设立中铁建康养投资有限公司，注册资本20亿元。康养公司经营范围：健康产业投资、康养服务、医疗产业管理、会展服务、酒店管理、物业管理、文化旅游资源综合开发、景区运营管理、城市基础设施投资、房地产开发、房屋租赁等。中铁建康养投资有限公司集合了中铁房地产、投资、发展三家集团子公司的共同投资，动员集团之力为康养产业发力。另外，中铁建集团同时还设立了中铁建资本控股集团有限公司和中铁建城市开发运营有限公司，全面展开产业布局。

12月19日，中国宝原投资有限公司（中核集团全资子公司）与国投健康共同签订了《国投宝原健康服务有限公司出资协议》；中国宝原与国投健康、中核苏阀签订了三方合作协议，这标志着两集团为开展全方位战略合作迈出了关键的第一步。中国宝原、国投健康将共同投资成立国投宝原健康服务有限公司，目的在于打造集养老、康复、护理、健康管理等内容为一体的健康养老综合体，以"苏式"生活为特色，建设具有苏州园林特色的花园式养老新模式。中核集团作为国家核科技工业的主体，特别是"两核"重组后，新中核的核科技工业创新链和产业链更为完整，发展实力和竞争优势明显增强。这次合作是两家央企集团强强联合，建立全方位战略合作关系，发挥双方优势，大力推动在能源、核技术应用、健康养老、金融等产业方面的合作，共同开发国内外市场，实现合作共赢。

二、保险公司大举推进，积极布局养老领域

2019年2月19日，中国人寿拟与国寿启远订立合伙协议，借以成立合伙企业。合伙企业的首期募集资金总额为100亿元，其中中国人寿认缴出资不超过100亿元，国寿启远认缴出资不超过1000万元。国寿股权将作为合伙企业的管理人。合伙企业专注于养老产业领域的投资，包括持续照料退休社区、城市核心区精品养老公寓、社区居家养老等实业资产，使养老产业链上下游

符合其延伸方向和监管机构允许的产业或业态的投资。合伙企业关注养老实业资产和产业链上下游优质资源的投资，符合国家重点支持的产业方向，具有受经济波动影响较小、收益均衡稳定等特点，有利于完善资产配置。此外，本次交易有利于链接养老产业资源，为中国人寿保险客户提供全方位养老服务，拓展保险主业发展的广度和深度。

5月27日，中国人寿旗下的国寿嘉园有限公司已正式更名为国寿健康产业投资有限公司。中国人寿已经形成人身保险、银行、资产管理、财产保险、年金管理、投资控股、健康投资七大子品牌。其首家养老养生社区国寿嘉园·雅境于12月17日在苏州阳澄湖畔正式开业，同时发布国寿嘉园健康养老系列产品。中国人寿作为保费市占率最高的政府背景险企，发展战略定位为"大资管、大健康、大养老"，致力于将健康医疗、养老保险、政府购买服务作为发展核心，积极构建保险延伸服务生态圈。自2013年起，中国人寿在苏州、天津、海南、北京落地养老社区项目，形成"三点一线、四季常青"的战略布局，并打造"国寿嘉园"为"大养老"战略的核心资产管理平台。

5月31日，中国太平保险集团成功竞得杭州市养老社区项目地块，并迅速启动"太保家园"杭州养老社区建设，这标志着中国太保在促进长三角养老服务一体化方面迈出重要步伐，也是继成都、大理养老社区项目取得实质进展之后，中国太保在养老健康产业领域布下的"第三子"。据估计，目前每年大约有20万上海老人到异地养老，长三角是他们的首选，被誉为"人间天堂"的杭州自然令人神往。此次落地的杭州养老项目规划总建筑面积18.92万平方米，在充分考虑适老化需求的同时，突出绿色、健康、智慧、人文特色，着力打造成体现吴越文化特色的"中国养老社区2.0"的代表之作。妥善的财务规划、高品质的养老社区和量身定制的专业服务，是"新时代美好养老生活"的三大要素。为此，中国太保寿险推出"保险产品+养老社区+专业服务"综合解决方案，通过落地机构的高效服务、"太保家园"的连锁化布局和"太保欧葆庭"养老照护体系，为养老服务一体化发展提供可靠支撑。中国太保旗下的养老产业投资公司将按照"东西并进、南北呼应、全国连锁、全龄覆盖"的规划布局抓紧拓展项目，在成都、大理、杭州三个项目落地的基础上，有望在上海、南京、武汉等地取得突破性进展，从而满足更多保险客户差异化、优质化的养老需求，稳步打响上海养老服务的知名品牌。

11月19日，中国太保斥资约40亿元、耗时6年兴建的首个"太平小镇"

旗舰项目——上海周浦梧桐人家（以下称"梧桐人家"）正式投入运营。梧桐人家是目前国内一次建成、单体体量最大的医养结合型养老项目，集机构养老、社区照料和全科门诊、康复护理等多功能于一体，可为约3500位老年人提供长期持续的高品质医疗健康养老服务。梧桐人家是太平养管与美国水印合作的首个旗舰社区。通过与水印30多年的成熟运营服务体系相融合，梧桐人家从生活服务、文娱休闲、健康管理、营养膳食四个方面满足长者多元化的生活需求，研发出具有自主知识产权的本土化运营管理体系，包含98项基础服务和56项增值服务内容。以此为基础，梧桐人家坚持以"个性化、定制化"高品质养老服务为核心，在提供基础养老服务的同时，强调精神需求的满足和老年生活方式的重塑，着力为长者创造快乐、健康、充满活力的生活家园。

三、地产公司精准布局，沉稳深耕品牌运营

2019年8月20日，北京随园养老中心发布活动在房山长阳举行。在房山区委社会工委、区民政局、长阳镇政府、北京万科及社会各界百余位人士的见证下，这个万科北方区域最大的养老社区正式面市。自2012年11月万科首个养老项目杭州随园嘉树面市至今，万科养老业务已布局16个城市，共储备带床位项目52个，可提供床位1万张以上，其中已开业项目中有接近5000张床位。在北京开业的随园，不仅是万科北方区域内规模最大的养老项目，也是继杭州随园后万科养老的又一标杆力作。万科怡园、随园，自理与非自理双线发展，其中怡园为城市全托中心，以北京的怡园光熙长者公寓为代表，对应的客户主要是半自理和失能失智的老人，对专业的护理康复甚至医疗有较高需求。随园则是持续照料社区，以北京随园养老中心为代表，主体客户对于丰富的文娱社交生活需求更强烈。

9月1日，越秀地产股份有限公司发布公告称，其附属公司广州海樾荟与广州越展就发展集团的养老业务订立了为期12年的租赁物业协议，租赁物业将于2019年9月1日被确认为集团的使用权资产，所确认的金额为1.2亿元。养老物业破除租金阻碍非常重要，此物业租金仅1.2元/平方米/天，且该租赁物业仅做养老和医疗服务用途，且处于核心地段，区位及价位都十分适合养老。越秀地产不以地产思维做养老，地产与运营分工明确。广州海樾荟主要提供养老医疗服务，而广州越展主要从事资产管理、物业管理、住宅物业及商业租赁。越秀地产于2017年8月成立越秀养老，正式

开始经营养老业务。养老业务还有很长的路需要探索，养老机构定位、建筑设计、商业模式设计、组织流程、人力资源等方面将是其很长一段时间内需要探索的领域。

10月23日，龙湖集团旗下养老品牌——椿山万树对外宣布，正式布局上海养老市场，首个长者公寓落址上海市闵行区。这是继2018年在重庆运营养老项目之后，龙湖椿山万树首次进入一线城市。从布局速度来看，龙湖集团自2018年在重庆布局首个项目后，首次进行养老项目布局。与早期进入养老产业的大型地产企业相比，龙湖在养老产业上并未选择快速布局，而是厚积薄发，选择稳扎稳打路线。从布局区域看，龙湖继总部所在地重庆之后，选择上海这一中国健康养老产业发展高地进行布局，延续了大型地产企业在养老产业布局中一线城市核心及周边的布局思路。从布局方式看，龙湖发挥自身资源整合优势，将老年公寓与龙湖"星悦荟"商业配套、龙湖冠寓的青年客群进行互动，打造"城市共生、社区共融"模式。

12月5日，融创中国在青岛东方影都举行"融爱家"康养品牌发布会，宣布全面布局医疗康养产业。至此，融创中国形成以地产为核心主业，涵盖服务、文旅、文化、会议、会展、医疗康养业务六大战略板块。融创中国在包括山东、四川、云南、浙江、海南等省在内的广大区域布局医养类项目，规划的全国22个医养类项目中，投入建设的有14个。融创中国引入日本成熟养老运营合作方，与日本美邸公司在养老照护理念、专业服务技术、精英专家团队和运营管理经验等方面达成深度合作。融创文旅在全国布局了10座文旅城、4个旅游度假区、24个文旅小镇，涵盖了41个主题乐园、26个商业及近100家高端酒店，融创中国布局康养可与其遍布全国的文旅和旅居项目联动，满足中国家庭各个年龄阶段人群对旅游度假的多元需求。各大板块的相互赋能以及功能叠加，大大扩展了融创发展医疗康养的边际效应。

2019年，养老产业内企业发展进退有度，企业背景对于企业在产业内发展的方式和能力的影响进一步凸显。因此，在2020年这一特征将会持续，国企央企强势进军养老领域，将发挥国有资本政府资源、低资金成本与品牌效力的优势，承担起应对人口老龄化的社会责任；险资企业有望凭借其强大的资金实力超越地产成为养老企业的中坚力量；地产企业进军养老将会放缓或暂停拓张节奏，集中力量深耕现有养老项目的运营与服务。

第四节　医药产业科技创新加速换挡

一、药品集采扩容与医保目录调整

2019 年 1 月 17 日，国务院办公厅印发《国家组织药品集中采购和使用试点方案》，对国家组织药品集中采购和使用试点工作做出部署，选择北京、天津、上海、重庆、沈阳、大连、厦门、广州、深圳、成都、西安 11 个城市开展试点工作，被业界称作"4+7 城市试点方案"（简称"4+7"），"4+7"带量采购改革正式启动。该方案提出，要按照国家组织、联盟采购、平台操作的总体思路，即国家拟定基本政策、范围和要求，组织试点地区形成联盟，以联盟地区公立医疗机构为集中采购主体，探索跨区域联盟集中带量采购。同时，明确从通过质量和疗效一致性评价的仿制药对应的通用名药品中遴选试点品种。经国家药品监督管理部门批准，在中国大陆地区上市的集中采购范围内药品的生产企业，均可参加试点。具体措施如下：

一是带量采购，以量换价。按照试点地区所有公立医疗机构年度药品总用量的 60%～70% 估算采购总量，进行带量采购，量价挂钩、以量换价，形成药品集中采购价格，试点城市公立医疗机构或其代表根据上述采购价格与生产企业签订带量购销合同。二是招采合一，保证使用。试点地区公立医疗机构应优先使用中选药品，确保 1 年内完成合同用量。三是确保质量，保障供应。要严格执行质量入围标准和供应入围标准，建立对入围企业产品质量和供应能力的调查、评估、考核、监测机制。四是保证回款，降低交易成本。医疗机构作为药款结算第一责任人，应按合同规定与企业及时结算，降低企业交易成本。严查医疗机构不按时结算药款问题。医保基金在总额预算的基础上，按不低于采购金额的 30% 提前预付给医疗机构。有条件的城市可试点医保直接结算。

9 月 24 日，上海阳光医药采购网发布国家组织药品集中采购和使用试点全国扩围产生的拟中选结果，本次联盟采购共有 77 家企业，产生拟中选企业 45 家，拟中选产品 60 个，25 个"4+7"试点药品扩围采购全部成功，与联盟地区 2018 年最低采购价相比，拟中选价平均降幅 59%，与"4+7"试点中选价格水平相比，平均降幅 25%。11 月，《关于以药品集中采购和使用为突破口进一步深化医药卫生体制改革的若干政策措施》印发。"4+7"带量采购迅速推向全国，范围扩大，仿制药企业生存状况更加堪忧。在"4+7"带量采购背景下，药品价格、医药代表的作用、销售营销模式、药企产品结构等都处在深刻变革中，国内仿制药高利润时代也将结束，大力转型创新已成为医药企业的共识。对于大部分医药企业来说，大量的研发投入将成为制药巨头的必经之路，具备创新转型意识且执行力较强的企业有望在产业格局重塑的过程中胜出。

2019年4月19日，国家医疗保障局公布《2019年国家医保药品目录调整工作方案》，让尚未从"4+7"带量采购余波影响中走出来的医药产业更加"热闹"。与以往医保目录相比，新版医保目录支付范围的限定更加精准、更加严格，医保药品结构更加合理。同时，谈判准入目录的药品数量由2017年的14个、2018年的44个，大幅提升至128个。新医保目录调整涉及西药、中成药、中药饮片三个方面的药品调入和调出，优先考虑国家基本药物、癌症及罕见病等重大疾病治疗用药、慢性病用药、儿童用药、急救抢救用药等。

11月28日，国家医疗保障局召开"2019年国家医保谈判准入药品名单新闻发布会"。通过常规准入和谈判准入，2019年《国家基本医疗保险、工伤保险和生育保险药品目录》共收录药品2709个。与2017年版相比，调入药品218个，调出药品154个，净增64个。谈判结果显示，150个药品，共谈成97个，全部纳入目录乙类药品范围。其中，119个新增药品中有70个谈判成功，价格平均降幅为60.7%；3种丙肝治疗用药降幅平均在85%以上，肿瘤、糖尿病等治疗用药的降幅平均在65%左右；31个续约药品中有27个成功，价格平均降幅为26.4%。本次医保目录调整是我国建立医保制度以来规模最大的一次谈判，新增药品数量及平均降幅均创历史新高。

从此前国家医疗保障局主导开展的抗癌药谈判、国家药品集中采购等工作就可以看出，"医保"正在致力于转变自身定位，由原来被动的"付费方"向主动的"战略购买方"发展，以充分发挥"医保"在"三医联动"中的导向作用。在这个目标的引导下，未来不只是药品，医保所能购买的所有医疗服务产品都可能面临这样的局面——在医保越发科学化、规范化的购买机制引导下，逐渐建立起更加合理的良性的价格机制和市场格局。在确保基金可承受的前提下，适当调整目录范围，努力实现药品结构更加优化、管理更加规范、进一步提高医保基金使用效益、提升医保药品保障水平的目标，有效缓解参保人员用药难、用药贵的问题。

二、新药创制科技专项硕果累累

2019 年 7 月 31 日，科技部会同国家卫生健康委发布的"重大新药创制"科技重大专项成果显示，2008 年至 2019 年 7 月，累计有 139 个品种获得新药证书。其中，1 类新药 44 个，有 14 个是 2017 年以后获批，呈现井喷式增长态势。在新药创制专项引导支持和鼓励创新的政策下，国产药品国际化进程高速推进，多个境外抗癌新药、临床急需药品、罕见病用药等通过优先审评审批程序，率先在中国上市；国产新药和高端医疗器械取得一系列突破，这对提升我国新药创新能力、带动我国由医药大国变为医药强国起到了积极的推动作用。

在治疗恶性肿瘤方面，获批 6 个 1 类新药，包括：晚期或转移性非小细胞肺癌治疗药物安罗替尼、乳腺癌治疗药物吡咯替尼、直肠癌治疗药物呋喹替尼等 3 个化学药，以及黑色素瘤药物特瑞普利单抗、经典型霍奇金淋巴瘤药物信迪利单抗、复发/难治性霍奇金淋巴瘤药物卡瑞利珠单抗等 3 个 PD-1 抑制剂。其中，此次研发的 3 个 PD-1 单抗药物开启了我国免疫治疗的新时代，部分药物已经写入诊疗规范和临床指南，提供了治疗新选择。此外，与国外在中国上市的同类药物比，这些药物价格显著降低，提高了百姓用药的可及性。

在病毒性感染疾病防治方面，获批 4 个 1 类新药，包括：艾滋病治疗药物艾博韦泰、重组埃博拉病毒病疫苗、丙型肝炎治疗药物达诺瑞韦钠、慢性乙型肝炎治疗药物重组细胞因子基因衍生蛋白。其中，艾博韦泰是国内首个、全球第二个抗艾滋病长效药物。与常见的每天一次的口服类药物不同，艾博韦泰注射剂一周给药一次，依从性更佳，且具有较强的安全性和极少的药物相互作用，使需要治疗多种合并症的重症患者可同时治疗 HIV 感染，提高免疫力。

在耐药菌感染防治方面，可利霉素用于治疗耐药革兰氏阳性菌、肺炎支原体、衣原体等引起的上呼吸道感染。可利霉素具有口服吸收度高、剂量小、不良反应发生率和诱导耐药率低的特点，能够从源头抑制蛋白新生肽的合成，进而抑制细菌蛋白质的合成，起到杀菌/抑菌作用。它缺少易引起耐药的基因，因此对一些耐药菌有效，并且不易产生耐药性。

此外，针对其他类疾病，专项支持的慢性肾性贫血治疗药物罗沙司他、Ⅱ型糖尿病治疗药物聚乙二醇洛塞那肽和银屑病治疗"全球新药"本维莫德等 3 个新药也成功获批上市，我国第一个自主研发的生物类似药利妥昔单抗注射液、我国首台拥有自主知识产权的碳离子治疗系统、首个国产 HPV 疫苗等纷纷获批上市。

按照《国家中长期科学和技术发展规划纲要（2006—2020 年）》部署，经国务院批准，我国于 2008 年启动实施了"重大新药创制"科技重大专项，由国家卫生健康委牵头组织实施，实施期限为 2008—2020 年。专项启动以来，立项 1900 余项，中央财政已累计投入近 200 亿元，引导地方财政、企业等其他来源的资金投入近 2000 亿元，初步建成以各类创新技术平台为主体的创新体系，在保障和改善民生、促进产业发展、支撑服务医改等方面发挥了重要作用。

截至 2018 年底，累计超过 280 个通用名药物通过了欧美注册，29 个专项支持品种在欧美发达国家获批上市，23 个制剂品种以及 4 个疫苗产品通过了WHO 预认证，近百个新药开展欧美临床实验，一批自主研制的新药及高端制剂走向国际。

针对重大疾病防控需求，新药创制专项打造了医药创新全链条，围绕产业链部署研发链。截至 2019 年 7 月，专项累计 139 个品种获新药证书，其中1 类新药 44 个，数量是实施前的 8 倍。我国百亿药企数量由专项实施前的 2家增至 17 家。京津冀、环渤海、长三角、珠三角等地区逐步形成相对集中、各具特色的生物医药产业集群。营造出医药创新良好生态，激发起科研人员和医药企业的积极性。专项围绕危害百姓健康的重大疾病，研发的创新药物打破了量小、国外垄断的局面，让群众"用得上、用得起"，社会效益显著。

三、科创板带动医药创新市场

2019 年 6 月 13 日，在第十一届陆家嘴论坛开幕式上，筹备已久的科创板正式宣布开板。截至当日就有 30 家医疗健康企业进入受理程序。经历 3 轮刨根问底地问询后，深圳微芯生物科技股份有限公司作为第一批的 3 家企业首发过会，宣布科创板医药第一股的诞生。科创板的设立有望引导资金对生物医药产业中拥有关键核心技术、卓越创新能力，以及稳定商业模式企业的支持，为生物医药产业提供一个很好的融资平台。随着生物医药企业不断冲击科创板，这或许会成为中国生物创新公司的新纪元，刺激我国的生物医药产业加速发展。

2018 年 11 月 5 日，习近平总书记在首届中国国际进口博览会上首次提出要在上交所设立科创板并试点注册制。2019 年 3 月 2 日，证监会正式发布《科创板首次公开发行股票注册管理办法（试行）》和《科创板上市公司持续监管办法（试行）》两项部门规章，上交所正式发布 6 项主要业务规则。"科创板+注册制"从首次公开提出到正式落地，仅仅 4 个月时间，这说明科创板不是简单的制度创新，而是国家最高决策层的顶层设计，是立足全国改革开放大局做出的重大战略部署。科创板主要服务于符合国家战略、突破关键核心技术、市场认可度高的科技创新企业，而科技创新通常具有投入大、周期长、风险高等特点，现有的融资方式显得力所不及，导致过去几年很多发展势头良好的创新企业远赴美股、港股上市。因此，"科创板+注册制"的主要目的之一就是要加强资本市场对实体经济的服务能力，尤其是包括生物制药、医疗器械等领域在内的一些高新技术产业和战略性新兴产业。

医药创新企业前期研发投入高，是资金和技术密集型企业，融资需求旺盛。根据平安证券数据，2018 年全球医疗健康领域融资总额 388 亿元，同比增长 71%；融资事件共 1410 起，同比增长 37%。而国内同期融资总额达到 825 亿元，同比增长 79%；融资事件 695 起，同比增长 53%。中国在融资事件数上已经超过美国，居全球第一位。2018 年，全球医疗健康融资领域中生物技术、化学药、医疗器械无论在融资总额还是融资事件数上均位居前三（生物技术融资额 138 亿美元，融资事件 309 起；化学药融资额 69 亿美元，融资事件 187 起；医疗器械融资额 38 亿美元，融资事件 252 起），而这三个领域恰恰是医药产业创新企业的聚集地。从国内看，2018 年化学药（融资额 213 亿美元，融资事件 93 起）反超生物技术（融资额 111 亿美元，融资事件 110 起）在融资额方面位居第一，但从融资事件数上看医疗器械（融资额 54 亿美元，融资事件 141 起）遥遥领先。全球医疗健康领域融资事件发生在 A 轮及以前的共有 691 起，占总体比例为 57%，其中 A 轮最多，达 494 起，融资额 88.35 亿美元；同期国内医疗健康领域融资时间发生在 A 轮及以前的共 392 起，占比 44%，其中 A 轮高达 288 起，融资额 210 亿元。

从上述分析可以看出，目前我国医疗健康领域融资需求强劲，其中又以创新药、生物技术、医疗器械等领域为主，这些科创型企业往往长期亏损，在国内现行的 IPO 制度下短期内无法上市。为了增加融资手段，以及方便 PE/VC 等投资机构到期退出，一些优秀的医药创新型企业会寻求纳斯达克和港股上市。一方面，优秀企业国外上市给国外股东创造价值，另一方面企业在国外上市缺乏认同感，无法价值最大化。科创板的推出有望解决这一尴尬

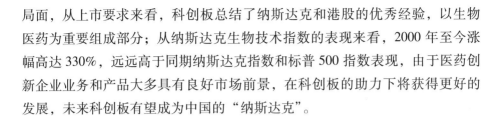

局面，从上市要求来看，科创板总结了纳斯达克和港股的优秀经验，以生物医药为重要组成部分；从纳斯达克生物技术指数的表现来看，2000年至今涨幅高达330%，远远高于同期纳斯达克指数和标普500指数表现，由于医药创新企业业务和产品大多具有良好市场前景，在科创板的助力下将获得更好的发展，未来科创板有望成为中国的"纳斯达克"。

四、药企纷纷跟风工业大麻热潮

2019年以来，曾经引爆美股市场的工业大麻概念传导至A股市场，工业大麻频频成为A股市场热炒的概念板块之一。而随着融资市场的火热，以及二级市场的激烈反应，全球工业大麻热潮虽然看起来前景广阔，但实际上不在于利润，而在于预期。据悉，很多医药企业正着眼于未来，布局工业大麻的种植和提取。不少上市公司纷纷公布其布局工业大麻的计划，而相关股票股价却涨幅不一，包括龙津药业、方盛制药、华仁药业、通化金马、亚太药业等公司发布了股票交易异常波动公告，十余家A股工业大麻概念股年内涨幅超40%，有的甚至涨幅达到154%。

工业大麻是指THC（四氢大麻酚）含量低于0.3%的大麻，在我国又称为"汉麻"。工业大麻被认为不具备毒品利用价值，但依旧全身是宝，其籽、花叶、皮、杆、根等部位的提取物下游应用领域非常广，从其籽中提取的大麻籽油可用于化妆品、保健食品等；花叶中提取的大麻酚类化合物可以为癫痫、抑郁、帕金森症、癌症等多种疾病提供生物制药原料。大麻纤维具有抗菌、透气、速干、防紫外线等优点，可用于纺织或作为增强材料用于建筑、汽车、航天材料等。目前，云南、黑龙江等省已经取得工业大麻的合法种植权，吉林省也有望取得合法种植权。

工业大麻提取物的应用前景很广阔，国际市场对大麻二酚等大麻提取物的需求方兴未艾。据统计，全球大麻二酚产业价值在2019年达到57亿美元，到2021年将达到181亿美元。针对当前工业大麻的火热，国内医药企业在该领域的布局仍然处于早期阶段。2017年，中国大麻二酚市场规模仅为4.48亿元。目前，国内除了火麻仁是《中国药典》收载的中药材外，亦属于卫生部门批准的药食两用品种；大麻叶提取物也已被列入化妆品原料名称目录，可作为化妆品添加成分合法使用，国内市场已有少量添加该类物质的消费品在售。

工业大麻在市场供应和深加工方面其实存在很多市场机会，尤其是在药品大幅降价的大背景下，很多医药企业都在寻找新的业务单元。2019年1月12日，康恩贝的关联公司云南希康生物科技有限公司与中麻立方科技有限公司签约，涵盖工业大麻的种植、提取技术、生产加工等环节，双方将共同探索与推动工业大麻的产品市场开发和产业发展。1月28日，康恩贝发布公告，二级全资子公司云南云杏收到了《泸西县公安局关于对云南云杏生物科技有限公司加工大麻花叶项目申请批复的函》。公司将对工业大麻中的大麻二酚（CBD）及其他活性成分的提取物做加工技术研究和产品研发，为公司寻求新的利润增长点。

2019年1月16日，顺灏股份宣布取得了工业大麻种植许可和加工预许可，公司随即便收获了7个涨停板，股价也从4.16元/股涨至近10元/股。2月19日，其控股子公司上海绿馨电子科技有限公司与云南汉素生物科技有限公司、汉麻投资集团有限公司签署合作协议，将共同探索工业大麻花叶基料的市场机会。

在工业大麻市场的布局中，还有紫鑫药业与银河生物的身影。2019年1月，紫鑫药业发布公告，吉林省农业科学院与公司全资子公司 Fytagoras B. V. 签订了《工业大麻合作研究协议》，双方正式建立合作研发关系，计划以"大麻品种的 CBD 含量达10%以上"为工作目标。银河生物1月也在互动平台表示，公司持有汉素生物5.55%的股权，而汉素生物已获得国内工业大麻花叶加工许可资质，其海外参股子公司获得了美国肯塔基州大麻加工牌照。2月28日，龙津药业发布公告，计划以不超过1500万元对云南牧亚农业科技有限公司增资并取得51%的股权，后者主要业务为规模化种植工业大麻。3月31日，通化金马与吉林省农科院、通化市二道江区人民政府共同签署《工业大麻合作项目协议》，探索工业大麻的育种、种植及产品研发。

我国对工业大麻监管严格，种植、加工许可证资源稀缺。按照《云南省工业大麻种植加工许可规定》要求，公安部对工业大麻的种植、加工、运输、储存、经营等环节进行细致管理，尤其是在种植、加工环节监管严格。种植环节，工业大麻可用于科学研究、繁殖、工业原料、园艺、民俗5种目的，前3种被要求获得许可，后两种也要备案；在麻杆、麻籽、花叶的加工环节，支队花叶加工实行许可，因为大麻中的有毒成分 THC 集中在花叶上。截至目前，我国已颁发了6张《云南省工业大麻花叶加工牌照》，分别是汉康、汉木森、拜欧生物、汉素、峨山五行以及农科院。我国已经拥有45张工业大麻种植许可证，其中包括顺灏股份、康恩贝、龙津药业等企业在内，2019年均在工业大麻种植方面布局。

无论工业大麻的药用前景如何，对布局工业大麻的医药企业来说，即使市场前景广阔，目前工业大麻产业仍存在诸多不确定因素：国内法规暂未放开，CBD 提取物主要依赖出口，终端在哪里，市场容量有多少，还没有确定答案；国际方面，美国 FDA 对 CBD 的最终态度如何，联合国麻醉药品委员会对 CBD 的解禁时间不确定，都将影响国内工业大麻产业的发展；若工业大麻产业仅停留在前端即种植与提取环节，经营风险极大。未来，我国将严格加强对"工业大麻"的监管，堵塞各方面漏洞，健全各种管理制度。可以说，无论工业大麻的药用前景如何，对当下 A 股市场的工业大麻企业来说，政策变化仍具有不确定性。正因如此，即使有如此多的企业开始布局工业大麻相关领域，从中短期来看，这对于公司基本面的改善仍然是杯水车薪。

五、持续打击执业药师"挂证"

2019 年 3 月 15 日晚，中央电视台曝光了重庆市部分药品零售企业执业药师"挂证"、不凭处方销售处方药等问题，造成了恶劣社会影响。为全面落实药品监管"四个最严"要求，严厉打击执业药师"挂证"行为，国家药监局决定在全国范围内开展为期 6 个月的药品零售企业执业药师"挂证"行为整治。

近年来，执业药师"挂证"问题突出，引发社会舆论关注，严重影响了国家职业资格制度的健康发展，扰乱了相关产业的市场发展秩序，给公共安全、公民人身财产安全带来了隐患。《"十三五"国家药品安全规划》指出，到 2020 年，每万人中执业药师数超过 4 人，所有零售药店主要管理者具备执业药师资格、营业时有执业药师指导合理用药。也就是说，零售药店至少需要配备 2 名执业药师。国家药监局的数据显示，2018 年底全国零售药店数量接近 49 万家，全国执业药师注册人数为 46.8 万人，平均每万人中执业药师为 3.4 人。注册于社会药房的执业药师 41.86 万人，占注册总数的 89.4%。以我国 49 万家零售药店门店计算，每个门店平均拥有不足 1 位注册执业药师。按照 1∶2 的比例配备，至少需要 90 万名执业药师。执业药师数量和社会需求存在缺口，也使"挂证"现象越来越泛滥。

为进一步打击执业药师"挂证"行为，国家药监局于 3 月 19 日发布《关于开展药品零售企业执业药师"挂证"行为整治工作的通知》（以下简称《通知》），决定在全国范围内开展为期 6 个月的药品零售企业执业药师"挂证"行为整治工作。《通知》要求，对于药品零售企业存在"挂证"执业药师的，撤销其《药品经营质量管理规范认证证书》，直至吊销《药品经营许可证》，通报当地医保管理等部门，取消其医保定点资格；对于存在"挂证"行为的执业药师，按照新修订的《执业药师职业资格制度规定》进行处理，纳入信用管理"黑名单"，实施多部门联合惩戒、共同打击。

3月20日，人力资源和社会保障部再次发文，要求继续保持打击"挂证"高压态势，督查配合有关部门，从严从重打击"挂证"行为。人力资源和社会保障部会同国家药监局发布了《执业药师职业资格制度规定》，其中也强调，严禁执业药师注册证挂靠。文件强化对执业药师、药品零售企业违法行为的监管，将执业药师"挂证"纳入常规化管理，对查实"挂证"的执业药师，将撤销其注册证书，并作为个人不良信息记入全国执业药师注册管理信息系统。在上述不良记录撤销前，不能再注册执业。

执业药师"挂证"行为饱受责批，理应重拳治理，随着国家严打执业药师"挂证"的力度越来越大，开展内部排查执业药师"挂证"的企业也越来越多，医疗系统对于其药师的兼职挂靠行为也会严厉处罚。此次专项行动可谓"及时雨"；然而，执业药师"挂证"现象同时折射出执业药师储备不足的现实，国家药监局（国家市场监管总局）兼具执法者与立法者的双重身份，在坚持"合法性"严格执法的同时，也要注重"合理性"人性监管，任何政策法规的出台都应建立在尊重现实的基础上，不该一味从重从快。

六、康美药业"会计门"与长生生物退市

4月29日，康美药业发布前期会计差错更正公告，坦承在2018年之前，康美药业营业收入、营业成本、费用及款项收付方面存在账实不符的情况，导致2017年财务报表进行重述。据统计，修正的财务数据多达14条。其中，经修正后货币资金有299.44亿元"消失"，也是14条被修改的财务数据中差错数额最大的一笔。

另外，广东正中珠江会计师事务所（特殊普通合伙）对康美药业2018年度财务报告出具了保留意见的审计报告。报告显示，2018年12月31日康美药业其他应收款余额中包括康美药业自查的向关联方提供资金余额887904.76万元，坏账准备为0元。审计会计师虽然实施了分析、检查、函证等审计程序，仍未能获取充分、适当的审计证据，导致无法确定康美药业在财务报表中对关联方提供资金发生额及余额的准确性，以及对关联方资金往来的可回

收性做出合理估计。加之康美药业下属子公司部分在建工程项目中还存在部分工程项目财务管理不规范、财务资料不齐全等情况，也影响了审计会计师的判断。

审计会计师出具的《内部控制审计报告》认为，康美药业内部控制存在重大缺陷，对公司 2018 年内控出具了否定的审计意见。对此，康美药业在 2018 年年报中也承认了上述问题。上海证券交易所于 4 月 30 日针对康美药业前期会计差错更正等有关事项下发了监管工作函，要求康美药业针对前期会计差错更正、大股东非经营性资金往来等情况落实相关自查、核实工作，充分披露相关信息，并于 5 月 6 日再发问询函，连续发出 12 个问题要求康美药业对更为详细的内容进行披露和回复。证监会表示，康美药业披露的 2016—2018 年财务报告存在重大虚假，违反了《中华人民共和国证券法》第六十三条等相关规定，对 6 名当事人采取证券市场禁入措施，对涉嫌犯罪的移送司法机关追究刑事责任。

2019 年 11 月 7 日，长生退（原长生生物）发布公告称，公司全资子公司长春长生正式宣告破产。长生退在公告中表示，长春长生近日收到《吉林省长春市中级人民法院民事裁定书（2019）吉 01 破 7 号之二》，法院认为，根据《长春长生生物科技有限责任公司破产清算专项审计报告》（大华核字〔2019〕005939 号）结果显示，长春长生已经资不抵债，不能清偿到期债务，且无重整、和解的可能，依照《中华人民共和国企业破产法》第二条第一款、第一百零七条之规定，裁定宣告长春长生生物科技有限责任公司破产。早在 1 月 14 日，长生生物就被深交所做出实施重大违法强制退市的决定；3 月 15 日起，长生生物正式遭到暂停上市的处理；10 月 16 日起，长生生物正式步入退市整理期；11 月 27 日，长生生物股票退市，成为中国证券史上第一个因重大违法而被强制退市的上市公司。

长生疫苗事件催生了世界上首部疫苗管理法的诞生，该法将全面加强疫苗从研发、生产、流通和使用全链条的监管，提升监管水平，保障产品质量，推动整个疫苗产业不断进步，保障了公众用药安全。除此企业破产事件引起关注外，通过人民法院公告网信息可以看到，2019 年全年共有 41 家医药企业已退出产业或被重组，不少中小药企正寻求退出市场。其中，医药商业企业居多，据不完全统计，共有 25 家企业在列。

长生生物退市是民心所向，大势所趋，毕竟"问题疫苗事件"严重危及国民的健康安全，影响恶劣。另外，随着长生生物的正式摘牌退市，实际上

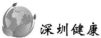

拉开了 A 股市场重大违法强制退市的序幕，只有市场的违法违规成本大幅提升，才能强化市场的震慑力，这也是股票市场不断走向健康、成熟的关键所在。

2019 年是医药产业极具考验的一年，以康美药业和长生生物为代表的"老鼠屎"让整个医药产业面临洗牌，一些小、散、低及不规范的医药企业逐渐被淘汰，有的选择和大型企业并购重组，有的断臂求生，有的彻底倒闭，有的仍在坚守。但在促进产业健康、可持续发展的新医改背景下，医药流通产业正在通过兼并重组整合资源，重构生态体系，改善产业环境，提升产业集中度，提高企业质量，从而使企业变得大而强，给运行规范的大型医药流通企业带来扩张发展。

第四章　深圳健康产业优秀企业

第一节　保信亚太生物科技（深圳）有限公司

一、企业简介

（一）企业综述

保信亚太生物科技（深圳）有限公司（以下简称"保信亚太"）成立于2016年1月4日，是香港创健集团在深圳投资的企业。公司总部位于深港科技创新合作区国际生物医药产业园，拥有8000平方米的细胞制造中心。是根植于中国的全球性生物科技公司，致力于再生医学和创新生命科技的探索、研究、开发和应用，保信亚太以生物样本资源储存为基础，以大规模、工业化细胞智能制造为核心，以细胞行业CXO（CDMO/CMO/CRO等）和细胞技术轻应用为应用方向，致力于赋能细胞产业，打造细胞制造+全产业链平台。包括生物样本库平台、冷链物流平台、大数据库平台、细胞制造及细胞药CRO/CMO/CDMO服务平台、细胞转化应用平台。

保信亚太获得了国家高新技术企业认定，公司拥有国际化专业技术团队，具有强大的研发能力、创新包容理念、前瞻性思维和敏锐的国际化视野。技术团队成员由细胞低温冷存领域专家、免疫细胞和干细胞领域专家组建而成。并在中国整形美容协会的邀请下，积极投身《脂肪注射移植标准》的制订，是唯一一家参与制定《脂肪注射移植标准》的生物科技企业，该标准是中国美容整形产业的第一个规范性技术标准。

（二）战略布局

1. 夯实"全球第一个细胞制造+全产业链平台"优势

上游：保信亚太拥有全球领先的组织、细胞冷存核心技术优势和国家级（国药集团）高度专业化的组织、细胞冷链物流配送体系。建立覆盖粤港澳大湾区的生物样本资源和生物信息大数据库体系。

中游：保信亚太拥有"技术+工艺+软件+装备"四位一体自主知识产权的全球第一条大规模、全自动化工业级干细胞智能生产线。以细胞智能制造能力为核心，打造基于细胞制造的细胞产业赋能服务体系，树立 CXO（CDMO-CMO-CRO）地位，推动细胞治疗技术产业化。

下游：除 CXO 平台外，保信亚太还拥有国内脂肪填充标准制订的先天优势及强大的轻应用产品开发能力，同时拥有美容医美、健康体检和大健康产业的广泛业务基础。

临床转化及应用：一方面支持细胞治疗技术和产品的规范化临床试验/研究，提升我国细胞医学国际竞争力；一方面积极推动细胞技术轻应用：如脂肪移植填充美容、免疫细胞抗衰老、定制美容护肤品、动物用干细胞药等，满足人民对美好生活的向往。

2. 保信亚太致力打造细胞制造产业六大体系

大规模、工业化、智能化细胞制造体系。

器官、组织、细胞等生物样本冷存技术体系。

细胞药物及生物样本冷链配送体系。

细胞制造+全产业链平台大数据库及分析发掘体系。

细胞治疗产品第三方质量检测与检定体系。

细胞制造+全产业链平台生态体系（行业标准技术体系）。

3. 率先在全球实现细胞制造产业"五化"：规模化、标准化、工业化、自动化、智能化，致力做全球细胞制造领导者

二、企业优势

（一）平台优势

1. 细胞资源库

建设及管理标准：按照 2019 年国家关于生物样本库最新颁布的国家标准进行建设、质量和能力管理，同时该标准也是国际通用标准。

规模：细胞资源库建设面积为 544 平方米，共计可储存 160 万份样本，受益群体 30 多万人。共分为三个细胞资源库，分别为 A 库、B 库、C 库，其中 A 库用来进行组织储存，可储存 16 万份样本；B 库用来进行药用级细胞储存，可储存 48 万份样本；C 库用来进行免疫细胞和干细胞的储存，可储存 96

万份样本。

安全：除了国际通用标准化管理外，还配备先进的样本追踪和溯源系统，对样本从采集、运输、接收、分发、制备、储存、质控等环节进行全流程监控并可溯源，确保每一份样本符合标准。

2. 细胞生产智造中心

建设及管理标准：按照 2019 年国家公布的关于细胞治疗产品的 GMP 要求进行建设（B+A 或 C+隔离器等）和管理体系搭建。

规模：建设面积为 1450 平方米，有五大生产车间，28 条生产线，94 个制备单元，日产能约 500 份产品。

产品类型如表 4-1 所示：

表 4-1　细胞生产智造中心产品类型

产品类别	序号	产品名称
药用级产品	1	个体化细胞储存
	2	个体化细胞制备
	3	脐带来源的间充质干细胞储存
	4	脐带来源的间充质干细胞制备
	5	胎盘来源的间充质干细胞储存
	6	胎盘来源的间充质干细胞制备
	7	脂肪来源的间充质干细胞储存
	8	脂肪来源的间充质干细胞制备
临床级产品	9	个体化细胞储存
	10	个体化细胞制备
	11	脐带来源的间充质干细胞储存
	12	脐带来源的间充质干细胞制备
	13	胎盘来源的间充质干细胞储存
	14	胎盘来源的间充质干细胞制备
	15	脂肪来源的间充质干细胞储存
	16	脂肪来源的间充质干细胞制备
	17	子宫内膜干细胞储存
	18	子宫内膜干细胞制备
	19	自体脂肪储存
化妆品级产品	20	冻干粉
	21	外泌体

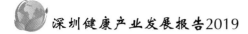

3. 智能生产车间

全球第一条自动化细胞生产线，可以一次做 10000 支细胞制剂，保证细胞质量的稳定性、一致性、安全性、可控性。

4. 药品级生产车间

药品级生产车间为 B+A 洁净级别，完全符合国家对细胞治疗药品的生产要求。

5. 三通

按照 GMP 的要求，设置人流、物流和污物的专有流通或传递通道，避免交叉感染，保证产品安全性。

6. 纯水系统

设置纯化水系统，满足各生产车间洗涤、卫生清洁、溶液配制等，避免任何一个细节问题为产品质量稳定性带来的风险。绝大数细胞制备企业无此系统。

7. 临床级生产车间

为 C+A 洁净级别，提供临床研究级细胞产品。

8. 产品转化平台

为细胞产品相关的综合产品转化平台，为客户提供不同需求的轻应用产品。

9. 检测中心

建设及管理标准：按照 CNAS 和 CMA 相关要求进行建设、认证和管理。将来检测结果可在一百多个国家和地区得到认可。

功能设置：免疫学检测室、流式细胞室、生物学效力室、无菌检查室、公共检测室、细胞功能鉴定室等。

检测项目：人源特定病毒、细胞表面标记物、细胞活性、细胞数量、无菌检查、生物学效力、外源致病因子、纯度及均一性等，符合国家相关法律法规规定的关于细胞制品安全性、有效性、一致性的相关项目检测。

（二）技术团队优势

核心团队成员由细胞低温冷存领域和免疫细胞和干细胞领域专家组成。细胞低温冷存领域由高大勇教授（国际低温生物学会主席、华盛顿大学终身教授、中国科技大学教授、长江学者）、Kelvin G. M. Brockbank 博士（查尔斯顿克莱姆森大学生物工程研究教授、南卡罗莱纳医科大学细胞生物学和再生医学副教授、美国 KGB Associates 主席）和 Michael L. Moeller（美国 American Cryostem 公司首席科学官）组成，细胞低温冷存领域专家主要负责低温冷存技术的开发和研究，包括组织、细胞的低温冷存相关的流程、方法，冷存剂以及冷链运输环节的标准制定。干细胞领域专家由李光申（英国伦敦大学、医学工程博士、香港中文大学教授）、林炳权（香港中文大学干细胞研究中心主任、保信亚太首席科学家）和 Ann Chidgey（澳洲莫纳什大学免疫再生医学中心主任）组成，他们主要从事免疫细胞和干细胞及其相关周边产品的研发和应用。三位专家在干细胞治疗肝病等严重疾病、胸腺及骨髓生物学，以及免疫系统再生的方法等方面，均取得较高成就。

三、研发创新情况

保信亚太在细胞制造领域取得一系列研发创新成果：创建全球第一条集"技术、软件、工艺、装备"四位一体的、拥有自主知识产权的大规模、工业级、全自动化智能干细胞生产线；单线产能预计每年 15 亿元。

（1）创新世界专利材料：干细胞体外仿生增殖与无酶收获微载体。

（2）全球首套大规模多尺度干细胞专用生物反应器。

（3）创新系列工业化生产工艺：

①无损伤细胞载体分离工艺；

②连续密闭免离心细胞纯化工艺；

③全自动细胞无菌分装工艺；

④全自动细胞循环程序降温冻存工艺。

（4）创新细胞制造管理平台：

①过程管理与控制系统（软件）；

②全生命周期质量追溯系统；

③全方位责任追溯管理系统。

（5）开发医疗级细胞供应链智能运输系统。

四、发展规划

1. 市场前景

据前瞻产业研究院发布的《中国干细胞医疗行业发展前景预测与投资战略规划分析报告》，初步测算 2018 年全球干细胞医疗市场规模达到 1195 亿美元左右，预测 2024 年全球干细胞医疗市场规模将突破 2000 亿美元。前瞻研究院数据显示，2018 年我国干细胞医疗规模约 657 亿元，2019 年或超 780 亿元，预测 2021 年突破千亿元规模。2024 年，中国干细胞医疗产业市场规模将超过 1300 亿元。未来随着监管政策的明确以及相关药品的获批上市，我国干细胞产业的市场潜力巨大。

2. 核心竞争力

（1）国家高新技术企业：保信亚太是根植于中国的全球性生物科技公司，以生物冷存技术为核心竞争优势，并以打造细胞制造全产业链平台为战略发展方向，致力于再生医学和创新生命科技的探索、研究、开发和应用，并于 2019 年荣获国家级重点高新技术企业。

（2）国际核心技术团队和专利：拥有国际一流的低温医学专家和免疫细胞和干细胞应用技术专家、细胞智能制造技术专家团队，以及拥有高活性细胞低温冷存全流程处理的国际专利。

（3）自动化智能细胞制造生产线：独家拥有"技术+工艺+软件+装备"四位一体的完全自主知识产权的全自动化、工业化细胞智能制造生产线。

3. 发展规划

（1）2020 年 10 月深沪两基地建成并试运营；2020 年以脂肪组织、肿瘤组织和免疫细胞存储为主营业务在全国展开；2020 年底启动细胞轻应用产品及护肤品生产；预计 2021 年有 5 个干细胞药批准落地，CRO/CMO/CDMO 业务全面启动，在 2022 年底前获得 30 个细胞药的 CMO 服务。

（2）拟于 2023 年前在北京、武汉、成都、重庆、上海、西安建立七大区域细胞制造中心，形成覆盖华北、华中、西南、华南和华东的全国分布式细胞制造中心及冷链物流配送网络体系。

第二节　国大生命科学产业集团（深圳）有限公司

一、企业简介

国大生命科学产业集团（深圳）有限公司（简称"国大生命"）是一家专业从事细胞临床技术和产品研发的生物高科技企业。公司致力于细胞临床药物和技术的开发，为人类的疾病治疗和身体健康保驾护航。国大生命总部位于深圳市大鹏新区国际生物谷生命科学产业园，建筑面积 6000 多平方米，是大鹏新区引进的重点企业。公司自成立以来，在 CEO 兼首席科学家美籍华人 Kevin LI（李永忠）博士带领下积极开展自主细胞技术的研发和专利化，吸引国内外的科技人才，积极主动与高等院校、医疗机构等建立多种形式的科研与技术合作，建立一流的细胞科技研发中心，以一流的技术、一流的成果和一流的人才支撑公司成为细胞科技领域的领军企业。

国大生命汇聚了出色的科研技术团队和世界顶尖的专家顾问，并聘请了细胞技术研究领域的诺贝尔奖得主爱德华·莫索尔（Edvard I. Moser）教授、兰迪·谢克曼（Randy W. Schekman）教授为公司的科学顾问。公司员工 80%以上为本科学历，35% 为硕博学历，构建了一支高素质的生产、科研与管理团队，确保公司领跑产业的技术实力。

国大生命 CEO 兼首席科学家李永忠博士是美国俄亥俄州托莱多大学生物学博士、美国西北大学肿瘤学专业博士后。李博士曾任美国西北大学助理教授、美国亚利桑那州立大学研究科学家（Research Scientist）、美国干细胞上市公司 NeoStemInc 首席科学家；在国际知名的学术期刊上发表研究论文 40 余篇，自有或参与细胞领域的技术项目多达 10 余个；具有近 30 年的肿瘤学和干细胞再生医学的研究经验，特别是在干细胞临床治疗骨伤疾病技术（ACOT）方面具有十多年的临床经验，水平世界一流。

二、生产运营情况

国大生命秉承"生命科技造福人类健康"的愿景，投资数亿元完成了研发平台、技术平台的建设与布局，成功打造了全球顶级科研基地。

（一）建立全球顶尖的技术研发基地，搭建细胞技术研发及转化平台

国大生命拥有符合国际标准的 cGMP 生产研发基地及其完整的配套设施，功能齐全，包括细胞制剂制备和生产的 B 级和 C 级 GMP 实验室、细胞研发实验室、细胞制剂及产品质量检测实验室、理化实验室、完整标准三区洁净缓冲 PCR 实验室、用于细胞表面标志物检测的流式细胞实验室、微生物实验室，还有符合 AABB 国际标准的成体细胞库。

（1）成体细胞库：三级细胞库设计，包括原始细胞库（Primary Cell Bank，PCB）、主细胞库（Master Cell Bank，MCB）和工作细胞库（Working Cell Bank，WCB）。细胞库目前储存的细胞样本已经多达上万份，类型包括新生儿干细胞（脐带、胎盘）、成人免疫细胞、外周血干细胞、脂肪干细胞等。

细胞库拥有先进的标签管理系统，储存在细胞库里的细胞都会被赋予一个全球唯一的标码，未来可以实现全球范围使用。同时，国大生命与平安保险强强联合，为储户精心定制了专属的医疗健康保险，具有保额高、项目实用、易申请理赔等多种优势，让所有储户获得健康和财富双重保障。

（2）cGMP C 级区：面积近 400 平方米，内含 4 个细胞制备间、一个细胞培养间、两个试剂液体制备的配液室、一个试剂耗材暂存间及其他辅助和各种缓冲性质的房间。拥有 Thermo 生物安全柜 6 台、Thermo 二氧化碳培养箱 6 台、Thermo ST40 离心机 4 台及相关的仪器，可同时操作多个细胞样本。

（3）cGMP B 级区：面积达到 300 多平方米，内含两个制备间、一个配液室、一个试剂耗材暂存间及其他辅助房间，配套国际大牌 Thermo 的生物安全柜、二氧化碳培养箱和 ST40 离心机及其他相关的设备和仪器，也可以同时操作多个样本。该实验室可以进行目前最前沿的细胞制剂的研发和生产，包括各种慢病毒和质粒的基因改造和编辑工作等。

（4）研发实验室：用来进行细胞技术和产品的早期研发。可进行各种生物技术和细胞技术及产品的早期技术研发，包括肿瘤细胞的分离和培养、慢病毒包装及基因转导等实验，并且拥有流式细胞仪等先进科研设备。

（5）质控实验室：包括按照国内外权威药典设计的占地面积约 120 平方米的微生物检测实验室（包括独立的无菌检测室、微生物限度室、阳性接种室、微生物培养室、灭活间等）；按照医疗机构临床基因扩增检验实验室标准设计的占地面积约 65 平方米的 PCR 实验室，可进行基因、病毒等的检测；独立的内毒素检测实验室；流式检测室，可进行细胞表型的检测；独立的 QC 细胞房，可进行 QC 检测实验中的细胞培养与扩增；独立的理化实验室、称量室，可进行理化检测、免疫实验等；洗消室、留样间、仪器耗材暂存室等辅助房间设计齐全。基本可以完成生物技术和细胞技术研发和产品生产所需要的各种质量检测。

（二）拥有完善的质量管理体系，践行严格的质控标准

按照 GMP、GTP、AABB、ISO 9001 等国内外权威质量管理体系和协会标准，国大生命建立了完善的细胞产品质量管理体系。从源头的供体筛查，到最终的临床实验，每个环节都遵循 SOPs 的规定。公司研发、质检实验室已完成了广东省二级病原微生物实验室的备案，并完成 ISO 9001 质量管理体系、ISO 14001 环境管理体系认证申请。同时，国大生命引入第三方专业细胞质量检测机构——中山大学达安基因,对每份细胞出具具有法律效力的检测报告,为细胞的临床应用提供可靠的质量保障。

(三)建立科普教育基地,提升全民科学素养

国大生命建立了细胞生物技术科普教育基地——国大生命科学馆。国大生命科学馆采用三维立体动画、互动投影等多媒体手段,运用通俗易懂的语言,为参观者呈现前沿生命科技的发展成果,为人类生命健康带来巨大影响。展馆所展现的突出特点是:科技性、艺术性、人文性和自然性。展馆总建筑面积达 1200 平方米,内容丰富齐全,贯穿人类全生命周期,具有科普教育、健康教育、科技服务等多种功能,面向公众开放供参观学习。国大生命与深圳市教育部门、各级学校、党群服务中心等机构定期举办青少年科普教育活动。

(四)受邀参加国内外生命科学领域各类学术论坛及展会活动

国大生命成立并全面运营后,受到了国内外学术界和产业界的广泛关注。国大生命 CEO 兼首席科学家李永忠博士作为专家评委受邀出席"GBSA 2019第六届诺贝尔奖获得者医学峰会"(2019 年 9 月 21 日),公司作为大鹏新区生物高科技企业受邀参加"2019 深圳国际生物/生命健康产业展览会"(2019年 9 月 11—13 日),作为细胞产业领军企业受邀参加 2020 年"中国干细胞第十届年会"(2020 年 10 月 10—13 日)等活动,向国内外学术界和产业界同人详细介绍了国大生命的技术与研发成果,并与医院、高校、科研院所等陆续开展产学研战略合作。

三、研发创新情况

国大生命已开展数十项关键技术与新产品的研发,其中以"间充质干细胞治疗骨伤疾病技术""间充质干细胞治疗复杂性肛瘘技术"和"间充质干细胞治疗皮肤损伤治疗技术"为特色,并在临床研究中取得了突破性的成就。

(一)干细胞治疗骨伤疾病技术

该技术是李永忠博士在美国原技术(AOT™)基础上,结合中国临床实践开发应用多年的骨伤疾病治疗技术。自体细胞临床治疗骨伤疾病技术(Autologous Cell Orthopeadic Therapy,ACOT™)利用现代再生医学自体细胞的自我更新能力和定向分化潜能,及分泌细胞生长因子活化自身细胞的原理对骨

伤疾病及组织进行再生修复，从根本上治疗骨伤疾病。ACOT™技术主要可以对骨伤疾病的中早期患者（ACR-I 和 ACR-II）进行有效的临床治疗，使患者避免组织的进一步损伤，造成不可逆转的痛苦。原始技术已经成功在美国临床应用 10 年以上，治疗包括诸多运动明星在内的患者，在美国已经有 34 个州在利用该技术，并且世界上有 6 个国家或地区引入该技术，目前临床治疗患者已经超过几十万例。在中国也已经进行了 8 年临床治疗试验，治疗患者2000 多例，取得了令人振奋的效果。临床已经证明，该技术安全可靠，疗效显著，无副作用。目前，国大生命正在与南方医科大学南方医院、深圳市中医院等多家医疗机构合作进行临床研究。

（二）干细胞治疗复杂性肛瘘技术

国大生命自主研发"间充质干细胞治疗复杂性肛瘘技术"，利用间充质干细胞（MSCs）可分化成皮肤、肌肉细胞的分化潜能，通过分泌表皮生长因子、成纤维细胞生长因子、血管内皮生长因子等的分泌功能及修复肠黏膜屏障功能，直接或间接地参与组织修复，促进复杂性肛瘘创面的愈合，缩短患者治疗时间并恢复肛门功能。目前，国大生命正在与南方医科大学南方医院合作进行临床研究。

（三）干细胞治疗皮肤损伤技术

自体细胞临床治疗皮肤损伤技术（Autologous Cell Wound Therapy, AC-WT™）是利用自体细胞在适宜环境下分化成为皮肤细胞促进皮肤创面修改，特别是细胞可以不断进分泌各种细胞因子促进受伤皮肤、皮下组织及微循环血管等组织愈合和再生。该技术可以对糖尿病足、脉管炎引起的皮肤溃烂、皮肤大面积烧伤等进行有效临床治疗，促进皮肤再生，恢复皮肤功能。

依托先进的科研平台，国大生命还开展了"以 Her-2 为靶点的 CAR-NK技术""针对新生肿瘤抗原的多靶点特异性 CTL 技术"等项目的研发。部分技术已进入动物实验阶段。同时，国大生命还开发细胞类高科技产品，目前已经注册"赛琳郦娜"护肤品类的商标，并成功研发细胞因子面膜、精华液等多款护肤品。

四、发展规划

从全球市场来看，干细胞技术及开发近年来一直受到国际资本市场的热捧，仅在美国纳斯达克挂牌上市的股票中，干细胞概念股的相关市值就超过

300亿美元。根据数据估算，全球干细胞产业到2020年将高达4000亿美元。在国家政策与资本催生下，中国干细胞产业已经形成了从上游细胞储存到下游细胞临床应用的完整产业链。干细胞研究领域，大部分机构和企业还处于探索阶段。截至2020年6月30日，全球获批上市的干细胞药品累计有41个，分别位于美国、欧洲、日本、韩国、印度、澳大利亚、加拿大和新西兰，而我国尚无规范化的干细胞药品问世。但随着2018年我国恢复干细胞药物注册申报受理后，国内干细胞药物的注册申报及临床获批/许可情况有了相当大的进展。迄今为止，我国共受理了25个干细胞药物品种的注册申报，涉及的适应症包括膝骨关节炎、急性心肌梗死、肝纤维化等。

作为细胞科技领域的领军企业，国大生命将充分利用现有的优势，加强细胞治疗技术的研发及临床转化，以细胞治疗技术及细胞药物研发为核心，在未来几年内开展以下重点工作。

（一）加强与医院、高校构建"产、学、研"共赢合作平台

国大生命拥有强大的技术平台及产品转化平台，未来将加强与医院及高校的合作，将前沿的科学技术成果转化到生物样本资源保存、医疗健康、大众民生等领域。共同建立生物技术联合实验室，用于各种新技术研发及创新，共同申报各种研发和开发项目，实现医企、校企合作典型模式。同时，国大生命还将与高等院校建立硕博联合培养基地、本硕博暑期实习及交流，举办细胞技术、细胞制备等生物产业类高端专业培训等，为生命科学教育事业贡献力量。

（二）推进与医疗机构开展临床应用技术服务

国大生命已经与近10家医疗机构共同申请干细胞技术临床研究备案且开展干细胞临床研究。未来，公司将积极推进临床研究成果转化为临床技术服务，积极向国家监管部门和相关物价主管部门进行申报，推进在医院开展收费的临床应用，让更多的患者通过先进的干细胞技术治疗而真正受益。

（三）加快细胞药物研发及产品申报

除了细胞临床技术研发，国大生命还专注于细胞临床药物研发。国大生命目前开展的干细胞治疗复杂性肛瘘技术，在临床研究完成后，将临床研究成果转化为干细胞药物，并向国家药监局进行申报，从而进行工业化生产和上市销售。国大生命正在加快细胞药物研发及申报的步伐，争取成为国内首

家干细胞药物获批企业，造福广大患者。

（四）开发新的技术服务模式

除了细胞技术研发平台外，国大生命还拥有细胞产品加工平台和精准医学检测平台。未来，细胞产品加工平台将把细胞培养过程中的细胞因子、干细胞来源外泌体等转化成细胞相关产品，为化妆品公司、保健食品公司等提供核心原料、配方及技术服务等。精准医学检测平台将申请国家卫健委临床检测中心认证，对外提供肿瘤早筛、遗传病筛查等基因检测服务。

第三节　璟骐生物科技（深圳）有限公司

一、企业简介

璟骐生物科技（深圳）有限公司（简称"SGC 集团"）是中国香港 SGC Infinity（HK）Ltd 于 2018 年成立的外资公司，专注新型皮肤修复的专利生物技术研究及应用，业务囊括健康产业上、中、下游，从研发、制造、生产、市场推广到服务。于 2014 年进入内地市场，在北京、上海、成都、广州设有多个分支机构，2018 年晋身为香港科技大学企业，SGC 生物科技荣登深圳市健康产业蓝皮书。香港总部及深圳旗舰店，均持有医疗牌照，服务超过 1600 位实名高端客户。香港实验室具有 GMP 储存资格；国内的实验室位于深圳南山区香港科技大学深圳研究院，属于深圳市政府重点实验室。绿色皮肤修复生物科技及抗衰老是健康的产业，是世界大趋势，SGC 集团有明确的使命、战略，有专注、热诚的公司文化，秉承"让中国研发的皮肤修复生物科技领导全球"的使命，扩大中国和亚洲市场的发展力度，满足市场对高质量个性化产品的快速增长需求。

SGC 集团拥有自主研发核心技术——生长群优化技术（Self‑Growth Colony，SGC），是市场上目前最安全的生物制品之一。SGC 施用范围广泛，可应用于伤口快速消炎愈合、增生性烧烫伤疤痕修复、皮肤抗衰老等。获得香港科技大学生命科学系、香港特别行政区政府资助并建立 SGC 质量及安全标准（UIM/340），拥有中国大陆、中国香港、瑞士、澳大利亚、美国、加拿大、中国台湾等专利。另外，通过国际权威检测中心 SGS 的细胞毒性和基因毒性（Cytotoxicity and Genotoxicity）Ames Test 及深圳市药品检验所为 SGC 进行体外哺乳动物细胞基因突变试验，均未见致突变性，证明 SGC 产品的高度安全性。

SGC 集团于 2018 年荣获全国创新创业大赛港澳及海外赛区优胜奖、港科大百万奖金中山赛区优胜奖，入选央视 CCTV 第 7 频道《信用中国》及第 9 频道《中国品牌档案》，荣获"中国诚信经营 AAA 级示范单位""中国抗衰老产业客户满意最具影响力民族品牌""建国 70 周年大健康产业 10 大创新榜样人物"。

二、生产运营情况

SGC 集团以中国香港为总部，客户群主要来自中国内地的北京、上海、广州、成都等城市，以及来自东南亚及欧美等地区。客户群满意度超过 98%，2019 年香港经历持续半年的社会动荡，集团仍在主营销售上有 50% 的增长。

SGC 集团业务覆盖产业链的上、中、下游。业务开展实行中央生产，建立和完善培训、预收款制度、国际认可生物组织送递服务及出入口许可，致力于优化品牌工作、营销广告、认可资格（申请专利、临床报告等）、参与国际发报会、品牌注册、保护知识产权、防伪冒、加强产品追踪性（Traceability）等工作；以政府资助、大学参与的政、产、学、研相结合的方式优化生产；同时开发"GMP 真·美·白"及"SGC Cosmotech 科达美"两大护肤品牌，开拓东南亚与欧美线上线下市场。2019 年，Cosmotech 科达美护肤品于香港科技大学的校网和精品店、HKTV Mall、全球网上电商平台（www.sgccosmotech.com）、中国跨境电商平台上架，于全球 30 个国家发售，让科研成果转化为大众日常使用的护肤品。

集团一直坚持的 R&D 研究工作，在知名期刊发表科学论文，成立拥有医疗牌照的深圳 SGC 旗舰店，专注提供高质量私人定制产品和服务，寻求高消费群体的高满意度，并以提高国内外认受性为旗帜。今后，SGC 集团将以合理的支出扩大市场，国际销售和营销活动收入将持续增加。

三、研发创新情况

SGC 集团旗下两大品牌——"SGC 生物科技"针对高端客户，强调私人定制抗衰老科研产品，多年投入研发经费超过 8000 万港元；"Cosmotech 科达美"系列则以广大群众的家庭护理为主。

（一）SGC 生长群优化技术

SGC 生物科技，即生长群优化技术（Self-Growth Colony）是一种崭新生物科技，自体、纯天然、无添加任何化学成分，只供自体使用的全备细胞元素，不偏多、不缺少，只需在细胞膜的表面便有智能地启动细胞运作，起到促进、平衡或抑制细胞过度生长的作用。很多疾病皆起源于体内特定蛋白的浓度不正常，据悉全球 2/3 的药厂正致力于研究生物制剂的应用，至于出现在皮肤上的因蛋白浓度不正常引起的问题，如肥大增生性疤痕、湿疹、慢性皮炎、脱发等，SGC 特有的天然平衡蛋白功能可以解决，并免去传统类固醇、化学药、干扰素（Interferon）药物的副作用。

SGC 首先具有显著的细胞增殖作用。研究报告显示，通过不同时间点对 HaCaT 细胞进行 MTT 测定，证明其对 HaCaT 细胞具有增殖作用，增殖程度比 10ng/mL 的血管内皮生长因子（VEGF）更高（VEGF 的融合平均百分比达到 114%，而 SGC 的平均百分比为 132%）。增殖率也高于对照组，对照组需 10.07 小时达到 50% 汇合，SGC 组仅需 5.81 小时就可完成。其次具有细胞修复作用。通常 HaCaT 细胞需要 24 小时才能完成愈合过程，施用了 SGC 在 8 小时后细胞伤口修复超过 90%，说明 SGC 在细胞修复方面有显著的强劲功效。此外，SGC 含大量生长因子：有助年轻快乐的人体天然脑神经传导体血清素、人体天然抗氧化抗衰老的谷胱甘肽（GSH）、辅酶 Q10、ATP（增强细胞能量）、Col1A1（SGC 内 Col1A1 增加弹力胶原蛋白达 58%）。以上体内的生长因子，随着年龄增长相应减少，出现皱纹、色斑、粗糙、色黄、细胞氧化，甚至忧虑、健忘等现象。SGC 的补充可发挥强劲的细胞增殖能力，显现出逆龄及年轻的肤感。SGC 卓越的修复功能对发炎中的细胞、增生性及红肿疤痕有针对性的治疗作用。相关数据显示，可使皮肤弹性提高 135.5%，减少 35.5% 水分流失，黑色素水平下降 11.8%，水润、美白、抗氧化效果显著。超过 1000 例临床实验发现，能有效针对荷尔蒙斑、蝴蝶斑，有助于改善因细胞失衡引起的敏感（激素脸）、过度整容与注射引发的生硬凹凸（俗称"网红脸"）。

SGC 萃取自全套细胞蛋白微量元素，形成协同效应，为自身干细胞层提供一个年轻环境，有条件孕育细嫩、紧致的肌肤细胞，令肤质处于年轻状态。这是一个均衡的结构组合，既没有一方偏多或减少，也没有添加任何化学物质，贯彻"以人为本"的精神，成就一个全属由自生原素造成的抗衰老产品，且只使用涂敷的方法，不注射、不静脉回输，克服人手短缺或过分依赖技术人员的问题，每位客户产品有国际独立标签，成品均经第三方医学化验所做出检测报告，比市面上任何一种抗衰老产品更安全、更有保证。

SGC 集团多年投入研发经费超过 8000 万港元，并在香港科技大学建立"SGC 皮肤检测中心"，采用德国 CK 医学级皮肤检测仪收集皮肤大数据，进行皮肤外观可视化模拟，开创大学以独立身份为消费者护肤产品成效量化的先河，树立全球首个高级精准私人定制品牌的典范，努力打造中国品牌。

（二）Cosmotech 科达美

在护肤化妆品原料全球化流通的情况下，产品同质不同牌的现象很普遍，谁能掌握创新性的配方及技术，谁就能成为消费市场的新主宰者，新的产品功效也将决定产品能否成为消费主流，帮助品牌商获取更大的经济价值。SGC 集团研发的"Cosmotech 科达美"品牌以创新的配方、技术及功效并重为发展方向，相关研发工作有望提升中国护肤产品的科技含量和促进护肤品产业的发展，重点研究新型天然防腐成分和技术，将充分表现出产品领先、质量安全的特色。

SGC 集团主要依托在香港科技大学建立的数据库，从 1500 多种植物和天然成分中筛选出具有最美白、保湿、滋润、抗衰老功能的原材料，萃取原材料非食用部位精华，陆续开发出包括洗面奶、爽肤水、精华素、保湿霜、眼部护理产品、紫外线（UV）保护产品和面膜等具有抗衰老、美白、去斑和其他皮肤修复效用的先进化妆品和护肤品系列，获得多项专利。2014 年，香港科技大学发表燕窝美白功效研究论文（The whitening activity of Edible Bird's Nest），使用了国际通用最先进的可以确定成分结构和准确含量的定性定量分析技术——三重四极杆液相质谱技术，首次发现并证明以"游离唾液酸"作为标志性物质的燕窝具有强效美白功能。Cosmotech 科达美产品中燕窝游离唾液酸含量、美白功效提升、蛋白含量提升、抗氧化功能提升分别是同类产品的 4.9 倍、12 倍、29 倍、5 倍。

四、发展规划

（一）市场前景

市场缺乏零副作用、无创的疤痕、湿疹、慢性皮炎治疗方案，绿色、天然的皮肤修复市场潜力巨大。皮肤上出现的问题，如肥大增生性疤痕、湿疹、慢性皮炎、脱发等都是世界性难题，以往过度施用类固醇、化学药、干扰素、生发药等引致很多副作用，缺乏零副作用、无创、持效的方法。传统祛疤的概念是把凹陷的地方填满、凸起的地方磨平，运用注射填充、激光磨皮、高热射频等物理性方式处理，磨皮后的肌肤变得极其敏感，伤害度极深，复原期长达6个月以上，令原来健康正常的皮肤也变成敏感肤质，本末倒置。另外，含有增生结缔组织纤维体质的凸起疤痕，再用激光、磨皮、切割手术的方法，刺激原有疤痕增生，得不偿失。SGC独有把再生医学技术应用在皮肤修复领域，靠其强劲的细胞复苏功能，令凹陷的肌肤重新长肉，或控制凸起的地方不过分增生，甚至消退、抚平疤痕，具有极大的市场潜力。

市场存在对绿色安全的美容抗衰产品的需求空间。根据世界银行的发展报告，当一个国家的人均收入超过2000美元之后，即进入中等发达的小康社会，对颜值的需求就会每年递增10%左右，构成"颜值经济"。当下，人们越来越追求有机无污染、纯净无添加的生活方式，长期过量注射或整形导致的肌肤凹凸不平、僵硬不自然的后遗症渐被质疑。数据显示，35岁以下群组占医美及整形市场的96.7%，相比35岁以上只占3.4%，反映出医美及整形效果未能满足中年以上人群追求自然、年轻化的需要。SGC具有的绿色、天然、安全的技术优势，可填补这一高消费族群的市场空隙，满足其对个性化产品的需求。

（二）核心竞争力

与国内外同产业其他公司同类技术、产品及服务相比，SGC拥有独有核心科研技术、自家研发能力、可持续发展的能力。

第一，SGC集团拥有核心科研技术、自家研发能力、可持续发展的能力。生物科技、再生医学（Regenerative medicine）是未来发展的大趋势，其中已制定或在制定中的再生医学，大多数都要透过注射或静脉回输方式（侵入性）使用，而SGC可实现皮肤再生和细胞增殖的效果，简单、直接、风险低，以安全、有效、持续性最为优胜，获得客户口碑、高回头率及推荐率，填补40岁以上高收入客户市场的需要。

第二，拥有香港特别行政区政府和香港科技大学的技术支持，相关文献报告证明SGC应用在皮肤上的修复效能、高度安全性、非入侵性、效率、持久性和可持续性等特质，都较市场上相类似细胞技术、合成或自体蛋白制品优胜，比其他细胞技术如细胞疗法或干细胞疗法等在皮肤更新上更安全、先进和可行。

第三，SGC 源于自体，不含任何添加剂或防腐剂。产品中央处理，易于运输，质量受控，保质期长达 24 个月，与皮肤酸碱值一致，疗效稳定。产品具有多用途功能、成功率高。

第四，SGC 技术易于操作及培训，有助于扩大业务规模。治疗师只需要 1 天时间便能掌握 SGC 操作技巧。SGC 技术操作不需要过于依赖医师个人的经验和能力，可以大大降低因专业行为失当或疏忽造成医美服务提供商承担重大责任和声誉损害。加之，市场上具有经验和资质的注册医师数量有限，SGC 技术优势并不需要与其他医疗美容服务提供商争夺人才。

（三）发展规划

SGC 集团将持续投入更多研发资源，围绕更多有关细胞、生物科技和策略的研究，长期保持与科研院所、大学生命科学系、分子学系等专家的合作关系，探索新的应用方式，如开发 SGC 3.0 生发技术及相关产品、SGC 纳米化研究，进行 SGC 注册药列和相关临床的工作，探索湿疹、伤口愈合和疤痕修复的医学应用，作为未来疤痕切除术和皮肤移植手术的有效替代品，有助于烧灼伤康复，减少和预防疤痕扩散，减轻患者痛苦。

SGC 集团为此制订明确和有针对性的发展计划，扩大各种治疗服务和产品发展渠道，发展私人定制的产品；持续与大学合作，以百万医学级皮肤检测仪器搜集皮肤大数据，建构皮肤检测软件，形成政府资助、科研优化、企业生产的新模式；通过战略收购以增加营销能力和品牌形象，持续发展高度安全性的细胞修复和细胞抗衰老尖端科技，以"天然、健康、持续"的核心价值，向打造成世界级"纯绿色有机"美容保健抗衰品牌的目标进发，通过品牌升级及全球布局，致力于开创健康科美的黄金时代，为人类纯绿色健康美容技术做出贡献，守护国民健康，实现"Made in China, Develop in China and Sell to the World"（造于中国、行于中国、销于国际）的目标。

第四节　深圳奥萨制药有限公司

一、企业简介

深圳奥萨制药有限公司（简称"奥萨"）于 2007 年作为重点企业落户深圳，是国家级高新技术企业、广东省唯一拥有两个国家Ⅰ类新药的创新型企业、深圳市南山区纳税百强企业。主要针对严重影响大众健康的心脑血管疾病，研究、开发安全有效的诊断和治疗产品，提供从预防、预测到治疗的系统解决方案。

奥萨公司以留美海归人员为主，拥有国际一流的转化医学研发团队。奥萨首席科学家徐希平教授原为哈佛大学副教授和伊利诺伊大学教授，在哈佛任职期间曾经获得美国 NIH 十余项科研基金资助，在《科学》杂志 2001 年公布 NIH 基金（RO1）资助者排名中高居全美第四、哈佛第一，发表 SCI 论文 360 多篇，H 指数 62（百度学术）。2008 年起，徐希平先后入选国家特聘专家、广东省领军人才、南粤百杰人才以及深圳孔雀人才，2015 年、2016 年连续两年荣获爱思唯尔旗下权威数据库发布的"中国高被引学者榜单"医学领域第一名。

奥萨团队申请专利 200 多项，其中 83 项已经获得授权，成功研发出国家 Ⅰ类新药"依叶"和配套的基因诊断试剂盒，组成全球首个高血压领域"基因诊断—药品"精准医疗产品对，相关科研成果发表于 *NEJM*、*Lancet*、*JAMA* 等国际一流医学杂志，并已经被载入国际、国内脑卒中和高血压防治指南。依叶上市后获得国家卫生计生委合理用药专家委员会和中国医师协会高血压专业委员会组织编写的《高血压合理用药指南（第 2 版）》"A 级证据"（最高级别证据）和"Ⅰ级推荐"（最高级别推荐），并获得国际《千名医学家网》最高举荐。

近五年，仅围绕 CSPPT 大型临床研究奥萨已经发表学术论文 103 篇，影响因子总计 691 分（根据 2018 年 IF 计算），其中 IF 5 分以上 37 篇（含 10 分以上）。2018 年底，奥萨自主研发的第二个国家 Ⅰ类新药"氨叶"获批上市，这是过去八年里国家药监局批准的唯一的心血管治疗领域新药。奥萨也成为广东省内唯一拥有两个 Ⅰ类新药的创新型企业。

奥萨在医学界首先提出"H 型"高血压的概念，经过多年临床实践，于 2016 年 3 月以中华医学会心血管分会高血压学组发布《H 型高血压诊断与治疗专家共识》的形式得到正式确认。H 型高血压治疗药物"依叶"荣获 2013 年中国药学发展奖创新药物奖、2015 年首届最具临床价值创新药物奖、2015 年中国教育部科技进步奖一等奖、2015 年中华医学会中华医学科技奖一等奖、2016 年国家科技进步二等奖。

奥萨开创了脑卒中防控的"荣成模式"并初见成效。2017 年统计数据显示，在全国脑卒中发病率上升 8% 的背景下，荣成市脑卒中发病率显著下降

21.44%，卫生经济学效益显著。2016 年全国"两会"期间，28 位全国政协委员提案将"荣成模式"的脑卒中防控纳入全国慢病防控体系，国家卫生计生委高度重视并给予了正式答复。2018 年"两会"期间，27 名全国政协委员再次联名提案，建议尽快向全国推广。

国家卫生计生委对奥萨的研究成果给予了充分肯定（2015 年 9 月 10 日国家卫生计生委网站：科技与我医药卫生科技成果造福人民健康）：奥萨科研成果全面推广，每年可以预防 111 万（30%）脑卒中发生，将为国家节约 1110 亿元，实现习近平总书记和党中央、国务院提出的健康中国战略和"以基层为重点，以改革创新为动力，预防为主"的卫生工作要求和目标。

2019 年底，新型冠状病毒肺炎牵动着党和国家亿万人的心。为抗击疫情，奥萨子公司深圳泰乐德医疗有限公司的研发团队针对新冠病毒诊断环节的痛点和难点，迅速研发成功新型冠状病毒（2019-nCoV）核酸检测试剂盒，经中国疾病预防控制中心病毒病预防控制所检测合格，投入多个省市的疾控中心使用。针对疫情，奥萨开发了新冠肺炎（COVID-19）传染源完整、安全、高效筛查、精准施策方案及配套医疗器械试剂。通过创新采样模式，及联合多重检测指标和方法，实现快速筛查、持续监控与各级医疗机构联动，实现新冠肺炎（COVID-19）传染源完整、安全、高效筛查和精准施策。此外，本着承担责任、回馈社会的精神，公司通过中国县域医院院长联盟为做新冠病毒检测的 37 家县级医院定向捐赠价值 200 万元的核酸检测试剂盒，用以支援医疗资源相对薄弱的县域医疗机构；通过湖北省红十字会给宜昌市第五人民医院、秭归县人民医院等医疗机构定向捐赠总价值近 30 万元的保健食品，为抗击新冠病毒贡献自己的一份力量。

二、生产运营情况

（一）主要经济指标

奥萨的主营销售收入近几年来持续快速增长，复合平均增长率为 25% 以上。2019 年奥萨销售收入近 10 亿元，纳税额 8400 多万元。

（二）重大项目建设

随着科技发展与生活水平提升，从国家层面到普通百姓开始日益关注营养与健康的关系，营养素对健康的影响越来越受重视。目前，国内外主流营养补充模式仅仅关注人群大类的基本区分（如孕妇、老人、儿童等），实际上无法满足不同基因背景、不同缺乏程度、不同疾病与身体状况对于营养素的个性化需求。因此，奥萨在深圳成立子公司深圳芙莱特营养与健康有限公司（简称"芙莱特"），其保健食品开发的定位为"精准营养"，即通过在保健食品或者普通食品中科学添加各种剂量，以适合于不同人群的营养素，实现个体对不同程度缺乏营养素的精准补充，即多缺多补、少缺少补、不缺不补。

目前，芙莱特已经建成精准营养基因组学与营养代谢组学的科研与检测平台、精准营养研发实验室以及片剂、固体饮料、软胶囊系列等符合国家GMP规范的食品生产车间，并且与帝斯曼（DSM）、巴斯夫等全球优质原料供应商紧密合作，协同开发拥有多项自主科研技术的保健食品项目。产品涉及领域为精准营养、降同型半胱氨酸（HCY）、辅酶Q10、植物提取物、纤维素产品、有机食品等6大板块，目前已经获得备案产品126个。

（三）主营产品情况

2019年，奥萨主营产品包括依叶、氨叶、MTHFR 677C/T基因检测试剂盒、Hcy检测试剂、便携式同型半胱氨酸检测仪、电子血压计、全自动化学发光仪及其配套试剂等。

1. 马来酸依那普利叶酸片（依叶）

"依叶"是深圳奥萨制药研发的国家Ⅰ类复方新药，用于治疗伴有血浆同型半胱氨酸（homocysteine，Hcy）水平升高的原发性高血压（H型高血压），具有降压、降Hcy及预防脑卒中的作用。"依叶"于2008年上市，2009年被纳入国家医保目录，2010年成为《中国高血压防治指南2010版》推荐用药，2012年获国家"十二五"重大创新药创制项目支持，2013年被纳入国家基本药物目录。

国家Ⅰ类心血管化药依叶拥有完全自主知识产权，针对中国高血压人群中高Hcy、低叶酸及MTHFR基因多态性的特点，可精准用于治疗H型高血压，有效预防脑卒中。为此，"依叶"成为"十二五"期间医药卫生领域优秀代表性成果之一，并被列为国家重大战略品种。2015年被人民网和药促会评选为"最具临床价值创新药"，其应用成果荣获2016年国家科学技术进步二等奖。2015年发表在美国医学会杂志*JAMA*上的"中国脑卒中一级预防研究（CSPPT）"研究成果显示：与单纯降压药相比，使用依叶可额外降低中国高血压人群首发脑卒中风险的21%。

2. 氨氯地平叶酸片（氨叶）

奥萨针对"依叶"的不足而研制的国家Ⅰ类新药"氨叶"（批件号：

2018S00649，2018S00650）于2018年12月成功通过国家药监局审批上市，成为继"依叶"之后投入市场的第二个治疗"H型高血压"、预防卒中的药物。"氨叶"弥补了"依叶"易引起干咳等不良反应的缺陷，与"依叶"片互补，增加了治疗H型高血压用药的选择范围，成为我国高血压患者有效预防脑卒中的重要手段。"氨叶"与"络活喜"（氨氯地平原研药）相比，降压效果等效，而降低Hcy和升高叶酸水平效果更优，预计比"络活喜"能进一步降低脑卒中风险，临床优势明显。

3. MTHFR 677C/T 基因检测试剂盒

MTHFR 677C/T 基因检测试剂盒中文全称"亚甲基四氢叶酸还原酶677C/T基因检测试剂盒"，用于定性检测人体MTHFR基因677位点的三种多态性：CC、CT、TT。经大规模临床样本验证，MTHFR 677C/T基因检测试剂盒的准确度大于99.99%，并具有操作简便、快速、防污染、高通量、低成本、灵敏度高（最低可检测200pg/μL基因组DNA）、结果易判读、可溯源等优势。该试剂盒主要用于心脑血管和妇幼领域，在心脑血管方面可以预测患者中风风险，帮助患者进行危险分层、指导其个体化用药；在妇幼领域，可以指导备孕夫妇和已孕妇女精准补充叶酸，降低新生儿出生缺陷风险和不良妊娠事件的发生风险。

4. Hcy 检测试剂

Hcy检测试剂中文全称"同型半胱氨酸检测试剂"，它与全自动生化仪配套使用，可检测受试者血浆同型半胱氨酸（Hcy）浓度。Hcy是心脑血管病的独立危险因素，在人体内长期蓄积会对人体血管产生慢性损伤，进而导致脑卒中、冠心病等心脑血管疾病。一般地，如果血浆Hcy大于15μmol/L，可诊断为高同型半胱氨酸血症；按照《中国高血压防治指南2010》的意见，高血压患者血浆Hcy大于等于10μmol/L时，为影响其心血管预后的重要危险因素。奥萨研发的Hcy检测试剂具备操作简便且可适用于大多数检测平台、降低误差、节省时间、可随时进行生化仪定标和质量控制检测对照等优势，是国家"十三五"重大专项"H型高血压分子分型研究"推荐使用的试剂，是国家卫生部卒中防控委员会唯一推荐Hcy筛查使用的试剂盒，也是中国卒中一级预防大型临床试验专用试剂。

5. 便携式 Hcy 检测仪

便携式（POCT型）Hcy检测仪是针对体检机构、二级医院、社康中心等基层医疗机构开展Hcy检测项目而研发的，用于定量检测临床血液样本中Hcy

浓度，能为偏远地区提供快捷、简便、经济的化验检测，有效解决了基层医疗资源匮乏的问题，为我国农村地区 H 型高血压患者的诊断治疗铺平了道路。

6. 电子血压计

作为提供 H 型高血压整合解决方案的企业，奥萨独立开发了具有自主特色的电子血压计，加强了对客户的服务能力。产品可同时检测血压、心率，综合评估心血管健康水平；独立储存两个人的检测信息；检测结果按 WHO 标准自动分类，进行危险分层；若检测发现血压高，系统提示检测 Hcy 以判别是否属于 H 型高血压，帮助患者进行精准医疗，使治疗收益最大化。

7. 全自动化学发光测定仪

VIT 700 型全自动化学发光测定仪，采用化学发光和免疫分析方法结合的化学发光免疫分析原理，以磁性微粒子为载体的分离纯化技术和化学发光酶联免疫技术相结合，拓宽了检测的线性范围，提高了检测灵敏度和分析速度。VIT600 型化学发光测定仪可以连续运转并自动运行全部测试过程，具有实验室信息系统（LIS）接口，便于临床诊断；配有及时报告系统，检测后可及时将报告发送到医生接受系统及患者手机上。该仪器配套的试剂用来测量人体血清、血浆或其他体液中的叶酸、维生素 D、钴胺素（维生素 B12）、吡哆素（维生素 B12）、糖化血红蛋白等被分析物定性或定量检测的含量，为医疗部门对患者的疾病诊治提供参考依据。

8. 新型冠状病毒（SARS-CoV-2）核酸检测试剂盒（PCR-荧光探针法）

新型冠状病毒（SARS-CoV-2）核酸检测试剂盒用于定性检测人咽拭子、鼻拭子、痰液样本、肺泡灌洗液中的 2019 新型冠状病毒核酸，参考 WHO 和国家 CDC 指南，试剂具备两种双靶标检测功能，单管 MIX，逆转录与 qPCR 一管内完成，具备高效率、高灵敏度、漏检率低等特点。

三、研发创新情况

奥萨始终致力于在心脑血管疾病、代谢性疾病等慢性疾病领域提供预测、预防、治疗的系统解决方案和产品，承担三项"十三五"重大专项及多项国家、省、市科研项目，申请专利 200 多项，其中 83 项已经获得授权，成功研发出国家一类新药"依叶"和配套的基因诊断试剂盒，组成全球首个高血压领域"基因诊断＋药品"精准医疗产品对，相关科研成果发表于 *NEJM*、*Lancet*、*JAMA* 等国际一流医学杂志，并已经被载入国内外脑卒中和高血压的防治指南。"依叶"上市后获得国家卫生健康委合理用药专家委员会和中国医师协会高血压专业委员会组织编写的《高血压合理用药指南（第 2 版）》"A 级证据"（最高级别证据）和"Ⅰ级推荐"（最高级别推荐），并获得国际《千名医学家网》最高举荐。围绕 CSPPT 大型临床研究已发表学术论文 88 篇，影响因子总计超 600 分，其中 IF5 分以上 30 篇（含 10 分以上）。

四、发展规划

（一）公司所在健康产业及其整体发展情况

心脑血管病是严重威胁人类健康的常见病，全世界每年死于心脑血管病的人数高达 1500 万，居各种死因首位。随着经济的发展、生活水平的提高、老龄人口的增长，我国心脑血管病的发病率和死亡率呈迅猛上升趋势，给患者家庭及社会造成极大的经济负担。深圳市卫生健康委的统计资料显示，2013 年全市 60 岁及以上人群的第一死因是循环系统疾病，包括高血压、心脏病、脑血管病，占总死亡人数的 53.04%。

最新的统计资料显示，脑卒中已超过肿瘤跃居我国居民第一位死因，脑血管疾病的防治已成为我国医疗卫生工作相当长时期最重要、最基本的任务之一。2011 年，国家启动"十二五"医改重大专项"脑卒中筛查和防治工程"，使之成为我国首个单病种重大慢性病防控体系建设的国家行动。针对高血压、高血脂和糖尿病等传统危险因素进行防控，能够大幅度降低脑卒中风险。但此后仍存在大量剩余风险，临床上也急需在控制了传统危险因素之后针对剩余风险研发创新药物。

奥萨团队发现高血压和高 Hcy 血症是我国脑卒中高发的两个主要因素，当两者同时存在（即 H 型高血压）时，脑卒中风险大幅度攀升，针对这个联合靶点，奥萨自主研发了具有自主知识产权的国家Ⅰ类新药"依叶"和"氨叶"，"依叶"已经进入《国家医保产品基本目录》，该产品的生产技术先进，产品具有国际影响力，属于国家支持的高技术产业化项目，产品的临床应用对脑卒中一级预防具有重要意义。

"依叶"的研发成果分别被欧洲和美国 3 个脑卒中防治指南列为重要证据，并被列入 5 个我国的高血压和脑卒中防治指南；2009 年进入国家医保目录（乙类），2012 年进入中国高血压防治指南，2013 年进入国家基本药物目录。"依叶"还与公司自主开发的 MTHFR 基因诊断试剂盒组成了世界上首个应用于常见心脑血管疾病的个体化诊疗产品对，提供了脑卒中从诊断、预测、预防、治疗的一条龙服务，能更经济、有效地预防脑卒中。

（二）公司在本产业的市场地位

我国心脑血管药品市场巨大。近30年来，无论农村或城市，心脑血管疾病的发病率和死亡率均呈上升趋势。目前我国高血压患病人数2.7亿人，其中约2亿人为H型高血压。基于一系列科学研究发现，奥萨团队成功开发了能够更有效预防H型高血压患者脑卒中发生的创新药物"依叶"，并在市场上取得巨大成功。"依叶""氨叶"是目前治疗H型高血压的唯一适应症用药，国内外其他企业没有直接竞争产品，因此有广阔的市场运作空间，可产生显著的经济效益。

在当前降压药市场中，90%被跨国公司产品占据，打破这一被动局面的重要环节，是开发疗效更好、具有全新概念的新药，奥萨产品"依叶""氨叶"符合这些条件。概念上的创新使产品在学术推广上占据主动，打破进口药垄断，在市场上直接与进口产品抗衡而不至于被湮没在低水平的国产仿制药中。产品上市后，在国家和深圳市政府的大力支持下，奥萨与全国顶尖的心血管疾病领域专家合作，开展了"中国脑卒中一级预防研究"（CSPPT）。该研究被世界高血压联盟主席刘力生教授誉为第一个针对我国自主研发的创新药物所开展的具有里程碑意义的大型随机对照研究。该研究采用大样本、随机、双盲、平行对照的RCT方法，纳入20702例高血压患者，经过平均4.5年的治疗观察，结果显示：以"依叶"为基础的降压治疗方案，可以较以依那普利为基础的单纯降压治疗方案显著升高血叶酸水平，并且进一步降低首发脑卒中风险达21%，在H型高血压、基线叶酸水平较低的高血压人群中获益更充分。

CSPPT成果于2015年在《美国医学会杂志》（*JAMA*）首篇发表，*JAMA*同时发表了编者按，对CSPPT从设计、实施到临床和公共卫生学意义上均给予极高评价，认为CSPPT为这个世界性的科学和医学难题给出了确切答案。在国内，CSPPT成果相关内容已被列入2015年《中国脑卒中一级预防指导规范》（国家卫生计生委脑卒中防治工程委员会颁布）。CSPPT进一步阐明了大量人群长期使用"依叶"的安全性及优化临床合理用药方案，证实了"依叶"的疗效，对于有效预防脑卒中、促进国产品牌药物的培育、升级创新药研发的价值链，使中国新药创制在世界上占有一席之地具有重大意义。基于以上学术优势，奥萨在治疗H型高血压、预防脑卒中的细分领域处于本产业的市场领先地位。

（三）公司在本产业的核心竞争优势

奥萨经过 20 年的摸索，针对严重影响健康的慢性复杂性疾病，以流行病学调查、药物基因组学研究为基础，走出了一条适合中国国情的创新药物研发之路，对疾病发生、发展和治疗的分子生物学机理进行深入研究，设计并开发出更为安全有效的治疗方案、创新药物和相关的诊断产品，组成创新产品对。在此思路指导下已经研制成功并实现产业化五个品种，分别为国家 I 类新药依叶、三类诊断试剂 MTHFR 基因诊断试剂盒、二类便携式同型半胱氨酸检测仪、二类诊断试剂同型半胱氨酸试剂盒以及一类新冠核酸检测试剂盒。奥萨已逐步建立起了以高血压治疗、脑卒中预防为核心的流行病队列研究大数据库，这将为我国心脑血管疾病防治研究提供强大支持，并在奥萨未来的产品研发中发挥巨大作用。

（四）公司未来几年发展规划

1. 重点针对心脑血管病，开发包括复方制剂在内的新药

继续以高血压治疗、脑卒中预防为主要研究目标。治疗高血压的主要目的是最大限度地降低心脑血管病的死亡和病残的总危险，这就要求在有效降压的同时，对各种可逆心血管病危险因素（如高胆固醇血症、糖尿病、高同型半胱氨酸血症等）进行干预。WHO 也提出心血管疾病治疗需要一个从"单独治疗危险因素"到"全面控制心血管疾病危险因素"的转变。血压、胆固醇、血小板黏附性和同型半胱氨酸可增加心血管疾病风险，如能同时控制它们将大大降低发病风险。英国伦敦大学玛丽医学院预防医学研究所的 Wald 教授提出了多效药丸（Polypill）概念，即在一粒药丸中混合多种药物来预防心血管疾病，包括降血压药、降胆固醇药、小剂量阿司匹林、叶酸。美国哈佛大学与麻省理工学院曾合作成立了一家专门从事"协同药物组合"的研发公司，并开发出"阿奇霉素+氯喹"治疗疟疾、"氯丙嗪+戊烷咪"治疗肺癌等新组方药物，取得成功。近年来，各大制药企业都加快了固定剂量复方制剂产品的推出步伐，特别是在 2008 年，诺华、诺和诺德、默沙东和雅培等都推出了新的复方制剂药物。美国 FDA、欧盟、日本等相继出台了复方药物研发指导原则，2004 年辉瑞公司推出复方新药多达一（Caduet），它由降压药氨氯地平与降脂药阿托伐他汀组成，充分体现了心血管危险因素的联合控制策略。奥萨也将在"依叶"和"氨叶"的基础上，继续进行复方新药研发。

2. 开展心血管疾病防治的大规模循证医学研究

我国在创新化学药研发领域与国际先进水平差距巨大，至今没有一个自主创新化药进入欧美国际市场，在 CSPPT 之前没有一项国际水平的、有自主知识产权的创新化药进行上市后临床研究，至今没有一个重磅炸弹新药（年销售额达 10 亿美元以上药物）上市。大型随机对照试验，特别是新药上市后 4 期临床研究结果既是判断药物疗效与安全性的金标准，也是打造重磅炸弹级药物的必备条件。我国生物医药产业链与发达国家的差距，除了原始创新不够外，更在于临床证据的不足。综观医药巨头的成功经验，要想在心血管新药领域取得成功，就必须把上市后循证医学研究提到极高的地位。立普妥、络活喜等新药正是在十几项大型上市后临床试验支撑下，才打造成年销售额分别为 120 亿元和 60 亿元的明星产品。因此，奥萨将投入更多的人力和物力，积极开展基于新药"氨叶"的"循证医学"临床研究，把自主知识产权的药物做大做强，从而打造重磅炸弹级医药产品。

3. 探索"精准医学"

美国 2015 年的国情咨文中提出"精准医学计划"，同年我国成立精准医学战略专家组，科技部已召开国家精准医学战略专家会议，计划在 2030 年前将投入 600 亿元用于精准医学。精准医学是针对个体的基因组和表型特点进行疾病防治的多学科研究，目的是逐渐形成基于个体基因组信息和疾病分子机制进行准确预警和治疗的医疗模式，使降低发病率、解决治疗低效和降低医疗成本成为可能。精准医学将从多方面实现医疗健康的个性化服务，包括面向未患病人群以及针对疾病，特别是重要慢性病的预警和药物反应性检测等。精准医学是个体化医疗的延伸，病人的遗传信息（基因组）是支撑"精准"的物质基础，只有对基因组信息的详细注释以及临床化使用，才能保证精准医疗的实施。因此，"精准医学"与药物基因组学研究息息相关。开展精准医疗研究是整个医学界的重大机遇。奥萨将积极开展精准医学方面的研究，尤其是心脑血管疾病领域的精准医疗探索。精准医学在心脑血管疾病预防中具有更广阔的应用前景，诸如 MTHFR C677T 位点突变与高同型半胱氨酸血症、药物治疗及脑卒中预防的关系及 CYP2C19 基因多态性对氯吡格雷抗血小板、预防血栓疗效的修饰作用等。针对脑卒中，开展对疾病风险和药物疗效具有相关性的基因多态性研究，了解发生机理，从基因角度研究危险因素与之的交互作用。

4. 加强精准营养产品开发

奥萨子公司芙莱特基于营养大数据及中国人群基因及慢病谱设计个性化的营养补充产品，严格按照药品的高标准进行精准营养的开发和生产，目前已经获得精准营养保健食品注册与备案品种130多个。后续将致力于中国人群营养标准的制定，营养大数据的建立，慢病的智慧化精准营养干预，让更多的科研成果惠及广大老百姓。未来5年内，将高标准建设国内一流的益生菌产品生产基地、肠道菌群检测（二代测序、qPCR定量等）技术平台以及有机食品的生产基地，精准营养产品数量将超过300个。

5. 加强智能健康数据转化应用

大队列、大数据是实施精准营养、确保个体精准健康的重要保障。公司将搭建集具备高通量组学数据管理及分析系统于一体的平台，基于团队在国人缺乏的营养素及营养素与疾病关联领域已经完成的大量研究及发表的高水平论文，继续不断开发并完善精准营养方案模型的搭建工作，结合团队20余年流行病学调研与管控经验，利用机器算法对几十万人的前瞻性队列调研及遗传数据进行分析，为精准营养干预方案制定及精准干预产品的研制提供直接理论依据，在未来的发展道路上基于现实需求将逐步引入肠道微生物菌群、个体全基因组检测及多组学维度数据，发展和建立更为全面有效的精准营养干预策略。

第五节　深圳市淳睿科技发展有限公司

一、企业简介

深圳市淳睿科技发展有限公司（简称"淳睿科技"），成立于2013年，是隶属于果珍有酵集团旗下的全资子公司，是一家产品研发、生产、设计、进口报关、物流运输、商标专利、化妆品备案等多元化发展的综合性实业公司。

公司自成立以来，秉承"科学、严谨、创新、诚信"的精神，以简光廷博士为首，以10余位专家为核心组成科研小组，100余位科研精英组成生技团队，多年来不断对微生物发酵领域进行探索和研究，成功突破传统发酵技术瓶颈并取得100多项制成技术专利，彻底弥补了现代发酵技术的缺陷，大大提升了产业产能和产品品质。

公司在研究过程中不断开发出具有自主特色的酵素系列产品和配方，并获得国家知识产权认证。凭借强大的科研能力，目前已成功开发出各种功能性营养食品、护肤用品及生活用品200多个品类，淳睿科技将以"酵素"为研究主体继续向外衍生，开发更有市场潜力的优质产品和特色产品。

在相关成果的产业化及商业化方面，淳睿科技全面对接各类下游应用场景，为下游企业提供核心原料的生产供应及创新功能性配方等，助力产业升级，引领产业标准，促进健康产业持续发展。

二、生产运营情况

（一）完成立项并正式全面启动

2018年，淳睿科技正式启动"抗糖化"专项研究课题，依托强大的研发能力和生产经验，以台湾鲜有的岛型气候和种植优势为基础，为项目转化提供专业技术支持和优质进口原料，全面孵化出"抗糖化"专利产品，产品以天然、便捷、经济等特点迅速赢得了市场先机，为爱美人士、肥胖人群、亚健康人群带来了全新的体验。

产品通过精选复方原料、科学配比，使抗糖化专项产品取得了重大研究成果，并获得国家权威机构知识产权认证，同时淳睿科研团队对相应研究成果进行软著编撰，严抓产品质量的同时做好相应疾病基础知识、病因、病理等知识科普工作，旨在让更多的人了解疾病常识，传播"预防大于治疗"的科学理念。

通过前期产品测试及终端客户反馈，"抗糖化"系列的降血脂产品对于总胆固醇、甘油三酯、高低密度蛋白均有很明显改善，对高血脂、心血管群体有十分重要的作用；痛风产品对高尿酸、痛风等群体有显著成效，可以使痛风人群在使用产品后适量摄取海鲜、豆类等嘌呤食物，而不诱发痛症。

（二）受邀参加国内外相关领域各类学术论坛及展会等活动

淳睿科技所研发的"抗糖化"项目正式启动后，受到了国内外学术界及产业界的广泛关注与重视，专业人士给予高度一致的认可和好评。先后受邀参加了第二届功能发酵制品开发、应用与生产技术交流会暨生物发酵大健康产业发展高峰论坛，首届海峡两岸酵素产业论坛，第24届澳门国际贸易投资展览会，2019安徽美业大健康高峰论坛，2019广州预防痛风课题研究讲座，向学术界、产业界详细介绍最新科研项目——抗糖化酵素技术的研发及应用，并开展后续产学研深度合作。

2019年5月，罗湖区委常委、统战部部长，区委统战部常务副部长、区台港澳事务局局长，市卫生健康委及区工商局等领导一同前来淳睿科技进行参观调研，在肯定抗糖项目重大成果的同时，对淳睿科技提出了更高要求和标准，也为后续产业的发展明确了方向。淳睿科技将持续扩大抗糖化项目研究的深度和宽度，让抗糖项目对健康产业发展有所促进。

（三）与广东省百岁养生研究所签署合作协议

在广州预防痛风课题研究讲座后，淳睿科技受广东省百岁养生研究所邀请，共同研讨抗糖系列产品深度合作事宜并签署了相关课题的合作协议，拟结合双方的优势资源，重点打造痛风解决方案示范基地，为全国痛风患者提供科学化、合理化的营养指导方案，降低痛风发作时的影响，提高痛风人群的生活质量。

（四）启动异业联盟等相关活动

继与广东省百岁养生研究所合作后，淳睿科技再次受到全国瑜伽大赛主办方、广州蔚蓝体育等一大批异业朋友的邀请，就抗糖系列产品深度合作达成共识。一方面，通过多种渠道向国民大众宣传抗糖化理念；另一方面，通过各类形式推行美与健康同步协调的生活态度。

三、研发创新情况

（一）产品与技术创新

淳睿科技研发团队涵盖微生物发酵、食用酵素、营养原料、植物萃取、日化美护和环境保护等板块。自成立之初，以台湾嘉义阿里山腹地为主要研发、生产基地，由相关领域专家在台湾进行深入研究和成果转化，经过反复检验后再从台湾将产品合法进口到大陆销售。同时，在台湾、广州、深圳另设立工厂和研发生产基地，采用国际化生产标准，生产基地已获得 ISO 9001：2015、ISO 22000：2018 和 HACCP 等专业国际认证，以此将相关技术和产品在全国进行推广，实现产业产值最大化。

1. 技术支持建设新疆生产建设兵团

新疆生产建设兵团旗下新疆昆玉酵素建设初期，集团结合自身研发、生产优势为昆玉酵素提供了酵素发酵工艺技术指导、发酵专用菌种以及专利授权，昆玉酵素已拥有65吨发酵槽86个，拥有80吨螯合槽70个，年酵素总产量日益提升，为酵素产业的发展注入了新的血液，已成为酵素产业发展强有力的生力军。淳睿科技将继续依托核心技术及专业的研发力量，为更多有社会责任感的企业提供技术和工艺支持，为推动国民健康及产业有序发展提供强大助力。

2. 变废为宝，开辟健康产业新思路

新宝堂创立于光绪三十四年（公元1908年），是一家有111年历史，具有深厚品牌文化底蕴的"广东老字号"企业。一直以来，因为缺乏对新会柑肉营养价值的研究和加工处理，传统新会柑的制作往往被"取皮弃肉"。据不完全统计，新会本地每年有7万多吨柑肉被废弃，不仅浪费了柑肉资源，还成为企业负担，更造成了环境污染，影响民生。

淳睿科技与新宝堂一直致力于大健康产业发展，经过双方团队多次研究，以"药食同源"的理念打造健康食品，获得突破性进展——新宝堂新会陈皮酵素产品面世，打开了新会柑综合利用通向"新大陆"的一扇大门。农业农村部党组书记、部长韩长赋在听取新会柑肉"变废为宝"促进陈皮产业往大健康产业转型升级的工作汇报后，给予充分肯定，并做出勉励："坚持把一件平凡的小事做成不平凡的事业，做成不平凡的产业。"

（二）经营与服务模式创新

1. 服务创新

在日益严峻的市场竞争机制下，淳睿科技针对终端消费者群体将开展"台海一家亲，健康社区行"的特色活动，联合区域经销商与社区活动中心、社区健康门店、居民委员会展开合作，进行慢性病预防、合理膳食、趣味体育、公益讲座等基础知识宣传与普及活动。

2. 营销创新

营销模式的创新和改变成为增强企业市场竞争力的重要因素，酵素作为消费品，销售力是企业生存的重要因素。随着年轻一代成为消费主力，其消费习惯以线上和线下相结合为主，互联网成为展示、引流和销售的重要平台，线下实体店成为网络销售平台的重要体验中心，快速建设营销渠道将大大提高市场占有率，进一步拓宽淳睿科技的宏伟蓝图。

（三）创新成果

2019年，中国酵素城项目在陕西渭南经济技术开发区落定，项目占地

15000 亩。酵素城项目的落定意味着酵素产业已经上升到了国家战略高度，随着中国酵素产业不断发展，中国酵素产业的航母必将借着新时代的东风，破浪前行、扬帆远航。

国内外酵素产业大多以果蔬酵素来提高人体免疫力，以改善肠道功能为主打，运用广告效应、产品包装精美化来抢占市场。淳睿科技隶属的果珍有酵集团审时度势于 2019 年全面推出"抗糖化"系列产品，截至目前共申请了 168 项知识产权，130 件软件著作，38 件发明专利，年产量达到5000 吨。

在全体成员不断努力和拼搏下，淳睿科技 2019 年的经营工作取得了丰硕成果，2019 年的营业总额比上年营收增长 200%，超额完成年度计划。

面对 2020 年疫情下的健康产业大环境，大众自身健康意识、预防意识大幅度提升，淳睿科技将会进一步加大研发力度，通过合理方式降低企业生产、运营成本，同时对产品和原料进行更深层次升级，以提升企业核心竞争力，并做好知识产权保护。

四、发展规划

酵素产业在国内处于发展初期，本土深入人心的酵素品牌少。随着消费者对酵素产品的认知加深，产业规范程度的提升，淳睿科技将台湾岛型气候环境下产出的果蔬、草本植物研发产出具有民族特色的酵素产品，进而开创出集团自主品牌"果珍有酵"。随着消费者对具有自主知识产权的酵素产品更加认可，淳睿科技一定能够顺势而上，扶摇万里。

在做好营养食品研发生产的同时，淳睿科技充分运用现代微生物技术，积极应对城市生活垃圾、工业垃圾、废水等政府和企业难处理的问题，为保护环境、协调人类与自然的关系，创造出适合人类生活、工作的环境，淳睿科技研发适合环境除臭及农、林、畜牧业使用的环保酵素。

2019 年 8 月 9 日，深圳下坪垃圾掩埋场将环保酵素在凌晨 4 点~6 点进行喷洒，作业 1 个小时后甲烷数值下降 30%，4 个小时后甲烷实测数据为 0，同时掩埋场臭味也有很大程度降低。

2019 年，淳睿科技分别与深圳市南山区桃源街道办、深圳市桑泰丹华园、深圳市世邦环境科技有限公司等机构合作，定点投放测试，收集第一手信息与资料，分析各站点测试结果，结合测试结果、市场需求进一步加大研发力度，目前已经生产出除臭类、洗涤类、灌溉类及防病虫害类优质产品，产品经过相关机构测评，对人体无任何副作用，在杀菌、祛除异味、净化水质、改变土壤酸碱度、预防虫害等方面有显著效果。

未来 3~5 年将继续推进"引进高端人才+加强技术创新和集成+推动成果产业化+抢占国际市场"的战略，以实现跨越式的快速发展。

（一）创新管理理念，提高管理水平

引进国内外先进的管理思想，推动公司业务流程、组织架构的整合改造，缩短管理链条，实现扁平化管理，借鉴相关产业处于领先地位公司的优秀管理办法和经验，深化公司内部管理改革，重点强化财务管理、成本管理和质量管理，加强公司管理信息化建设，提高公司管理效率，推动形成产业标准。促进公司向战略决策中心、财务决算中心、资本运营中心和技术研发中心的方向转变，完善公司内部决策和风险防范机制，从而建立起主体明确、权责到位、运转顺畅、机制健全的管理新体制，为调整优化公司结构、实现公司资产保值增值、发展壮大公司经济提供体制保障。

（二）加强人才队伍建设，缓解和消除公司发展的"瓶颈"

全面实施人才强企战略，着力打造符合市场发展要求的高素质人才队伍。从增强企业核心竞争力的需求出发，选拔培育具有科学决策能力、驾驭全局能力、开拓创新能力，具备战略眼光与经营管理水平的管理人才队伍；适应企业自主创新的要求，选拔培养具有高端技术水准和产业技术前沿水平，善开发、精研究的科技研发人才队伍；围绕重点产业发展的需要，培养懂技术、善学习、精专业的高级技工人才队伍；适应企业效益最大化的要求，培养对市场需求具有快速反应能力、对市场动向和政策具有敏锐观察力、高度职业化的市场营销人才队伍。

（三）大力推进企业文化建设，增强企业凝聚力、向心力和核心竞争力

选择加强企业文化建设的有效方式，努力形成具有自身特色，体现员工根本利益，健康向上、诚信和谐的企业文化；培养职工对企业的认同感和归属感，将好的企业精神、理念和核心价值观转化为共同的价值观念与和谐的文化氛围；积极培育企业精神，提炼经营理念，塑造企业形象；将企业文化融于企业内部管理之中，形成具有经营理念和文化内涵的、制度化的业务流程规范和管理标准。

总之，在未来的发展过程中，充分利用公司研发优势，以高度的使命感、责任感，一如既往地为社会和客户提供满意的产品和服务，将产值做大，将公司做强，创造新的业绩，展示新的风采。

第六节　深圳市华源健康产业有限公司

一、企业简介

深圳华源健康产业投资集团（简称"华源健康"）是一家专注于医疗和大健康产业的集团公司，业务涵盖大健康产业项目投资，农业科技、生物环保、美容化妆、医疗保健等产品的研发、生产和销售。华源健康秉承"注重信誉，对生命负责，追求卓越，让顾客满意"的核心价值观，坚持以"用户为中心"，不断创新产品、提升服务。

华源健康旗下拥有宝龙国际健康产业城、美颜美仪、森赛生物、华源有普等众多子品牌，华源健康致力于构建完整的健康产业链，为亿万人民的生命健康和幸福生活正本清源、保驾护航。

二、生产运营情况

（一）华源有普

华源有普医疗科技是华源健康集团旗下子公司，公司秉承集团"注重信誉，对生命负责；追求卓越，让顾客满意"的核心价值观，持续致力于医疗和生活用品的创新和服务提升；为消费者提供专业的健康保障和安全防护。公司是一家集二类医疗器械和安全防护用品的研发、制造、销售为一体的新锐科技企业，产品覆盖医疗卫生、个人护理、家庭护理、母婴护理等多领域。公司现拥有十万级洁净无尘车间 2500 平方米，万级洁净检验室 120 平方米，40 条全自动设备生产线，具备生产无菌医疗器械的软硬件条件，日产口罩200 万个。

（二）百富美

"美颜美仪"是深圳市百富美生物科技有限公司斥巨资打造的智能美肤仪产业自主品牌，百富美专注于智能美容器械的研发、生产和销售，主要产销"智能美肤仪、清洁修护、智能美妆、医学器材"四大系列，力图通过科技的力量，让更多女性成为更美的自己。

（三）百绿盛

百绿盛是从事农业、生物、大健康、环保等领域最新科技成果产业开发、项目投资、产业运营、产业资本运作的综合性新兴产业公司。

（四）森赛生物

森赛生物，即深圳市森赛生物科技有限公司，是一家利用基因工程及重组蛋白技术、纳米药物技术以及毛细管 HPLC 柱制备技术，进行研发、生产、销售生物酶制剂系列产品及关联产品和纳米疫苗系列产品的高科技生物公司。

三、模式创新情况

（一）产业融合发展

百绿盛以"产业优先"为核心策略，秉持"全球技术，中国智造"的理念，将互联网、物联网、大数据、人工智能、区块链、量子技术等与农业、种业、生物、健康、生态、环保、海洋等产业融合，建立产业技术、产业金融、产业数据、产业供应链综合服务平台，以聚集、孵化、联合等多种产业地产模式建设创新创业孵化园、产业聚集区和产业总部基地。创新建立了产业平台服务、产业地产聚集、产业投资合作、产业运营管理的全新产业发展模式。

（二）聚焦科研发展

BiosolutionOne，Inc 公司是深圳市森赛生物科技有限公司在美国的科研基地，是森赛生物在美国从事科学研究、科技合作与交流的平台以及国际贸易的窗口。在美国的研发中心及实验室拥有国际先进的实验设备和一流的科研团队。公司的研发和科技实力已达到国际一流水平，开发出的多种酵母脂肪酶表达系统已达产业化水平。

四、发展规划

未来，华源健康将聚焦宝龙国际健康产业城与惠州医疗大健康产业园的运营，打造大健康产业的一流品牌。

（一）宝龙国际健康产业城

宝龙国际健康产业城是深圳市重大扶持项目，位于深圳龙岗宝龙街道，总占地约 3.1 万平方米，总建筑面积约 17 万平方米，由华源健康产业投资集团投资打造，以大健康产业为主导，引进国际健康产业高端人才、先进技术及设备，构建以生物医药、智能健康制造、健康服务、AI 医疗等为核心的高端健康产业硅谷。

服务模式以先进的科技信息化手段，搭建线上线下无缝衔接的高效产业园区 O2O 运营服务平台，线下通过"园区运营服务中心"等核心载体，标准化建设运营服务、展示体验、商务培训等实体运营平台，带给园区客户全新的服务体验。线上依托智慧园区运营服务网，在宝龙国际健康产业科技城打造信息交互平台、金融服务平台、商务服务平台、人力资源平台、产品路演平台、政务服务平台、物业服务平台等七大园区服务平台。

宝龙医疗大健康产业智造基地按照国际健康产业高标准规划，以医疗健康养生服务为主题，以生物医药、医械制造、健康养生、产业基金体系为核心，构建集孵化、总部、教育、实验、检测、展销、生活、商业配套于一体的多功能产业活力社群，打造生态化、集约化、专业化的国际一流现代生物医药产业智造基地。将吸引一批有潜力做大做强的医药健康企业入园，以技术、资金、管理、人才等方面的扶持，使其快速发展成为产业大型企业，形成一条闭环的医疗产业链。

（二）惠州医疗大健康产业园

依托华源·深圳宝龙国际健康产业创新中心的创新研发，联合华源·深圳宝龙国际健康产业创新中心的企业，以及深圳市健康产业发展促进会会员企业单位，在惠州共同打造一个多元的医疗产业生产基地，打造一条闭环的医疗产业链。该项目将建设成为聚集国内外研发机构、科技成果、人才队伍，建立高科技产业综合大平台，打造国际医疗器械产业硅谷。

惠州医疗大健康产业园主要功能包括：医疗器械产业化总部基地功能、产业化系统平台功能、科技成果产业化和创新企业孵化功能、智慧智能装备智造功能、产业金融创新功能、科技产业化开发体系、科技产业园区运营功能。

惠州医疗大健康产业园项目将带来社会效益如下。

（1）对推动区域产业升级转型和城区"产学研融合"的发展有积极效应，加快培育发展新动能，壮大新产业新业态，重点在生物育种、智慧、生态环境、食品安全等领域，聚集国内外研发机构、科技成果、人才队伍，以创新思维和创新模式，将农业科技成果转化成应用技术、技术装备、先进生产力，使我国现代产业化达到国际领先水平。

（2）在惠州市政府产业政策支持下，借助惠州产业、科技、资本、人才等资源优势，建立一批现代农业产业科技创新中心和农业科技创新联盟，建立各类研发机构、测试检测中心、院士专家工作站，打造一批"星创天地"，实施智慧工程，推进物联网试验示范和装备智能化，建设国家高新技术产业开发区，成为惠州市建设创新型城市和培育战略型新兴产业的新引擎。

（3）通过高新技术转移的承接可带动更多高端产业入驻该片区，以及通过科研成果产业化所产生的经济效益及互联网金融平台的运作，带动农业上下游产业和周边产业的快速发展，从而产生良好的社会经济效益。

（4）通过大健康产业改变区域经济结构性价值，努力实现中医药健康养生文化、旅游、服务、制造产业的创造性转化、创新性发展，使之与现代健康理念相融相通，服务于人民健康，服务于健康中国建设。积极推动中医药走向世界，促进中医药等传统医学与现代科学技术的有机结合，探索医疗卫生保健的新模式，以国际化视野，从大健康角度助力中国梦，助力人类命运共同体建设。

第七节　深圳市环阳通信息技术有限公司

一、公司简介

深圳市环阳通信息技术有限公司（简称"环阳通"），是从事互联网技术、自助服务设备、软件系统研究、开发、生产、销售、工程及服务的专业化高科技公司。公司成立于2011年1月，注册于广东深圳，注册资金1000万元。

环阳通不仅拥有强大的智能设备设计团队和加工制造能力，而且拥有业务精湛的软件系统开发队伍，提供的不仅是产品和技术，更多的是项目实施管理和运营服务支持。400多人的逐梦团队，形成了完善的"研发—生产—营销—服务"网络。目前，环阳通的产品与解决方案已覆盖全国10多个省份、上百家医院，包含湘雅医院、湘雅二医院、常德湘雅医院、中国人民解放军南部战区总医院、南方医科大学珠江医院、罗湖医院集团、南方医科大学深圳医院、东莞人民医院、东莞东华医院、东莞康华医院等百余家大型三甲医院。

历经多年发展，环阳通在医疗产业形成了以智慧医疗、数字化医院、全院自助等发展模块为基础，以医疗大数据、"互联网医院+健康医疗"、"智能自助终端+医疗信息化"、智慧病房、数字化手术更衣系统、24小时智能药房、智能采血管理系统为核心的综合布局，以实现城市医疗服务信息化线下联动线上的跨越式发展，实现智慧医疗的智能化与信息化建设。

（一）企业文化

企业核心理念：稳健发展、开拓创新、笃守诚信、增强社会责任感。

企业精神：诚信、务实、敬业、创新。

质量目标：客户至上、精益求精、优质争赢。

核心技术：广泛吸收世界自助服务技术最新成果，独立自主、以自主研发融合创新来形成企业领先的原创级核心技术。

服务精神：满足和引领客户需要，建立完善的服务体系。

（二）合作伙伴

合作伙伴包括：湘雅医院、湘雅二医院、常德湘雅医院、株洲中心医院、南部战区总医院、南方医科大学珠江医院、罗湖医院集团、南方医科大学深圳医院、深圳恒生医院、东莞人民医院、东莞东华医院、东莞康华医院、汕头大学附属一医院、汕头潮阳人民医院、顺德中医院、顺德勒流医院、佛山三水人民医院、中山火炬开发区医院、茂名人民医院、徐州矿物总医院等。

（三）公司规模

环阳通有10000平方米的钣金配套、4000平方米总装线和1000平方米的研发与行政中心，年生产智能设备能力可达8000台。

目前拥有员工450人，其中大专以上人员350人，研发人员100人。

二、生产运营情况

（一）主营产品

1. 医院信息集成平台

环阳通医院信息集成平台是基于先进的分布式医疗信息集成引擎，采用统一的数据标准和服务标准，通过建立业务交换操作数据库ODS提供实时的标准化业务协同数据服务，实现医院信息系统之间的数据、服务和应用集成，从而实现医院内外系统的互联互通和医疗业务的闭环管理。

2. 全民健康信息平台

全民健康信息平台遵循国家健康信息化 46312 基本架构，以信息技术与业务深度融合为前提，支持建设省级、地级市、县级全民健康信息平台，依托电子健康档案和电子病历，支撑公共卫生、医疗服务、医疗保障、药品管理、计划生育、综合管理等 6 项业务应用，构建健康档案数据库、电子病历数据库、全员人口数据库 3 大核心数据库。

医疗健康大数据核心服务通过环阳通自主知识产权的数据共享与交换平台将大医院或区域中心医院、区县级医院和各社区卫生服务中心的信息系统连接起来，按照国家统一的标准和规范进行数据交换。在此基础上构建区域医疗协同的多个业务系统，包括：分级医疗和双向转诊、区域一卡通、区域影像中心、区域检验中心、区域病理中心、区域心电中心、家庭医生、区域居民医疗健康服务系统、区域远程会诊、区域慢病中心、区域行为监控等。同时，平台提供外部接口系统，为社保、银行、电商、药厂、支付平台、商业保险机构等第三方服务机构提供数据服务；通过医疗健康大数据核心服务，可以有效地为区域内的个人和家庭提供便捷的医疗健康服务；医疗卫生监管部门通过医疗健康大数据核心服务能够更全面地掌握区域内健康、诊疗、疾病及经济信息，为区域医疗规划提供数据支撑。

3. 互联网医院

互联网与医院有机结合是当前医院面临的核心问题之一，因此研究互联网对医院影响的问题就显得十分重要。环阳通信息通过对我国当前医院的发展现状进行分析，从理论和实践上正确认识和分析互联网对医院的影响，并结合我国医院所面临的市场化、全球化、信息化挑战的大环境要求，提出了我国医院布局"互联网+医院"的措施与对策。

基于医院现有信息化建设基础，结合互联网应用技术，建设"互联网+医疗健康服务平台"，开通线上诊疗和线上购药配送等服务，实现互联网医院建设。具体建设内容如下。

（1）以总院为建设主体，拟开通分诊咨询、延续护理、互联网门诊、电子处方、线上药房（药品配送）、线上随访等功能。

（2）在总院建设的"互联网+医疗健康服务平台"基础上，成立集中的检查检验诊断中心、专病管理服务中心。患者所需要的咨询、挂号、就诊、复诊、药品配送、康复、回访、家庭医生签约、三师共管、健康管理、增值医疗等一体化的服务均可依托互联网医院平台和线下集团内各级实体医院完成，实现区域内各级医疗资源的线上线下业务联动协作，推动分级诊疗和公共卫生服务的改革实践。

4. 便民就医服务平台

环阳通便民就医服务平台，依托微信公众号、支付宝生活号、手机 APP、小程序等，致力于打造全面全生命周期的健康档案，构建以患者为中心的面向诊前、诊中、诊后的全方位立体化服务体系，持续优化就诊流程、提高患者就医体验。

以微信公众号、支付宝生活号、手机 APP、小程序等为载体，区别于传统智慧医院单一的产品形态，为医院打造线上统一入网的同时，不断丰富医院的服务生态，满足患者多元化的就医需求。

5. 区域体检系统

环阳通区域体检管理系统依据医院体检业务的应用需求与实践进行整体规划与方案设计。系统规划考虑医院现有系统与资源的扩充与延伸，通过融合已有资源，完善与深化医疗信息化系统和业务运行及管理流程、路径。提高数据资源利用的深度与广度，从而建设一个面向大众、立足未来的高效率的电子工作平台，支持医院建成具有先进应用技术水平的数字化健康支撑体系。系统规划与设计遵循先进性、技术延续性和可持续发展性、技术的标准性和规范性、安全可靠的质量保证、实用性、伸缩性的系统体系结构、可维护性、高性能价格比等原则。

6. 医院统一支付集成平台

环阳通统一支付集成平台提供线上、线下丰富的支付入口（自助设备、收费窗口、手机 APP、微信公众号、支付宝生活号等），为患者、医疗机构、保险机构提供"医保+商保+自费"一站式医疗支付结算对账的解决方案。

构建医院统一支付集成平台，以应对支付渠道、支付场景多样化，自助设备/收费窗口/服务号/APP 等统一支付和统一对账。

7. 智慧医疗自助分诊系统

针对目前医院存在的就医流程不合理、低效率的现象，环阳通研发的智慧医疗自助分诊系统，用于配合人工服务，尽可能解决或缓解目前医院就医患者多、流程复杂、效率低下的突出问题。减轻医院的压力，提高医生的效率，将医生从简单重复的工作中解放出来。该方案在成功解决与 HIS 系统和银联支付、移动支付、社保卡支付对接的基础上，充分满足患者在医院自助建档、充值、挂号、缴费、查询与发票、凭条打印等需求，同时还能满足自助化验单打印、自助住院费用清单打印、病历本发放与打印等需求。

8. 数字手术室自助更衣系统

环阳通针对目前医院手术室的现状和需求推出的全流程智能化手术室自助更衣系统，实现了手术人员签到和签退、自动出衣、自动分配及回收储物柜、回收手术衣等功能。该系统以联网型智能更衣为基础，通过 RFID 芯片绑定医护人员信息，对进入手术室人员进行权限设置，同时手术室智能更衣终端采用红外线探测方法，实时监测柜内衣鞋存放状态，后台服务器通过智能更衣柜实现寄存状态联网监控、报表管理等功能。该系统对优化手术室更衣流程、缩短医务人员术前更衣时间、改善手术室环境、节约人力成本、提高服务效率具有积极作用。

9. 医院智慧病房

住院作为体现医院医疗服务水平和质量的核心环节，一直以来都是医院信息化建设的重点环节。而"智慧病房"是以医院为主的医疗机构在医院信息平台建设基础上，通过云计算、大数据、物联网、移动通信等技术，为患者在住院治疗期间提供医疗服务和健康管理服务，其目的是深度拓展医疗服务水平、改善患者就医感受。开展智慧住院建设是落实"互联网+医疗健康"发展意见、进一步改善医疗服务的重要措施，是医院参与电子病历系统应用水平分级评价、卫生信息互联互通标准化成熟度测评的重要方式。

智慧病房项目覆盖病房各流程，其主要内容如下。

（1）智慧病房交互平台：由交互平台软件及护士站交互大屏组成。

（2）护理业务智能化：由移动护理信息系统、智能床旁交互系统、临床移动终端及移动护理工作站组成。

（3）患者风险控制：由全闭环智能输液管理系统组成。

（4）医疗业务智能化：由掌上病房系统、移动医生工作站组成。

10. 24 小时智慧云药房

随着医疗信息化的不断发展，医院自身建设的信息系统也在不断完善，而先进的自动化设备越来越多地与成熟医院信息系统相结合，使医疗工作更加高效和规范。为了降低管理成本，提高药品发放的效率，缩短患者的取药时间，降低药师的工作强度，环阳通自主研发的自动发售药系统被引入了医院药房，采用制动化与信息化手段进行高效率配药、发售药。自动快速售取药机是应用 HIS 系统、网络通信设备、自动化药品存取设备对药品物流进行有效管理的系统。它通过程序控制和机电传输等手段，可以极大地提高药品的吞吐效率，降低差错率，节约场地，继而引发药房进出药流程的再造，带来管理方式的转变和运营模式的升级。

（二）重大项目建设

2019 年底，新型冠状病毒肺炎疫情暴发，国家为抗击疫情投入了大量人力、物力，尤其在医疗产业，无论是抗疫物资、医疗器械以及医院的信息化建设方面均投入较大。疫情期间，医院提出"无接触式服务"，环阳通针对医院信息化建设研发的线下线上产品，得到了医院充分认可，以下对 2020 年环阳通针对医院的重大项目建设做简要介绍。

1. 茂名市人民医院智慧医院项目

针对目前医院存在的就医流程不合理、低效率的现象，本项目对照项目需求，通过购置线下自助服务设备、搭建系统等方式，共投入 200 多台自助服务设备，配合人工服务，采用业务分流办理方式，解决或缓解了医院就医患者多、流程复杂、效率低下的突出问题，减轻了医院的压力，提高了医生的工作效率，将医生从简单重复的工作中解放出来，满足就医人群的需求，提高看病效率，充分体现了"无接触式服务"的服务模式。

项目投入近 1000 万元的建设资金，目前医院基本关闭人工窗口，设备放置在医院各个区域，如普通门诊、发热门诊、急诊、住院部、医技楼等，基本处于零排队状态。

2. 南方医科大学深圳医院自助服务项目

本项目的建设完全基于患者的视角考虑，以超越患者的期望作为系统设计导向，有效减少患者的排队次数，缩短就医时间，提高就诊效率，切实方便了患者就诊。

以服务质量和服务效率的提高为目标，减少患者在门诊就诊过程中的排队等候时间，收费大厅放置合适数量的自助服务机，达到无排队的效果。每个楼层均放置自助服务机，减少了患者在医院各科室往返的时间和就诊流程中不必要的环节，分流就诊高峰，从而构建便利、快捷、优质、高效的门诊就诊新流程。

系统设计充分利用当前较先进的信息化技术，以医院已有的信息系统为基础，与医院 HIS 系统进行对接，完成了门急诊自助系统和住院自助系统，从而有效整合和优化了就诊服务流程。

项目投入近 500 万元建设资金，目前医院基本关闭人工窗口，设备放置在医院各个区域，如普通门诊、发热门诊、急诊、住院部、医技楼等，基本处于零排队状态。

3. 解放军南方战区总医院便捷就医服务平台项目

针对目前医院存在的就医流程不合理、低效率的现象，本项目对照项目需求，通过购置自助服务设备、排队叫号系统、患者端移动平台、医生端移动平台、搭建系统等方式，配合人工服务，采用业务分流办理方式，解决或缓解了医院就医患者多、流程复杂、效率低下的突出问题，缓解医院的压力，提高医生的看病效率，充分体现了"无接触式服务"的服务模式。

项目投入近500万元建设资金，目前医院基本关闭人工窗口，设备放置在医院各个区域，如普通门诊、发热门诊、急诊、住院部、医技楼等，基本处于零排队状态。

4. 汕头大学附属医院、东莞康华医院、云南河口人民医院等互联网医院项目

2018年4月，国家卫生健康委办公厅颁布了《全国医院信息化建设标准与规范（试行）》文件，第一章业务应用的便民服务章节中明确了关于医院信息化建设的方向，提出建设医院互联网服务（咨询、预约、缴费、信息查询、医患沟通）、预约服务、就诊服务（排队叫号、导诊、导航、结算）、信用服务、陪护服务、满意度评价等。4月28日，国务院正式下发《关于促进"互联网+医疗健康"发展的意见》，明确允许依托医疗机构发展互联网医院，支持探索医疗机构处方与药品零售信息共享，探索放开院外处方和第三方配送，打通在线问诊、处方、药品配送到家全流程。

环阳通"互联网医院"以解决看病难为核心理念，通过全流程就医服务解决院内三长一短痛点，并结合分级诊疗解决院外医疗资源优化配置，解决了院内排队痛点，改善了就医环境，充分体现了"无接触式服务"的服务模式。

2020年，环阳通实施的互联网医院项目共计五个，医院投入金额近2000万元。

（三）运营服务方案

1. 项目实施

环阳通利用多年工程实施经验，划分阶段性的工程界面，定时提交工程进度情况报告，适时召开工程协调会，协调工程中有关各方的关系、分工与进度。

环阳通对项目的实施管理采用项目周报与服务周报的方式,对于项目的进度和质量控制通过报表来控制。

环阳通指派熟悉设备、经验丰富的技术专家和工程技术人员指导并参加系统设备的安装,并负责系统的调试、验收和开通工作;环阳通工程技术人员完全按照双方商定的工程内容和技术规范进行设备验收、安装、调试、验收和开通工作。

在系统开通后,运行期内环阳通负责系统的正常运行,并提供全面的技术支持。

2. 技术支持与售后服务管理

(1)服务体系。

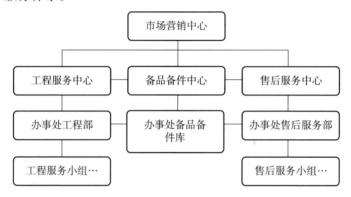

图4-1 深圳市环阳通信息技术有限公司服务体系

针对项目的实施和售后服务,环阳通组建了以工程售后服务部为中心、副总经理负责制的工程服务中心和售后服务中心;工程售后服务人员共计200人,其中本部售后服务人员100人。全国外派城市办事处经理73人(覆盖全国74个城市,预计8月可达到200个城市),根据项目情况在本地发展工程售后服务人员共计250人(见图4-1)。

(2)服务管理。

所有服务人员均经过统一专业技术、服务等培训,合格发证后方可上岗工作。

服务周报与员工周报管理。

备件由公司统一调拨,以保证配件的质量;及时补充各服务网点的备品备件库存,以保障服务备件的及时供应。

7×24小时服务。对客户提出的问题和要求需在5分钟内给予回复,1个小时内排除故障,恢复设备正常使用。

客户回访制度。不定期对客户进行回访，了解客户的设备运行、服务情况及客户新的需求，并对客户提出的问题与需求给予及时答复和解决。

（3）服务质量控制。

环阳通就其服务体系的质量监督与控制采用员工日志、服务周报、服务跟踪与服务监督等制度进行管理。每个项目从用户投入运行的第一天开始就以周报的形式进行跟踪管理，同时公司建立起完善的客户服务受理机制，由相关服务跟踪与监督部门对项目的各个阶段进行跟踪、监督管理，以确保整个服务环节的高效、有序响应。

（四）商业模式

环阳通的商业模式以产品与技术支持及服务相结合为核心，力求与客户建立长期的合作关系，以提升企业的持续盈利能力。所以，环阳通将全力改变传统的"买卖"经营模式，积极推进租赁与合作运营的商业模式。具体经营为 OED 与 AP 产品采用传统买卖的销售方式，主导产品采用买卖、租赁与合作运营相结合方式。

三、研发创新情况

（一）研发能力、创新能力

深圳市环阳通信息技术有限公司自成立以来，一直坚持科学发展观，将技术研发和人才培养作为公司的发展目标。

公司设立了专门的技术研发部门，依托中南大学医疗大数据研究院的技术支持，拥有经验丰富、创新能力强的技术研发团队。环阳通非常重视新产品以及周边配套模块的研发，一直坚持将每年 15% 销售额的资金投入新产品、新模块的开发。其中涵盖工业设计、结构设计、电子电路、程序设计、自动化控制、系统软件等专业领域，并取得优异的成果，获得了"广东省卫生信息化融合发展友好单位"的荣誉称号。

在产品研发工作中，公司根据科技发展和市场需求，加强与国内科研院所的交流合作，通过技术引进、合作开发等方式，使科研成果转化为生产力，为企业创造效益。

（二）研发成果

2019 年底，新型冠状病毒肺炎疫情暴发，在经济不景气的大环境下，环阳通没有停止对新产品的研发,其中 24 小时智慧云药房是研发的新产品,其情况如下。

1. 项目建设内容

24 小时新一代智慧云药房,由自助体检终端、自动售取药终端和自动售取药软件组成,主要能实现处方自助缴费取药(银行卡缴费、预交金缴费、医保卡缴费、移动支付)、处方药自助取药、非处方药自助售药取药等功能。24 小时新一代智慧云药房将计算机技术、自动控制技术、现代物流管理技术和信息技术与医院信息系统(HIS)、自动化设备进行数据无缝对接,实现了药品分拣、调配、发药从人工化向智能化、自动化转变。24 小时新一代智慧云药房主要由计算机控制系统、传送系统和储药系统 3 部分组成。

2. 项目建设规模

本项目研发及前期投入 1000 万元,于 2019 年 4 月启动,主要研发的是 24 小时新一代智慧云药房。2020 年 3 月项目完成,并于 2020 年 7 月投入市场,产品首年可为企业带来新增收入 3000 万元,利润 120 万元,实现年新增税收 90 万元。产品投放市场后,未来三年的经济效益保守预算 2000 万元,利润 800 万元,实现三年新增税收 600 万元。

3. 项目运营模式及应用推广

合作运营模式:通过设备投资与用户建立合作运营的方式盈利。该模式避免了客户所涉及的资产投资问题,有利于业务拓展,与客户方的合作关系十分紧密。客户既不必担心投资,又不必担心业务拓展和设备的维护等事宜。这种合作关系虽然黏合度较高,易形成长期的持续合作关系,具有较强的市场竞争力,但存在资金投资风险,这就需要较高的专业水平和对客户方业务的驾驭能力。合作运营模式将是该项目的主要商业运营模式。

4. 项目技术标准、技术方案及采用的新设备新技术新模式

24 小时新一代智慧云药房是一个多层结构的实时交易系统,系统从总体网络结构上分为自动售取药设备层、医疗自动售取药软件应用服务层和外部接口层三个层次;从业务逻辑处理上分为系统展示层、业务实现层、数据存储层、外部接口通信层。软件系统采用 B/S 架构,面向对象设计,基于 JAVA 技术开发,实现软件系统与硬件的无关性和跨系统操作。项目将计算机技术、自动控制技术、现代物流管理技术和信息技术与医院信息系统(HIS)、自动化设备进行数据无缝对接,实现了药品分拣、调配、发药从人工化向智能化、自动化的转变。24 小时新一代智慧云药房主要由计算机控制系统、传送系统

和储药系统 3 部分组成。

5. 项目主要内容及技术路线

24 小时新一代智慧云药房由自助体检终端、自动售取药终端和自动售取药软件组成，主要能实现处方自助缴费取药（银行卡缴费、预交金缴费、医保卡缴费、移动支付）、处方药自助取药、非处方药自助售药取药等功能。

计算机控制系统由电脑主机、触摸式液晶显示器、条形码扫描仪、银联支付设备、诊疗卡阅读设备、社保卡阅读设备、身份证阅读设备组成，主要功能为录入药品通用名称、剂型、规格、生产厂家，自动生成药品唯一码信息；通过建立中间表，确定医院 HIS 药品码与储药系统中唯一码的药品对应关系；通过药品唯一码或条形码，控制加药信息，识别加药位置；每间隔几分钟系统自检显示库存不足的药品，提示加药；盘点时显示储药系统内的每种药品库存量，并可将数据导出。

传送系统由传送带、升降机组成，储药系统接到中间表传出的指令，传送出药品到传送带，再由传送带传送到升降机中。升降机根据计算机系统内程序的设置，将药品传送到自动售取机取药口。

储药系统包括盒装储药设备、异形药品储药设备和拆零智能药柜，它们分别存储外包装尺寸及重量符合条件的药品。盒装储药设备和异形药品储药设备由若干组轨道组成，采用密集的斜槽模块储存药品，储存量大，内部配置温度、湿度恒定控制系统；拆零智能药柜由若干个抽屉组成，接受控制指令自动弹开。储药系统采用批量出药技术，并带有光电计数器，精准统计发出药品的数量。

（三）知识产权成果

公司拥有多项知识产权成果，如表 4-2 所示。

表 4-2　公司知识产权成果

类别	成果名称
计算机软件著作权	银医通监控平台系统 V1.0
	统一支付对账平台 V1.0
	便民就医服务平台 V1.0
	环阳通便民服务终端应用软件 V1.0
	环阳通自助服务软件 V1.0
	医疗自助终端运营管理系统 V1.0

续表

类别	成果名称
计算机软件著作权	环阳通自助医疗应用软件 V1.0
	环阳通自助终端管理软件 V1.0
	环阳通自助售票机应用软件 V1.0
软件产品登记证书	环阳通自助服务软件 V1.01
高新技术企业证书	2017 年 10 月 31 日被认证为深圳市高新技术企业
ISO 质量管理体系认证证书	质量管理体系符合 GB/T 19001—2016/ISO 9001：2015。该质量管理体系认证所覆盖的范围为自助服务终端机的设计、生产和销售
3C 认证证书	中国国家强制性产品认证证书
专利证书 5 个实用新型专利 4 个外观设计专利	一种支持多种形式支付的自助发卡终端
	一种化验报告的自助查询打印系统
	一种新型双面医疗多功能自助终端
	一种自助发卡系统
	一种自助挂号系统
	自助发卡充值终端
	自助挂号缴费终端
	自助检查化验报告单打印终端
	自助发卡终端

四、产业地位和发展规划

（一）公司所在医疗 IT 应用产业发展情况

医疗 IT 应用产业是医疗健康产业的重要分支，医疗健康产业的发展推动了医疗服务产业发展，而医疗服务领域是医疗健康产业未来的亮点以及支柱性分支产业。以医疗服务业为代表的现代健康服务业，不仅日益成为医疗健康产业的重要组成部分，也成为现代服务业的一个新的增长点。

中国是世界人口第一大国，庞大的人口基数以及快速增长的老龄人口带来了持续增长的医疗服务需求。全民医疗健康因与国家战略密切相关，得到了历届政府的重点关注。

国家层面的医疗服务投入及要素供给持续增加以满足医疗服务的需求。然而，如同美国、英国等发达国家面临的问题一样，没有一种医疗体系是完美的，我们的医疗服务体系在医疗服务需求及供给双重增加的情况下，依然呈现"看病难、看病贵"的问题，医疗服务的供给端与需求端出现矛盾。

1. 医疗服务需求加速释放

个体是接受医疗服务的单位，人口总数的增加是推动医疗服务需求上涨的第一要素，而产业需求的增长推动整个医疗服务产业的快速发展。我国是世界人口第一大国，尽管受过往计划生育政策等因素影响人口自然增长率已呈逐年下降趋势，但是总人口数依然持续上升，各类医疗机构就诊人数相应增长。

据研究，医疗服务需求的持续快速增长与老龄人口的增长有更为密切的关系。截至2014年底，我国65岁以上的老龄人口已超过1.3亿，比例达到10.1%，我国已成为世界上老龄人口最多的国家。根据《国家应对人口老龄化战略研究》课题组的估计，2025年我国老龄人口将突破3亿。北京大学国家发展研究院的研究表明，65岁以上老年人口组的年均医疗费用远高于其他组别的人群，这也说明老龄人口对医疗服务消费较其他组别有更明显的推动作用。

在总人口数及老龄人口数持续上涨的双重推动下，我国医疗服务需求不断释放，个人卫生支出持续上涨。2015年，我国个人卫生支出已达11992.65亿元，对比1990年的267.01亿元，年均复合增长率达16.44%。

2. 医疗服务供给持续增加

医疗服务需求持续快速增长的同时，国家从卫生投入、医疗服务机构以及医疗人员等三个层面增加供给以能满足日益高涨的医疗服务需求。

（1）政府持续加大卫生相关投入。

政府投入是医疗服务产业发展的关键推动力。近年来，政府在医疗领域的投入持续增加，政府卫生支出由2010年的1552.53亿元增至2019年的12475.28亿元，年复合增长率达23.17%；占卫生总费用比重从2005年的17.9%增至2015年的30.45%。

（2）医疗机构数量及床位数持续增加。

政府持续性的医疗投入，提升了医疗服务机构数量以及床位数，创造了更多的医疗服务供给。2010—2019年，我国医疗机构数量年均复合增长率为1.09%，同期医疗机构床位数年均复合增长率为7.62%。

3. 医疗资源的供需矛盾

中国医疗服务市场巨大，并由此带动医疗保健和相关服务业的发展。然而，在医疗服务市场红火发展的外表下，持续的"看病难、看病贵"问题成为阻碍我国医疗服务市场健康发展的难题。造成这一问题的根本原因是医疗服务供给增量无法满足过快增长的医疗服务需求，现阶段我国医疗服务市场呈现如下几方面的矛盾特征。

（1）医疗资源总量不足。

虽然我国医疗服务资源的供给量逐年增长，但医疗资源总量仍不足。从国际比较看，尽管我国卫生总费用持续增加，但是占 GDP 的比例一直相对较低，卫生总费用不足。

（2）医疗资源分布失衡，医疗服务的社会公平性差。

医疗资源的地域分布不合理加剧了医疗服务供需矛盾。大规模的综合型医院一般分布在经济发达地区，医疗资源的地域分布不均，转诊制度未能有效执行，促使基层的病患向经济发达地区转移，导致基层医疗体系无法发挥作用。

4. 提升基层医疗机构服务比例，改善医疗资源结构

新医改意见同时提出，"健全基层医疗卫生服务体系，加强基层医疗卫生机构建设……逐步建立分级诊疗和双向转诊制度，为群众提供便捷、低成本的基本医疗卫生服务"。

2019 年 11 月底，国内共有医疗机构 101.4 万家，相较同期总数的 100.4 万家增加近 1 万家，医疗机构增加迅猛，但信息化建设还比较滞后，特别在 2020 年的疫情期间明显展现出来。

（二）公司所在医疗产业的市场地位

环阳通在医疗健康领域积累了丰富的医疗产业信息化系统研发经验，是医疗信息化与智能化综合解决方案提供商的高科技企业，环阳通是中国知名的医疗健康服务品牌。环阳通的线上平台为大众提供最好的寻医问诊、预约挂号、医患互动、就医点评、健康管理等互联网医疗服务，而且致力于线下联动线上，打造完整的诊前、诊中、诊后全流程服务闭环。

环阳通的医院信息化服务已得到卫生行政主管部门的高度认可。环阳通拥有医疗产业软件著作权 30 多个，发明专利 5 个，经营的一系列产品享誉全国，拥有各级代理商及合作伙伴 300 多家，在长沙专门设立了子公司。

（三）公司在本产业的核心竞争优势

1. 公司具备的资源优势

环阳通不仅拥有强大的智能设备设计团队和加工制造能力，而且拥有业

务精湛的软件系统开发队伍，提供给客户的不仅是产品和技术，更多的是项目实施管理及系统运营服务支持。环阳通的优势资源有：自主技术与创新思维，强大的研发与加工制造能力，丰富的机具设备供应链，快速响应及应急处理机制，精细、负责任的售后服务管理。

深圳环阳通信息技术有限公司位于海天蓝宇科技工业园，与深圳龙华新区大浪街道接壤，两公里范围内接驳机荷高速、龙大高速、福龙路，15分钟可到达龙华新区区政府、深圳北站、福田区、宝安国际机场；处于龙华、石岩重要的交通要塞，位置显赫，交通快捷、方便，产业配套齐全。

2. 公司完善的管理优势

（1）全面贯彻 ISO 9000 质量管理体系。

（2）完善的员工薪酬激励制度与社保福利制度。

（3）主要管理与涉密人员的技术与商业保密协议。

3. 公司从事类似产品领域的年限优势

深圳市环阳通信息技术有限公司从事类似产品领域的年限为9年。

4. 公司的研发能力、创新能力优势

深圳市环阳通信息技术有限公司自成立以来，一直坚持科学发展观，将技术研发和人才培养作为公司的发展目标。公司设立了专门的技术研发部门，依托中南大学医疗大数据研究院的技术支持，拥有经验丰富、创新能力强的技术研发团队。公司非常重视新产品或新工艺的研发，每年在研发上都有非常大的投入，并获得了优异的成果，且申请了多项专利；在产品研发工作中，公司根据科技发展和市场需求，加强与国内科研院所的交流合作，通过技术引进、合作开发等方式，使科研成果转化为生产力，为企业创造效益。目前，公司研发了以全民健康信息平台、医院统一支付和对账平台、"智能自助终端+医疗信息化"、智慧病房、数字化手术更衣室、24小时智能药房为核心的综合布局，以实现城市医疗服务信息化线下联动线上的跨越式发展，致力于打造智慧医疗的信息化建设。

研发管理程序：①技术部接到研发指令要求后，组织设计研发小组，确定设计负责人，制作研发设计计划，编写《设计开发计划书》。②设计负责人根据设计计划书，按照产品的特点及要求，确定各项技术接口的内容，并将技术接口传达给各设计人员，编写《设计开发输入清单》。③设计人员根据设计输入进行产品方案设计，由技术副总召集公司相关人员执行。

（四）公司未来3~5年发展规划

1. 形成规模效益

企业能否持续发展最根本的是产品质量，好的产品为赢得好的市场创造先决条件。环阳通将充分借助在产业中的资源和影响，做大产品 ODM 及 AP（代理/招商）市场，从而提升产品研发、制造水平和能力，并快速形成规模市场，打造产业内的影响力。采用产业化运作，实施大生产、大制造规模化经营。

2. 加强品牌效益

通过提高智慧医疗、数字医疗的信息化与智能化的设备、系统软件、平台软件项目的服务质量，打造产业影响力，主导产业市场，形成品牌效益。

3. 走"产学研"相结合道路形成技术核心，拥有核心技术

与中南大学合作，促进企业核心技术研发和科技成果转化，打造企业核心竞争力。

4. 面向国际市场，走国际化道路

环阳通在做大做强国内市场的同时，积极开拓海外市场，扩大市场影响力。一方面，锻炼队伍，提升企业管理和国际化水平；另一方面，扩大企业的市场规模和品牌影响力。

5. 规范化管理

规范化管理包括规范公司的制度管理、流程管理、质量控制管理、知识产权管理、激励与考核机制管理等。

第八节　深圳市全药网科技有限公司

一、公司简介

（一）海王集团简介

海王集团股份有限公司1989年创办于深圳，致力于打造以用户终身健康为目标的大健康产业生态圈。海王集团业务覆盖医药健康产品研发、制造、流通、零售、互联网健康管理等全产业链。2019年，集团销售规模达到774亿元，员工3万人，综合实力在中国医药产业位居前列。

品牌价值领先。海王集团打造的"海王"品牌是中国医药健康产业最具影响力的品牌，连续16年高居中国医药产业品牌价值榜首。2020年，"海

王"品牌价值达 915.68 亿元。

创新能力突出。海王集团拥有国内领先的医药产品自主创新能力和完备的研发体系。拥有院士工作站、国家级技术中心、国家高科技研究发展计划成果产业化基地、博士后科研工作站等国家级研发平台。在抗肿瘤、心脑血管、海洋药物等领域新药研发成果丰硕，并在一类新药研发方面实现重大突破，如在美国 FDA 进行临床研究的新型肿瘤血管阻断剂氟洛比林（HW130 项目）和在美国 FDA 进行二期临床的中药现代化项目海王虎杖苷注射液。

商业模式创新成果丰硕。通过商业模式创新，海王集团的医药商业和连锁药店业务发展迅速。海王医药商业流通 2018 年销售规模约 550 亿元，网络遍布全国 20 多个省市。海王星辰连锁药店遍布国内 70 多个大中城市，直营门店近 3000 家，直营门店数量、销售规模和纳税额均连续多年位居产业前列。

医药 O2O 创新模式。2019 年 8 月，海王集团推出"易点药"平台，通过线上下单、实体药店配药的模式，把降药价成果推向全国，让更多老百姓都能吃上更便宜的放心药。初步测算，这种模式能够为长期用药的患者节省平均 30%～50% 的买药费用，实实在在地解决"吃药贵、看病贵"的问题。

《健康中国 2030 规划纲要》已正式颁布，健康产业迎来重大发展机遇。海王集团将乘势而上，专注医药健康产业，坚持技术创新和商业模式创新并重，深化创新，苦练内功，向世界 500 强目标不断迈进。

（二）全药网简介

深圳市全药网科技有限公司成立于 2015 年 6 月 9 日，是海王集团股份有限公司顺应国家医改政策提出的公立医院药品集团采购新模式，注册资本 1.37 亿元。深圳市全药网药业有限公司（以下简称"全药网"）成立于 2016 年 6 月 15 日，是全药网科技的全资子公司、药品集团采购的运营主体，注册资本 1.5 亿元，是一家快速成长的"互联网+医药"创新型企业，自成立以来发展迅速，2019 年全药网位列当年深圳企业 500 强第 117 位。

作为全国首个市场化的 GPO 药品集团采购组织，全药网建立了高效运转的药品采购供应服务体系和高标准质量管控体系，在实践中探索出了一套标准化、模块化、产品化和属地化的"互联网+"药品采购解决方案。全药网通过药品的谈判议价、采购供应和服务运营等专业服务，建立健全了上线地区药品供应保障体系，以降低药价作为突破口，促进了"医药、医保、医疗"

三医联动的综合医改。全药网拥有业界领先的数据量超百万条的医药大数据库，可实现数据储存、数据查询、数据应用、数据分析、数据挖掘五大功能；完全自主知识产权的互联网议价、谈判、交易和服务平台；药学、数据分析、互联网等专业人员占比近 50% 的人才队伍，公司下设质量管理部、采购部、销售中心、物流中心等 8 个专业部门，医药专业人员占比 63%，专业技术人员占总人数的 23% 以上。全药网建立了完善的物流体系，按现代化医药物流标准建设的医药物流仓库总面积近 8 万平方米，在广东省内深圳、肇庆、河源、珠海、梅州、茂名等地已拥有 7 个物流中心，在黑龙江省、吉林省拥有 2 个物流分仓，可支持年销售额 300 亿~500 亿元。

截至 2020 年 7 月，作为药品跨区域采购联盟改革的推动者，全药网平台已在全国多个省份的 20 个城市上线，共服务医疗机构 2439 家，与全国 882 家药品生产企业建立直接采购关系。其中，广东省 21 个地市中的 16 个城市选择在全药网平台进行药品采购。广西梧州、新疆石河子、黑龙江哈尔滨以及吉林省长春、吉林、延边等地市也已启动试点，湖南、陕西等省的多个城市也在沟通合作。平台销售规模呈现快速增长的态势，2017 年 21.2 亿元，2018 年 76.49 亿元，2019 年达到 147.89 亿元，全药网平台总成交额目前已突破 340 亿元，每月成交额稳定在 15 亿元左右，全药网平台已成为广东省主要的药品采购平台之一。

二、项目背景

党的十八大以来，以习近平同志为核心的党中央一直高度重视药价和药品的供应问题。2017 年 10 月，习近平总书记在党的第十九次全国代表大会上强调，"全面取消以药养医，健全药品供应保障制度"。2015 年 2 月，国务院发布《关于完善公立医院药品集中采购工作的指导意见》，提出要"借鉴国际药品采购通行做法，鼓励地方结合实际探索创新"。而西方发达国家市场化的药品集团采购模式（Group Purchasing Organization，GPO）是药品采购的主流模式，在美国已经有近 110 年的发展历史，通过专业的第三方药品集团采购组织谈判议价和带量采购，可有效降低药品价格。全药网在借鉴国际药品采购经验的基础上率先进行了中国 GPO 模式探索，为降低药价和保障药品供应探索出了一条新的市场化道路。全药网顺应国家医改政策的发展方向，以"降药价、惠民生、促医改、兴产业"为目标，建立了一套科学、高效、透明的药品供应新体系，在降低虚高药价、保障药品供应、提高合理用药水平、杜绝权力寻租空间等方面取得了突出成效，与传统招采平台形成了有效互补的格局，有利于充分竞争、激发降价动力，符合中央"放管服"的改革方向。全药网 GPO 模式符合国家对药品采购事业的发展方向，得到了国务院、多省市政府领导的高度关注和支持。

（一）国家鼓励推行跨区域集团采购模式

2019 年，国务院深化医药卫生体制改革领导小组发布《关于以药品集中采购和使用为突破口进一步深化医药卫生体制改革若干政策措施的通知》，该通知明确"各地要依托省级药品集中采购平台，借鉴国家组织药品集中采购和使用的经验，采取单独或跨区域联盟等方式，在采购药品范围、入围标准、集中采购形式等方面加大改革创新力度，形成国家和地方相互促进的工作格局，鼓励探索采取集团采购、专科医院联合采购、医疗联合体采购等方式，鼓励非公立医疗机构、社会药店等积极参与，共同推动形成以市场为主导的药品价格形成机制"。全药网创新性地通过集团采购模式，组建了影响广泛的跨区域药品集团采购联盟。

（二）广东省支持各地市总结推广深圳经验

在国务院的指示下，全药网 GPO 改革得到了广东省政府的大力支持。自2017 年底以来，广东省政府多次发文总结"深圳经验"，支持全药网 GPO 平台发展成为服务全省的药品采购平台。2017 年 11 月，广东省人民政府办公厅发布《关于印发广东省进一步深化基本医疗保险支付方式改革实施方案的通知》（粤府办〔2017〕65 号），该通知明确提出"总结完善深圳市药品集团采购做法，坚持集中带量采购，合理管控药品价格"。2019 年 3 月，广东省人民政府发布《关于加快推进医药卫生体制改革政策落实的通知》（粤府办〔2019〕7 号）提出，"深入总结推广深圳药品集团的采购经验，建立'政府引导、市场主导、专家遴选、带量谈判'的采购模式"。发文同时强调，"充分发挥药品集团采购降药价、保供应的灵活便捷优势"。

（三）全药网成为具有影响力的省级药品交易平台

全药网 GPO 模式和成效得到了社会的广泛认可。广东省人民政府多次发文支持全药网（即深圳平台）成为省内可推广使用的药品交易平台。鼓励医疗机构在省、广州、深圳三个交易平台开展药品采购。其中，《关于印发广东省进一步深化基本医疗保险支付方式改革实施方案的通知》（粤府办〔2017〕

65 号)、《关于印发广东省深化医药卫生体制改革近期重点工作任务的通知》(粤府办〔2018〕44 号)、《关于印发广东省深化公立医院综合改革行动方案的通知》(粤府办〔2018〕52 号) 及《关于加快推进医药卫生体制改革政策落实的通知》(粤府办〔2019〕7 号) 等政策均指出,全省所有公立医疗机构可以市为单位自主选择省、广州、深圳三个交易平台开展药品集团采购。

在国家、广东省和各省市的大力支持下,全药网已构建起以深圳为中心、在全国范围内跨区域运营的药品供应服务体系。

三、创新情况

(一) 全药网改革创新机制

1. 政府定规则

由市政府及市主管部门制定改革总体方案和管理办法,搭建监管平台,开放申诉渠道,对全程进行强有力的监管。2018 年 6 月,由深圳市卫生计生委联合多个部门共同发布"两法一规"(即《深圳市公立医院药品采购组织管理办法(试行)》《深圳市公立医院药品采购目录管理办法(试行)》《深圳市公立医院药品采购规定(试行)》),全药网作为深圳市药品集团采购改革的运营主体,严格按照"两法一规"相关要求,遵循"政府定规则、医院提需求、谈判降价格、专家评质量"的基本做法,有序推进改革的各项工作。

2. 医院提需求

由公立医院上报用药需求,在控制奇异规格和剂型基础上对目录进行压缩,目录由原有 2451 个品规压缩到 1645 个品规,"瘦身"比例达 32.89%。药品集团采购目录第一批包括常用低价药、妇儿专科药、急救抢救药,以及市场供应短缺的药品。药品集团采购目录第二批包括全市公立医院在广东省药品电子交易平台采购总金额排名前 80% 以内的药品。药品集团采购目录由医院药学、临床医学等专家组成市公立医院药事专家委员会,在合理用药分析、系统性评价的基础上,结合临床用药实际对目录进行制定和评价。

3. 谈判降价格

全药网基于大数据决策系统和内部流程化管控体系,保障数据分析、谈判策略、分组议价、价格联动等四大环节稳定运行,在保障生产企业利益的同时,有效挤出虚高药价。全药网通过对全国 16 万多条药品品规信息进行梳理,并按照销售金额排序,综合分析同药理、同通用名、同剂型、同规格在当地的临床使用情况及各省市中标情况，以及依托合理用药数据库，对医疗机构药品使用数据进行分析，严控奇异规格和剂型，提出合理用药建议。通过对销售排名前500的品种中且占80%销售额的数百家厂家进行"一厂一策"分析，对关联品种进行"一品一策"分析，与上游厂商进行有效的谈判，大幅降低虚高药价。

4. 专家评质量

通过双专家评审制度，公立医院专家对药品目录谈判结果进行最终审议并决定是否采纳，有效把控临床用药的质量和效果。第一轮专家评审小组由研发、质检、生产、市场、管理等方面专业人员组成，从药品质量管控、企业规模、供应能力、报价等方面对入围企业进行评审，形成初步意见。第二轮专家评审小组由政府主管部门组织公立医院的药学和临床专家，从临床疗效、质量等方面进行综合评定，形成拟成交结果。拟成交结果经在官网公示无异议后确定为成交品种，并在官网公布最终成交结果。

政府、医院、专家和GPO组织责任分工明确，公立医疗机构在药品采购中的主体地位和参与度大幅提升。

5. 采购保供应

全药网通过数据分析预警、分类灵活采购、全供应商资源、库存安全管理等方式，保障了药品特别是临床急短缺药品的及时供应。一是数据分析与预警，全药网通过收集分析历史用药数据，预测终端用药需求，特别是针对采购困难品种建立完善的短缺药清单和预警机制，全面保障药品供应。二是分类灵活采购，全药网基于"量价挂钩、款价挂钩"的原则，通过包销、批量订货、电子订单等方式，采取短缺药品多渠道、高库存的方式提高效率、保障供应。三是拥有全供应商资源，全药网目前已与国内外近1500家生产企业建立了合作关系。截至2018年9月，国产企业开户率高达100%，合资企业开户率达98%。四是库存安全管理，全药网针对不同的情况建立不同的应对机制，第一批保障药安全库存设定不低于3个月，对原料紧张、生产企业阶段性生产的品种，保证不低于6个月的安全库存。通过上述方式及手段，相比传统平台药品采购模式，全药网GPO模式大大提高了各地区药品的供应保障率。

6. 服务提效率

全药网拥有提供7×24小时服务的专业药事服务团队，可实时同步药品流通全流程信息、跟进订单48小时满足率、协调急短缺品种及时供应、搭建企业沟通桥梁、跟进药品的售后服务、协助培训操作系统等服务，全药网及时高效的供应链药事服务极大地提升了医院药品采购的运作效率，全药网优质、高效的药品采购服务，得到了各地医疗机构的肯定。全药网以保障信息安全为基础，以用户需求为出发点，依靠自身开发团队自主研发一体化平台系统，实现开发、采购、交易、结算、监管一体化，也满足了系统迭代升级高效、跨城市部署迅速、功能拓展性强，满足生产企业、配送企业和医疗机构多样化、差异化的使用需求。全药网以丰富的运营经验和先进的互联网信息化能力，为各省、市医保部门提供了药品使用监管平台，为药品的合理使用及医保资金的高效管理保驾护航。同时，平台还为上千家医药企业提供了供应链金融、保险等优质、便利、可持续的功能服务。全药网平台通过专业的第三方服务，获得了政府、生产企业、配送企业、医疗机构的广泛认可。

（二）全药网模式实现巨大社会效益

1. 促进合理用药，减少药费支出

全药网 GPO 模式充分发挥"带量采购"优势，通过降低药品流通过程中的营销成本为降低药品价格腾出空间，医保支付标准与药价联动，减少了医保和患者的药费支出。依托全药网专业的谈判议价能力，经第三方机构上海市卫生和健康发展研究中心评估，深圳推行药品集团采购改革后采购目录内的 1645 个品种综合降幅达 21.99%，部分重大、慢性疾病的常用药降幅超过50%，一年可节约药费 15.16 亿元，大幅减轻了医保和患者的负担。经测算，参与深圳跨区域联合集中采购的城市也将实现药费的大幅降低。如通过全药网采购，东莞市 2018 年药品采购费用综合降幅为 18.59%，节省金额 3.96 亿元；2019 年综合降幅为 20.24%，节省金额 8.5 亿元，两年合计节省药品药费12.46 亿元。

2. 充分保障供应，提升服务水平

全药网利用数据分析预测需求，通过集中采购药品并维持合理库存以保障供应，药品供应更加及时高效。2019 年，全药网对保障性用药的采购供应率保持在 90% 以上。社康中心和偏远地区乡镇卫生院在全药网享受与大型三甲医院同等的采购目录和价格，用药需求得到了保障。由于环保标准提升，原料上涨、管控，工艺流程升级改造，在部分药品特别是市场短缺、药价飞涨的情况下，全药网仍严格按合同约定，维持原价并及时足量供应。全药网GPO 模式免去了医疗机构繁冗的议价和采购工作，使医疗机构真正回归诊疗服务定位。

3. 重塑流通环节，助力产业发展

GPO 模式改变了生产企业在流通环节传统的营销模式，有利于通过公开透明的规则和稳定优质的药品赢得市场。全药网的药品采购方案，在数据分析的基础上公平科学地开展议价，有利于保障生产企业的合理利益；全药网通过高水平的供应链管理能力，降低药品流通过程成本，同时提高了药品流通产业集中度，符合国家对药品流通产业的集约化要求。通过全药网公开、透明、高效的集团采购模式，有效地纠正了医药购销领域"带金销售"和"以药养医"的不正之风，大大促进了医药产业的健康发展。

4. 提升监管水平，促进综合医改

全药网 GPO 平台可供主管部门实时查询医疗机构药品交易数据，并定期形成月度、季度、年度综合性报告，使政府部门回归到监管的行政职责。医药产业获得综合监管，合理用药水平大幅提升，医保资金也有大量结余。全药网贯彻"两票制"文件精神，通过信息手段严格把控上下游的供应关系，杜绝了层层加价和"过票洗钱"的可能。深圳按照国家"控总量、腾空间、调结构、保衔接"的"腾笼换鸟"医改要求，从推行药品集团采购改革降药价压缩出来的 15.16 亿元药品费用空间中，腾出 8.13 亿元用于调整医疗服务价格，提高了中医类、诊查类、护理类、手术类等 761 项医疗服务项目价格，优化了公立医院收支结构，提高了医生的阳光收入。

5. 改革持续深化，社会广泛关注

2019 年 7 月 28 日，中央电视台对深圳药品集团采购改革进行了专题报道，指出深圳市探索药品集团采购改革推行三年来在降低药价、保障供应和优化服务等方面效果显著，人民网、新华网、光明网、学习强国、《南方日报》等主流官方媒体跟进报道。国家和省市有关部门领导也多次亲临调研，对改革给予了具体的指导。

作为药品集团采购组织，全药网将继续贯彻落实国家和省市深化医改的有关要求，严格按照有关法律法规和改革所确定的配套管理办法，做好药品供应保障工作，并不断发挥自身作为专业第三方在药品采购工作中的专业优势，推动药价合理回归，提升药品供应保障效率，助力医改工作不断取得新的突破。

四、发展规划

全药网作为现代健康服务业的一种全新业态，正迅速成长为医药大健康领域的平台级企业，上线短短三年多，平台成交总额已突破 340 亿元，具有巨大的发展潜力，也高度符合粤港澳大湾区规划中加快发展现代服务业的要求和目标。全药网未来将抓住中国深化医改的历史机遇，从行政主管部门、医疗机构、生产企业、患者的实际需求出发，提供完善的、多目标的客户解决方案，把医药健康服务做到极致。未来，全药网将从以下几个方面持续深耕，成为新时代海王集团腾飞发展的重要引擎，构建现代健康服务业的新业态，打造合作共赢的新生态。

（一）构建全国性跨区域药品集团采购联盟，为打造中国药品集团采购标准贡献深圳智慧

2020 年 3 月，国务院发布《关于深化医疗保障制度改革的意见》，指出要"坚持招采合一、量价挂钩，全面实行药品、医用耗材集中带量采购，以医保支付为基础，建立招标、采购、交易、结算、监督一体化的省级招标采购平台，推进构建区域性、全国性联盟采购机制，形成竞争充分、价格合理、规范有序的供应保障体系"。国家医疗保障局也多次发文鼓励地方探索跨区域采购联盟。全药网现有 5 省 20 城市跨区域联盟采购合作城市参与，打破了合作城市药品因行政区域划分出现的"价格歧视"现象，与国家组织药品集中采购改革采取的联盟采购的方向和要求高度一致。未来，全药网将随着药品集团采购业务的扩张而逐步形成全国的药品供应保障体系。在国家鼓励跨区域联盟做法的牵引下，全药网将进一步加快在全国拓展合作城市的步伐，将降药价的改革成果进行跨区域共享。全药网未来 3~5 年将立足广东省，不断完善医药采购供应管理一体化平台建设，不断强化自身在药事服务、医药大数据、医药信息技术等方面的优势，与全国多个省市开展联盟合作，大力推广药品集团采购模式。通过对各省市宏观经济环境、医疗机构用药情况、医保资金使用情况、医药卫生体制改革现状等进行深度研究，与各省市保持沟通交流，进一步扩大全国性的跨区域药品集团采购联盟，实现质量高、规模大、效益好的现代化药品集团采购联盟。

（二）优化基于跨区域药品集团采购联盟的大数据分析平台，发挥数据在药品供应保障中的支撑作用

近年来，我国政府高度重视、积极推进健康医疗大数据应用发展，陆续出台了《关于促进和规范健康医疗大数据应用发展的指导意见》《"健康中国

2030"规划纲要》等一系列政策文件，极大地激发了全社会加快健康医疗大数据应用发展的热情。广东省出台《新一代人工智能规划》，明确提出智慧医疗发展方向，并强调着重加强数据支撑共性技术攻关。在此指引下，深圳市政府高度重视健康医疗大数据产业的发展，提出要全面实施"互联网+"健康医疗益民服务，推进健康医疗大数据研发和应用，建设一批区域临床医学健康数据示范中心。

海王集团经过近30年的信息化建设，旗下的海王生物、海王星辰、全药网、国民健康云目前已经积累了从医药研发、医药生产到医药物流、医药流通、药店终端的医药全产业链的海量数据和信息基础，为研究和开发医药健康大数据奠定了坚实的基础。全药网将依托药品集团采购业务及海王集团系统内的医药、医疗终端大数据、信息技术，构建以医药管理咨询和医疗管理咨询为核心的医疗健康信息服务业和信息化、智能化的智慧医药供应链。依托于海王集团的海量数据基础和技术优势，全药网未来将继续深化"数据共享、数据挖掘、技术赋能"，实现"提升管理、创新模式、创造价值"的信息化发展战略，实现数据在药品供应保障中的支撑作用。

（三）建立高质量、高水平的医药供应链和药事服务标准，致力于打造我国药品供应保障体系的深圳特色

全药网在各上线地区拥有全天候、全流程跟进的药事服务团队。未来，全药网将基于"大平台，小前端"的战略规划，积极探索通过平台技术，在医药领域将"人、事、物"三者深度互联和物联化。在技术基础之上，坚持"以人为本"的核心作用，通过"以人才服务为根本，以信息服务促进健康产业发展为出发点和落脚点"的服务理念，进一步完善平台各项服务。为政府部门、医药企业、医疗机构等客户提供从医药供应链到综合药事的药品全流程周期管理服务。

1. 积极探索基于药品采购的智能监管系统

全药网平台是连接市场决定和政府作用的桥梁，不仅服务于市场利益主体在平台上的交易，同时服务于国家药品采购事业的行政建设。未来全药网平台将基于技术创新，发挥大数据沉淀及分析、报告自动化生成、药品采购使用监管预警等优势，研究基于药品采购使用监测、医保资金结算、医保资金监管预警的医保智能监控系统，进一步解决传统医药采购领域中采购效率低、信息不对称、监管缺少抓手等弊端，搭建"物流、资金流、信息流"数

据统一的端口，将数字化能力灵活运用于解决业务的监管问题，未来将大幅度提高医保基金使用效率及政府主管部门对药品采购事业的行政监管效率。

2. 持续优化基于药品流通的医药供应链服务

全药网将进一步优化基于平台操作、药品咨询、需求预测、订单处理、物流配送、存货控制、仓库管理、收货管理、退换货处理等一系列全流程、多元化、可追溯的医药采购及供应链服务，保障药品从医药企业到医疗机构的安全性和可及性。全药网将继续提升平台专业素质，通过引进技术支持、客服支持、战略支持等，深度了解并解决客户的实际需求，不断优化药品供应链解决方案，进一步提升药品供应保障能力。

3. 开发基于药品配备使用的综合药事服务

药品从医药企业流通到医院内部后，能否在院内进行有效管理是保障临床用药安全的最后一道关口。全药网未来将利用技术开发和客户黏性，创新性地开发医疗机构院内的药品采购、贮存、发放、调配、使用等全过程监测，构建院内供应链解决方案，加强院内药品使用情况动态监测分析，实现药品来源、去向可追溯。此外，作为专业的第三方组织，全药网将为医疗机构医师药师提供全面、客观、有价值的学术培训，包括对医保支付方式改革、国家基本药物政策、药物经济学原理、药品处方审核、临床药物应用、药品合理使用知识、国家组织药品集中采购政策等进行培训，实现医疗机构医师药师培训全覆盖，提高医疗机构药学服务水平和医疗服务质量。基于终端用户层面，全药网将利用平台互联网属性和医药专业，为医疗机构提供面向终端患者的"互联网+药学服务"平台，患者在平台上可实现指定医疗机构或医联体的家庭医生签约服务及临床综合评价，医疗机构则通过全药网提供的平台，为广大患者提供包括用药咨询、电子处方审核、药物治疗管理、重点人群用药监护、家庭药箱管理、合理用药科普、线下预约上门在内的多项临床服务，实现医疗机构对患者的全方位治疗服务和健康服务。

4. 进一步完善顶层设计，打造医药健康发展生态圈

根据国家医疗保障局和广东省医疗保障局的相关指导和具体政策措施，全药网将进一步借鉴国家组织药品集中采购的相关经验和做法，利用医保支付标准、医保支付结算、医保支付方式等工具，逐步优化使多方受益的招采规则和交易机制，最终为人民群众提供安全有效、价格合理的药品。同时，兼顾推动医药产业高质量发展，利用"科学、合理、公平、公正、透明"的药品招采规则，使所有进入平台的医药企业平等竞争，让各相关方的诉求在

这个平台上得到充分的展示和平衡，同时推动医药产业内的优胜劣汰，进一步提高产业集约度，促进医药产业向健康可持续的方向发展。全药网平台的最终目标是实现药品从生产企业到流通企业、医疗机构、零售药店，最后达到人民群众的全医药供应链价值。通过发展、共赢的理念，实现医药产业质量发展、协同发展、临床促进、医药创新等。

全药网将顺应"处方外流""医药分离"等政策动向，积极借助互联网、物联网、大数据、云计算等技术推动自身向现代供应链方向发展，并力求形成以资源共享、互融互通的医药信息平台为载体，以商业银行、信托、保险、担保等金融实体为依托，聚集药品生产企业、医疗保障部门、医疗机构、医药零售终端、消费者等要素，构建动态高效、共生共享、多方互赢的医药供应链生态圈，打造基于全产业链和用户闭环服务体验的共享平台。

（四）全药网发挥市场主体的创新优势，打造基于易点药的O2O医药健康服务创新平台

1. 易点药医药新零售项目背景

当前，国家正在力推医药分家和处方外流，医药零售终端将越来越多地承接处方药品的销售。受体制和消费习惯的制约，我国医药供应链终端零售药店一直存在两大突出问题：一是与药品价格已逐步回归合理的医疗机构相比，零售药店的处方药品种不全、药价偏高，进而导致承接处方外流能力不强；二是零售药店健康管理的信息技术化水平低，消费者对药店的黏性较差。另外，随着工业化、城镇化、人口老龄化进程加快以及受不健康生活方式等因素影响，以糖尿病、肝病、心脑血管、高血压等为主的慢性病呈现年轻化和快速上升趋势。慢性病药的药价和健康管理关乎民生，利用信息技术和商业模式的创新降低零售药店的慢性病药价格、提高健康管理水平，已经成为医药零售端吸引客流的重要手段之一。

在此背景下，海王集团根据政策发展的要求不断创新，推出了面向零售药店和患者的C端平台——易点药，在公立医院药品集团采购面向B端的基础上，探索零售药店的药品集采，未来依托易点药平台积累的用户和医药大数据，将可实现用户全健康周期的全面管理，打造一个医药健康的生态级企业。在全药网GPO业务的基础上，通过易点药项目加快研究和完善新型医药O2O模式，通过全药网B2B、易点药B2C双向业务形成协同、共生发展，最终实现医药健康服务闭环和目标人群全覆盖。

2. 易点药医药新零售业务发展战略

深圳市易点药健康服务有限公司（易点药）整合了医药生产、流通、零售和互联网的全健康产业资源，依托全药网、海王星辰、海王生物三大药品供应体系进行药品采购和业务运营，直接面向终端用户提供医药和健康服务。易点药以"线上咨询+预约，线下销售+服务"的方式，使用户能够便捷地在附近的零售药店获得公立医院处方药、常用 OTC 产品及其他健康产品，让用户在更短的距离、更少的时间内，买到更便宜的放心药。同时，易点药依托海王集团全产业链协同优势，为零售药店提供新零售时代的健康管理解决方案，全面赋能零售药店，推动医药零售产业向数字化、专业化发展。

易点药新零售业务首先以我国慢性病患者最多的心脑血管、乙肝、糖尿病、高血压等四大类疾病的处方药作为切入点，逐步扩大到肿瘤等癌症用药，现阶段已将患者常用的非处方药和健康产品纳入易点药商品目录；在目标人群上，易点药未来可承接处方外流的万亿市场，通过建立全线药品价格洼地的优势，吸引不同的患者到易点药平台购药，大大解决患者用药难、用药贵、找药不方便等问题；在业务发展上，易点药将联合全国 10 万家联盟药店，构建一个覆盖全国的线上线下一体化服务体系。自 2019 年 8 月 18 日上线以来，易点药平台注册会员已超过 275 万人，签约药店联盟数量达到 6 万余家，覆盖全国 31 个省、302 个城市、近 2000 个县区。

易点药核心竞争力体现在：一是新零售电商平台前端对接的是海王集团旗下的全药网，供应公立医院同品同质同价的处方药、海王星辰终端零售的优势非处方药和健康产品以及海王生物的全国优势采购资源，确保新零售药品质量有保证、价格有优势、供应有保障。二是易点药新零售平台购药更便捷。通过海王生物覆盖全国的配送网络和目标 10 万家药店的易点药联盟药店，使患者在全国各地都可以便捷地购买到质优价廉的药品。三是易点药新零售全健康周期服务更专业。易点药运用信息技术大大提升了零售药店对患者的全周期健康管理水平，构建以客户流量为基础的大健康生态圈，通过建立以客户健康管理为核心的大数据，夯实健康管理的基础设施，未来将持续为我国健康产业赋能。

海王集团和全药网作为深圳本土医药产业的骨干企业，在"社会主义先行示范区"和"粤港澳大湾区"双区叠加的历史机遇下，将继续坚定立足深圳、抓住新一轮发展的重大窗口期，继续为深圳乃至全国的健康产业贡献智慧和力量。

第九节　深圳市容大生物技术有限公司

一、企业简介

深圳市容大生物技术有限公司是一家以生物技术为核心，以经络养生和自体养护为基础理论，集自主研发、生产、销售、教育和服务为一体并致力于大健康产业创新的国家级高新技术企业。

公司于 2001 年 9 月 4 日成立，注册资本 5000 万元。公司依托容大健康研究中心高新生物技术及基因工程学等领域专家多年的科研成果，实现了多功能肽与现代生物科技在美容护肤品、亚健康调理领域的产业化应用。公司陆续成功推出"金纳斯""金因美""金生缘""青春纳斯""金因康"和"国韵"六大品牌，产品通过全国近百家省市级经销商全面进入全国 5000 多家美容康体机构，为消费者提供美容护肤、产后修复、塑身健体和综合调理亚健康等特色解决方案，成为国内中高端大健康产业亚健康调理领域的新锐企业。

作为国家级高新技术企业，公司曾以国家 FDA 化妆品标准委员会成员的身份参与制定了国家标准，公司既是广东省化妆品不良反应监测哨点，也是深圳市唯一作为市场监测点的企业单位。2016 年，公司"金纳斯"品牌荣获中华全国工商业联合会美容化妆品业商会颁发的"科技创新奖"，已成为亚健康调理领域具有较大影响力的品牌，拳头产品康体霜系列已经成为细分领域的标杆产品。2019 年"金因美"被评为深圳老字号品牌。

公司每年的研发投入比例超过 5.7%，建有研发实验室及理化检测试验室等，拥有强大的基础理论和产品研发团队，目前已经积累了 500 种成熟配方，取得 18 项发明专利，生产基地取得 ISO 22716 及 US GMPC 认证，核心产品通过 SGS 质量标准检验，其中康体霜系列产品还通过了俄罗斯联邦国家质量及标准化检测检验总局检验，各项指标远优于欧盟标准。

公司致力于打造覆盖美容、美体、健康促进产品、健康检测和健康调理等产业链上下游的健康服务生态圈。在美容健康产品开发研制方面，公司先后与清华大学、广东药科大学、华大基因、维琪生物等国内知名生物技术类企业和机构合作，搭建跨企业联合研究实验室。公司在全国 31 个省市设有经销服务团队，并与伊丽汇、诗丽堂、静博士、王春、ISPA、蓝丝带产康等多家全国性大型连锁企业达成战略合作关系。

公司独特的企业文化是快速健康发展的强大推动力。

企业使命：做国人信赖产品，创中华民族品牌。

企业愿景：让健康来得更简单！

核心价值观：信、净、孝、和；不忽悠、不折腾，用我们的责任与良知做有福报的事业。

作为一家致力于为人民提供美丽和健康高质量产品及特色指压手法配套服务的企业，容大人推行的是真正的"善文化"和"霜道"文化，希望个人或个体和善，企业及家庭和睦，产业及伙伴和融，国家及社会和谐。通过建立优质独特的生物康美产品研发、生产和营销的完整产业链，推动经营主体转型升级，为国人提供切实的美容美体和亚健康调理服务，从而促进家庭和社会大和谐，实现产业报国的民族品牌理想。

二、主营业务

（一）主要产品

公司的主要产品是以康体霜为代表的"霜"系列身体养护类、面部养护类、胸部养护类等拥有自主知识产权和特殊用途化妆品国家认证的中高端美容康体产品。"金纳斯""金因美""金生缘""青春纳斯""金因康"和"国韵"六大品牌分别按照不同市场定位主攻美容美体及综合亚健康调理、孕前调理及产后修复、男士亚健康调理等领域。

（二）主要服务

不同于普通的日化产品，目前公司产品主要由遍布全国的经销商通过近5000家中高端健康管理中心、亚健康调理中心、养生馆、美容院、月子会所、足浴中心和中医馆等线下机构，结合标准配套的中医指压手法为客户提供"做霜"服务。"产品+服务"的"霜道"模式很好地解决了终端客户的各种困扰，受到市场的普遍欢迎，康体霜系列迅速成为亚健康调理领域的明星产品。

除经销模式和少量直销模式外，公司也有近20%的ODM业务，并开始布局自有品牌电商业务。

为了更好地管理和服务整个业务体系，近几年公司先后引入办公自动化系统（OA）、资源管理系统（ERP）、渠道管理系统（DMS）和自主开发的容大健康云平台（容康云管家—店务管理系统）等，加强业务各环节的信息化，实现对产品从生产到销售，从工厂到终端消费者的全渠道信息跟踪管理，构建从研发、生产、仓储运输、经销到终端客户的大数据收集利用体系。

（三）业务概况

公司与全国近百家经销商、5000多家中大型康体美容机构合作。近几年公司产品销售年均复合增长率达到40%左右。2019年，公司销售额21395万元，纳税3144万元，被深圳市税务局认定为2019年、2020年重点税源企业。公司的主要经营模式为经销、直销和ODM。由于公司产品定位中高端，质量高、口碑好，经销的毛利率和综合毛利率均高于同产业的珀莱雅、丸美等上市公司。终端销售总额近两年来持续稳定增长，2019年达15亿元以上。

三、研发创新情况

（一）技术突破

容大生物的科研团队本着"用做药的标准做化妆品"的原则，经过多年的研究，在26项核心生物技术方面取得突破性成果。如透皮吸收技术、液晶形成技术、自体平衡应用技术、自体脂肪细胞代谢技术、自体脂肪细胞增大技术、腺胞循环及养护技术、胞外机制重建技术、端粒保护技术等，其中有21项技术已申请专利，18项获得专利证书，3项在实审阶段。每项技术都能够满足某一方面或多方面的市场需求。目前，申请商标274件，其中注册成功商标128件，通过初审的有131件。

（二）产品创新

依托容大健康研究中心的专家们在生物基因工程学、皮肤病理学等多领域的研究成果，容大生物实现了功能肽与现代生物科技在美容护肤品、亚健康调理领域的成功应用。研发团队在杨平顺总工程师的带领下，合理利用寡肽、美洲狄尾草等生物成分研发出以康体霜、能量霜、平衡霜、幸福霜和慕斯霜为核心的单品及套盒，打造"霜道"文化。

康体霜的问世，在普遍使用"精油+推拿手法"进行身体调理的亚健康调理领域是一个里程碑。康体霜系列产品配以容大独特的指压手法以其独特的质感和良好的效果迅速赢得消费者的青睐，在产业中树立了标杆。目前，康体霜系列产品的终端销售额达到15亿~20亿元。

（三）近期的主要研究项目

公司近几年围绕以皮肤为渠道调理人体健康所开展的高新技术项目11

项，分别为"生物节律素的研究与应用""抗逆组合物在睡眠障碍方面的研究与应用""增加费洛蒙提升男性魅力的研究及其生物制剂的应用""关节养护生物制剂的研究与应用""蕲艾油在个人健康护理方面的研究与应用""爱情荷尔蒙的研究及其生物制剂的应用""基于人体大麻素系统相关舒压机制的植物成分及其组合物应用研究""黄芪甘草组合物与线粒体相关的赋能机制及应用研究""肌肽对抗蛋白质交联化的抗衰机制与相关组合物研究""一种无副作用抗病毒生物大分子化合物的制备研究与应用""脂质双层扰动机制及相关暖体组合物研究"。这些健康产业技术储备将对公司未来的持续发展起到重要作用。

（四）经营与服务模式创新

1. 打造"5+1+1"健康管理平台

针对人体不同部位、不同时期的身体调理需求，为了更好地为客户提供贴心的服务，容大生物倾力打造"5+1+1"健康管理服务平台。①亚健康调理平台：产品三大核心技术结合指压按摩、筋膜调理等手法，为身体制定亚健康调理方案，营造自体平衡系统。②胸部健康管理平台：以胸部脂肪管理技术、腺胞循环及养护技术作为技术核心，搭建胸部健康管理平台。③孕前身体调理平台：结合高新生物技术，帮助肌体暖煦舒和，为准妈妈打造幸福能量场。④体型管理平台：从脂肪层管理、肌肉纤维转化、自体能量平衡调控入手，系统打造健美体型。⑤产后身体调理平台：建立产后康体管理、暖体管理、身材管理、胸部管理、减缓皱纹生成五大修护体系，找回妈妈的健康与幸福。

"+1"面部健康管理平台：以生物护肤为导向，以面部美容为核心，针对不同肤质，打造多项面部护理方案，赋予肌肤新活力。"+1"容大健康云战略：以信息技术和互联网思维为导向，内部办公自动化系统（OA）、资源管理系统（ERP）、渠道管理系统（DMS）相继落地，打通容大生物与经销商、店家之间的生产销售通道。作为容大健康云战略的重要营销工具，"容康云管家"以"智慧店务+拓客营销"为核心，打造云店系统、电商系统、兑换中心等功能，帮助实体店实现线上线下新零售。目前，"容康云管家"店务管理系统已累计接入近200家美容院店，为容大健康产业生态圈打下数据基础。

2. 容大商业模式创新

"匹效商业模式"631箭形要素关系图如图4-2所示。

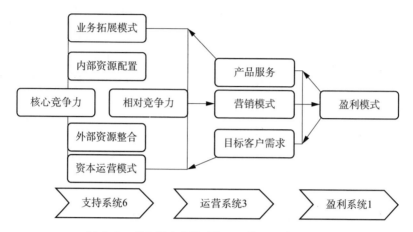

图 4-2 "匹效商业模式"631 箭形要素关系图

注：箭形结构中，越靠右前的要素越具显露性，越靠左后的要素越具潜隐形。任何一个要素的调整都可能引起相关要素出现联动；或者对任何一个要素进行调整，都应当考虑其他相关要素的匹配问题及变化后果。

与同行相比，容大商业模式的主要创新点在于：一是后台支持系统的"核心竞争力"板块，通过产品研发创新，铸造核心竞争力的基础；二是运营系统的"营销模式"板块，通过赋能模式（容大赋能经销商/店家）、铸能模式（经销商/店家自练内功）、大店体验式营销模式、情感营销强化迷因、发动人民群众、多品牌运作模式六个方面的创新打造容大"业务引擎"。

业务引擎（商业引擎）是指一个运营主体（企业或其他组织）内对其他相关业务具备强大而持续拉动能力的业务资源或能力。优秀的产品是成功的基础，有效的营销是成功的关键。营销将引导和拉动产品研发朝着适销对路及更好地满足消费者需求的方向推进。所以，强有力的营销板块是容大业务体系的"业务引擎"。

3. 多品牌运作模式

美容业及亚健康调理产业市场规模巨大，客户需求各异，单品牌难以涵盖和满足不同的市场定位及消费群的需求。容大在主打品牌"金纳斯"企稳中高端美容专业线后，又陆续推出定位高于"金纳斯"的奢华型定制品牌"金生缘"、定位低于"金纳斯"偏年轻化的"金因美"、中高端日化线家居产品品牌"国韵"、以孕前调理及产后修护领域为主的亚健康调理品牌"青春纳斯"和非美容专业线中高端男性亚健康调理品牌"金因康"。六大品牌采取横向和纵向差异化定位，扩大了消费群范围，布局了更专业的特定女性和男性领域，以便获得更大的市场份额（见表4-3）。

表4-3 容大主打品牌

品牌	定位	主渠道	目标人群/需求	核心人群/需求
金纳斯 GENUS 金纳斯	奢侈型 高端功能性 美容美体化妆品	美容专业线 实体店专供	28~70岁 追求时尚美丽、 崇尚身心自由、 经济宽裕女性 & 美容、美肤、美胸、 防皱、亚健康调理需求	35~60岁 经济宽裕爱美 女性美容、美肤 美胸、全身抗 衰老
青春纳斯 CHNNUS	高端 产后修复产品服务	非美容专业线 连锁品牌	25~45岁 孕前调理和 产后修复需求 （准）妈妈 & 调理、 妊娠线	25~45岁 妊娠线 美胸、私密修复
国 韵 GUOYUN	中端 自助护理型 美容美体化妆品	日化线 线上销售	20~50岁 追求时尚美丽、 习惯网购的中青年 女性 & 居家自助护理	25~45岁 居家脸部 护理型女性
金生缘 Genice 金生缘	奢华型 高端定制 美容美体化妆品	美容专业线 大型实体店专供	30~70岁 追求时尚奢华、 崇尚身心自由、 经济富裕女性 & 美容、美肤、美胸、 防皱、亚健康调理需求	40~60岁 经济富裕 奢华型女性
金因美 Jfm	轻奢型 年轻化 时尚保养	美容专业线 线上销售	15~40岁 崇尚生物氧肤暖体 休闲的小资女性 & 未来的"金纳斯"客户	20~35岁 小资女性 青春护肤
金因康 GENKING	中高端 男性健康护理 （赋活原动力）	非美容专业线 足疗会所	25~70岁 男性亚健康人群	35~60岁 经济宽裕男性 亚健康人群

四、产业地位和发展规划

（一）亚健康调理产业发展情况

亚健康调理服务细分领域在国家统计局"健康服务业"分类中属于"二、

健康管理和促进服务"中的"（五）社会健康服务"之"3.健康保健服务"。

狭义的亚健康是指身体的一种物理状态，即非病非健康状态。根据世界卫生组织"四位一体"的健康新概念，健康不仅是没有疾病或不虚弱，而且是生理、心理、社会适应能力和道德的一种完美状态。以此为依据，亚健康可划分为躯体亚健康、心理亚健康、社会适应性的亚健康和道德方面的亚健康。这里所指的亚健康调理主要针对人躯体和心理的亚健康，采用各种办法使其恢复到健康状态的调理。其中，躯体亚健康状态主要表现为疲劳、腰酸腿痛、头晕头痛、眼睛疲劳、精力不支、体力不足等，心理亚健康状态主要表现为失眠多梦、困倦、烦躁易怒等。

据"北京国际健康论坛"公布的数据，在我国人口中只有15%属于基本健康，15%属于不健康，70%属于亚健康，亚健康人口已超过9亿人。国务院印发的《关于促进健康服务业发展的若干意见》明确提出，到2020年，健康服务产业总规模达到8万亿元以上。其中，健康管理和促进服务业规模达3000亿元。

产业发展趋势呈以下特点：产业规模扩大化，服务对象低龄化，服务内容、范围、对象多样化和系统化，中医调理逐渐成为主流，心理亚健康调理市场逐渐成长。目前，能够系统全面地提供亚健康服务的机构很少，仍处于起步阶段，包括以体检为核心的健康体检中心、以休闲娱乐为核心的休闲度假中心、以中医健康调理为核心的亚健康服务机构等，并不能够满足人们对系统地解决亚健康问题的需求，发展空间很大。

（二）容大生物在细分领域的地位

公司凭借拳头产品"金纳斯"康体霜系列和特色指压手法深度介入健康服务业的亚健康调理领域，从最初的美容康体产品供应商向美容业及亚健康服务平台升级，并计划逐步打造以容大生物产品和综合服务为核心的大健康产业生态圈。

公司凭借雄厚的研发力量不断推出高技术含量的功能性产品，利用多个品牌以差异化的定位进入中高端美容及亚健康调理领域，在全国31个省市设有经销商，通过5000多家美容或亚健康服务机构为客户提供亚健康调理容大解决方案。经过多年的努力，公司已经成为该领域知名度较高、美誉度较好、影响力较大的产业新锐企业。近几年，由于康体霜广受消费者喜爱而成为现象级名牌产品，引领产业潮流，一度出现供不应求的状况，多个商家争相推出仿制品，甚至有不法商家违法生产假冒的"金纳斯"康体霜蒙骗消费者。康体霜是高新生物技术及传统中医理念的结晶和健康文化载体，其他商家的模仿及跟风不仅超越不了容大生物，反而进一步强化了公司在亚健康调理产品和服务领域的领先地位。

（三）容大生物的核心竞争优势

公司能够迅速在全国亚健康调理领域占有一席之地，并成为广受消费者欢迎的品牌企业，表面上看效果卓著的康体霜系列产品、遍布全国的市场营销团队和逐渐知名的品牌是企业的竞争优势，实际上后台支持系统的研发能力和企业文化才是整个业务体系的核心竞争力。

十多年来，容大生物研发团队先后提取1000余种植物的精华加以组合配伍，积累了近500组产品配方，研制出一系列中西元素珠联璧合，能很好解决消费者困扰的独特产品并推向市场，成为产品生产和市场销售的坚强后盾。

而不同于美容业及健康服务业普遍存在轻质量、淡品牌、忽悠强售赚快钱的企业，容大生物始终坚持"不忽悠、不折腾，用我们的责任与良知做有福报的事业"这样的"善文化"核心价值观。不忽悠客户，要为客户提供安全、有效、高性价比的产品和满意的服务，切实满足客户对美丽和健康的需求。不折腾企业，依法经营、规范管理，让员工和合作伙伴都心安理得地工作，与企业一起成长、共同发展。

正是这种已经根植于容大人意识中的"善文化"理念和行为规范，保障了企业长远发展的正确方向，确保研发的社会责任、生产的精品意识、销售的良心服务和品牌的民族情怀。产业责任使容大生物在全国倡议并推动美容专业线向亚健康调理中心转型升级，公司也逐步发展成美容业及亚健康服务大平台，为构建能够横向和纵向整合产业资源的健康产业生态圈夯实基础。可以说，这一系列产业层面的引领措施和企业内部的驱动力量已经形成容大生物发展的核心竞争优势。

（四）容大生物未来的发展规划

未来，公司拟在深圳南山智园建设生物健康新材料研发实验室，与深圳市健康产业协会推荐的日本技术机构联合开发无副作用的功能性消毒剂产品，同时开发更多更好的亚健康调理产品以满足国内外的市场需求。

2021年，总建筑面积达到38000平方米的容大生物松山湖研发生产基地建成投产后，产能将大幅度提高。预计2020—2024年，公司营业收入每年将

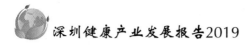

以35%~40%的速度增长，即2024年营业收入将达到10亿~12亿元。

公司将进一步实施大店体验式营销战略、强化容大健康云落地战略、推动"美在东方"连锁经营体系合作实施和美容业向亚健康调理领域转型升级，并逐步构建"容大大健康商业生态圈"。"容大大健康商业生态圈"是以容大生物大健康系列产品和配套服务体系为核心，以"容大健康云"为技术接驳和支持载体，致力于吸引容大生物上下游、同业、周边关联产业企业和服务主体共同构建共生、共享、共赢商业共同体，并能衍生更多商业机会和社会价值的大健康生态系统。

公司已聘请国信证券、天健会计师事务所、华商律师事务所为IPO上市辅导机构，目前正在进行规范化运作，计划2021年完成股份制改造，2022年在深交所创业板上市，有望成为国内A股第一家基因重组生物美容及亚健康调理概念的上市公司。

版权声明及免责声明